凤凰医学
Phoenix MedPub

内镜医生和技师的

大肠肿瘤诊疗实战病例集

手把手教你操作

主编 [日] 吉田直久 樫田博史 佐野宁
译者 陈佩璐 钟文其

江苏凤凰科学技术出版社 · 南京

图书在版编目（CIP）数据

内镜医生和技师的大肠肿瘤诊疗实战病例集：手把手教你操作 /（日）吉田直久，（日）樫田博史，（日）佐野宁主编；陈佩璐，钟文其译. —南京：江苏凤凰科学技术出版社，2024.9

ISBN 978-7-5713-4427-6

Ⅰ.①内… Ⅱ.①吉… ②樫… ③佐… ④陈… ⑤钟… Ⅲ.①大肠肿瘤—诊疗—病案 Ⅳ.①R735.3

中国国家版本馆 CIP 数据核字（2024）第 110222 号

内镜医生和技师的大肠肿瘤诊疗实战病例集——手把手教你操作

主　　编	[日] 吉田直久　樫田博史　佐野宁
译　　者	陈佩璐　钟文其
策　　划	傅永红
责任编辑	易莉炜　徐祝平　杨　淮
责任校对	仲　敏
责任监制	刘文洋
责任设计编辑	孙达铭
出版发行	江苏凤凰科学技术出版社
出版社地址	南京市湖南路 1 号 A 楼，邮编：210009
出版社网址	http://www.pspress.cn
印　　刷	徐州绪权印刷有限公司
开　　本	787 mm × 1092 mm　1/16
印　　张	21
插　　页	4
字　　数	450 000
版　　次	2024 年 9 月第 1 版
印　　次	2024 年 9 月第 1 次印刷
标准书号	ISBN 978-7-5713-4427-6
定　　价	268.00 元（精）

图书如有印装质量问题，可随时向我社印务部调换。

原著编委会[1]

主编

吉田直久（吉田直久） 京都府立医科大学大学院医学研究科　消化器内科学　講師
樫田博史（樫田博史） 近畿大学医学部　内科学教室（消化器内科部門）　教授
佐野寧（佐野宁） 佐野病院　消化器センター　センター長／院長

编者（按编写顺序排序）

栃尾智正（栃尾智正） 鈴鹿中央総合病院　消化器内科
岩館峰雄（岩馆峰雄） 佐野病院　消化器センター
井上健（井上健） 京都府立医科大学大学院医学研究科　消化器内科学　助教
土肥統（土肥统） 京都府立医科大学大学院医学研究科　消化器内科学　学内講師
高橋俊将（高桥俊将） 京都府立医科大学附属病院　医療技術部　臨床工学技術課
岸本光夫（岸本光夫） 京都市立病院　病理診断科　部長
石川秀樹（石川秀树） 京都府立医科大学大学院医学研究科　分子標的予防医学　特任教授
北江博晃（北江博晃） 京都府立医科大学大学院医学研究科　消化器内科学
中野貴博（中野贵博） 京都府立医科大学大学院医学研究科　消化器内科学
安田律（安田律） 京都府立医科大学大学院医学研究科　消化器内科学
松村晋矢（松村晋矢） 京都府立医科大学大学院医学研究科　消化器内科学
廣瀬亮平（广濑亮平） 京都府立医科大学大学院医学研究科　消化器内科学　助教
小木曽聖（小木曽圣） JR 大阪鉄道病院　消化器内科　医長
稲垣恭和（稻垣恭和） 西陣病院　消化器内科　消化器内視鏡センター長
曽我幸一（曾我幸一） 近江八幡市立総合医療センター　消化器内科　部長
森本泰隆（森本泰隆） 済生会京都府病院　消化器内科　副部長
富江晃（富江晃） とみえクリニック　院長
奥田隆史（奥田隆史） 市立福知山市民病院　消化器内科　医長
奥田孝太郎（奥田孝太郎） 大阪府済生会吹田病院　消化器内科　消化器内視鏡センター長
福本晃平（福本晃平） 市立奈良病院　消化器内科　医長

---

① 原著编委会的作者名及其单位名为日语，括号中标注的作者名为中译名，之后行文中出现的作者名均为中译名。

久貝宗弘（久贝宗弘）　京都九条病院　消化器内科
寄木浩行（寄木浩行）　市立大津市民病院　消化器内科　医長
若林直樹（若林直树）　市立大津市民病院　院長
村上貴彬（村上贵彬）　愛生会山科病院　内科　医長
迫智也（迫智也）　神戸大学医学部附属病院　消化器内科
豊永高史（丰永高史）　神戸大学医学部附属病院　消化器内科　光学医療診療部部長
山本克己（山本克己）　JCHO 大阪病院　消化器内科　内視鏡センター長
竹内洋司（竹内洋司）　大阪国際がんセンター　消化管内科　副部長
河村卓二（河村卓二）　京都第二赤十字病院　消化器内科　副部長
藤井茂彦（藤井茂彦）　京都桂病院　消化器センター・消化器内科　部長
日下利広（日下利广）　京都桂病院　消化器センター・消化器内科　統括部長
深津和弘（深津和弘）　和歌山ろうさい病院　消化器内科　内視鏡センター長
北野雅之（北野雅之）　和歌山県立医科大学　内科学第 2 講座　教授
赤松拓司（赤松拓司）　日本赤十字社和歌山医療センター　消化器内科　副部長
馬場重樹（马场重树）　滋賀医科大学医学部附属病院　光学医療診療部　病院教授
安藤朗（安藤朗）　滋賀医科大学医学部　消化器内科　教授
福永周生（福永周生）　大阪市立大学大学院医学研究科　消化器内科学　講師
永見康明（永见康明）　大阪市立大学大学院医学研究科　消化器内科学　准教授
水本吉則（水本吉则）　京都医療センター　消化器内科　医長
滝本見吾（泷本见吾）　宇治徳洲会病院　肝臓内科　部長
内海貴裕（内海贵裕）　京都大学大学院医学研究科　消化器内科学
堀松高博（堀松高博）　京都大学医学部附属病院　先端医療研究開発機構特定講師

“内镜技师笔记”的编者

石田龍太（石田龙太）　三菱京都病院　診療技術部　臨床工学科
樋渡絢香（樋渡绚香）　京都府立医科大学附属病院　医療技術部　臨床工学技術課
吉永良子（吉永良子）　京都府立医科大学附属病院　医療技術部　臨床工学技術課
高橋俊将（高桥俊将）　京都府立医科大学附属病院　医療技術部　臨床工学技術課
藤川拓弥（藤川拓弥）　京都府立医科大学附属病院　医療技術部　臨床工学技術課
櫻木海渡（樱木海渡）　京都府立医科大学附属病院　医療技術部　臨床工学技術課

中文版序

至今为止，很多知名前辈医生撰写了相当数量的关于大肠内镜诊疗的教科书。在这种情况下，我非常幸运地在很多老师的指导和帮助下，于 2021 年在京都老牌出版社金芳堂出版了本书。这是我本人第一次主编书籍，寄予诸多期待并投入大量精力。本书的共同主编是大肠内镜领域的权威专家樫田博史老师和佐野宁老师，编者均为日本关西地区大肠内镜专业医生（有日本内镜专科医生资格）。本书不仅针对内镜医生，而且面向护士或临床工学技师等从事内镜助手工作的内镜技师。本书选取了临床上治疗方案确定较为困难的病例并以问答的形式介绍，其他内容还包括助手需要掌握的各种操作诀窍和知识等，我们力图呈现更丰富的内容并以易于理解的方式展现给读者。本书的出版得到了很多专业医生的帮助，之后经过多次校对，花费将近 2 年的制作时间，可以说本书是一本投入了大量心血的力作。本书出版后在日本国内受到广泛好评，拥有许多读者。我非常高兴本书有机会被翻译成中文和中国的读者见面。中国和日本的内镜器械和手法等可能稍有不同，但我仍衷心期待本书可以给更多中国内镜医生和从事内镜助手工作的护士等内镜技师的日常工作带来帮助。

最后，特此向下述各位表示深切的谢意：本书编写中给予了非常多指导的共同主编樫田博史老师、佐野宁老师，撰写了原稿的各位医生和技师，为本书作序的田中信治老师、斋藤丰老师、伊藤义人先生，还有在出版过程中解决了各种难题的金芳堂的各位编辑人员。同时，我也由衷地感谢此次制作中文版译著的陈佩璐医生和江苏凤凰科学技术出版社的各位出版专家。

吉田直久

日本京都府立医科大学研究生院医学研究科消化内科

2023 年 12 月

原著序一

在大肠肿瘤的内镜诊疗中，最重要的是内镜插入手法、诊断、治疗手法这三项，缺少任何一项都不能完成正确的诊疗。如果大肠内镜不能顺利插入，就不能进行正确的诊疗。即使学会了内镜插入手法，如果没有掌握正确的诊断方法，也不可能选择正确的治疗方法。另外，如果治疗手法不熟练，就不能进行正确的治疗。为了提高大肠肿瘤内镜诊疗水平，建立教育培训系统并进行病例讨论是极其重要的。很多医生听过多次高水平的讲座，看过有关资料或专家病例等觉得自己已经理解，但在实际操作中仍不能在每一个病例中正确运用这些方法。为了练成真本事，年经医生必须在好的导师指导下，使用好的病例进行多次病例讨论，因此消化道疾病的病例讨论会扮演着极其重要的角色。

金芳堂出版了吉田直久、樫田博史、佐野宁主编的《内镜医生和技师的大肠肿瘤诊疗实战病例集——手把手教你操作》，我拜读后深有感触。在本书中，基础知识部分简明扼要地总结了大肠肿瘤从诊断到治疗的基本事项，还介绍了医生以外的医务人员的作用；病例部分是多达 50 例的病例解说，基本都是年轻医生会感到困惑的病例，由关西内镜专家以提问的形式给出实例，配以精美图片和详细解说，讲解了实践中治疗方案的确定和操作方法的选择。本书还设置“内镜技师笔记”和“诀窍”专栏，满载对诊疗有帮助的知识点。

从事大肠肿瘤内镜治疗的年轻医生如果能反复仔细阅读本书，我相信一定会对日后的诊疗有所帮助。向组织编写如此精彩图书的 3 位老师表示敬意。

田中信治

日本广岛大学研究生院医系科学研究科内镜医学

日本广岛大学医院内镜诊疗科 / 炎症性肠病（IBD）中心

2021 年 2 月

原著序二

本书不仅是针对内镜医生，还是针对内镜技师的大肠内镜治疗方法的解说书。这是非常及时且精彩的图书策划，首先祝贺新书出版！

内镜技师一般包括护士、临床检查技师、临床工学技师这三种医疗相关资格持有者，其具有一定的临床经验并通过资格考试。众所周知，拥有熟练内镜技师的医院一般内镜诊疗水平都很高，开展有风险的内镜检查和内镜黏膜切除术（endoscopic mucosal resection, EMR）/内镜黏膜下剥离术（endoscopic submucosal dissection, ESD）治疗的协助工作也很多，所以我认为这次的策划出版是很棒的想法。

本书由日本关西三大内镜权威专家主编。对于除出差之外，从未走出关东一步的我而言，是否有资格为本书作序，我曾非常犹豫。我的母亲是木曾出生的，我小时候暑假经常去木曾川游泳，考虑到这一点，我觉得也许可以写下这篇序。有那么一瞬间，我担心万一关西和关东的诊断标准和治疗方法有差异，该怎么办呢？其实这有点杞人忧天，我放心地写下此序。

第二部分的 50 个病例由关西内镜专家以提问的形式引出，并辅以全彩图片，每一个都是珍贵的病例，我通读之后也学到很多东西。除内镜技师以外，本书对于年轻内镜医生及中年资内镜医生来说也有参考价值。

书中“内镜技师笔记”和“诀窍”也很有参考价值，本书绝对是内镜室必备书籍。

斋藤丰

日本国立癌症研究中心中央医院内镜科

2021 年 2 月

原著序三

我所在的日本京都府立医科大学消化内科，最初是从内科分出为消化血液内科，之后才改为消化内科的。在此期间，我和各位前辈及后辈医生一起，诊治了许多深受肿瘤之苦的患者。目前，肿瘤死亡病例约半数源于消化系统肿瘤，最近大肠肿瘤的死亡人数超过了胃癌，成为消化系统肿瘤中最多的，因此对大肠肿瘤积极筛查和正确诊疗在本科室的诊疗业务中占有很大比重。

参与本书编写的本科室吉田直久医生在奈良市立医院工作时就立志将大肠肿瘤的诊疗作为自己的毕生事业，一直以来，他潜心钻研大肠肿瘤的诊疗。作为本科室内镜诊疗医务人员的领军人物，吉田直久医生不仅自己勇于承担新型冠状病毒肺炎（COVID-19）阳性患者的大肠内镜检查，还出色地领导团队，活跃于临床工作中。平时除了学术活动，吉田直久医生也非常热心于年轻医生的培养。此次，他在樫田博史老师、佐野宁老师的指导下共同主编了《内镜医生和技师的大肠肿瘤诊疗实战病例集——手把手教你操作》，并由金芳堂出版，我感到非常高兴。要想培养出优秀的临床医生，与专家一起对每一个病例进行反复探讨是唯一途径，本书正是满足了这方面的需要。希望本书对大肠肿瘤诊疗工作的提升起到应有的推动作用，为减少大肠肿瘤的患病人数做出大的贡献。

伊藤义人

日本京都府立医科大学研究生院医学研究科消化内科

2021 年 2 月

原著前言一

关于大肠内镜的诊断和治疗，至今为止有很多由知名前辈老师主编的教科书出版。在这种情况下，京都老牌出版社金芳堂委托我撰写有关大肠内镜的书籍。说实话，我非常苦恼，担心像我这样的年轻人不能完成，我和出版社商量了好几次。站在出版社的立场考虑，出版包含许多最新信息、对医学发展有贡献的书籍固然很重要，但如果该书卖不出去，那就是大问题了，我觉得自己责任很大。于是，我和出版社一起考虑，能否创作出与以往书籍有不同特点的作品。也许是我的主观感受，在大肠内镜放大诊断方面，关西与其他地区相比，有些地方处于下风，我总有一种莫名的自卑感。在关西也有很多专门从事放大内镜观察的医生，他们都在第一线努力工作，我一直怀着即使只能尽微薄之力，也要让关西的气氛高涨起来的心情。我把这种心情如实告诉了出版社，于是出版社发起了由关西地区大肠内镜医生撰稿的项目。与此同时，在京都府立医科大学，临床工学技师作为内镜技师正式加入内镜部门，很多内镜技师在内镜技师培训研讨会上表达了希望有一本可以让他们理解实际操作病例的大肠内镜书籍的愿望。因此，我们将本书设计为不仅针对内镜医生，还以内镜技师为读者对象，以问答的形式介绍临床中常见的为治疗方案苦恼的病例，同时书中还包括大量内镜技师相关的操作诀窍。但是关于这个项目还存在一个问题：说来惭愧，我从来没有自己写过一本书。虽然我也写过约稿文章，但对于整本书，包括目录的制作、编者的选定及约稿、制作日程等，我完全不懂其中的技巧。考虑到在关西地区寻找老师帮助尚不成熟的我，我首先想到了在放大内镜相关会议上经常指导我的樫田博史老师和佐野宁老师。怀着抓住救命稻草的心情，我把这次策划出版的事情告诉了两位老师，他们在百忙之中爽快地回复了我。我很感激两位老师，也很高兴能与大肠内镜领域世界级权威专家一起担任主编。之后我收到了很多老师的稿件支援，经过反复编辑和校对，花费了长达 2 年的制作时间，终于迎来了完稿。花这么多时间写书，在我至今为止的人生中是从未有过的，我觉得它就像自己的孩子一样可爱。衷心希望本书能对全国众多年轻内镜医生和内镜技师的日常诊疗有所帮助。

本书的共同主编樫田博史老师和佐野宁老师给予我各种指导，许多关西的大肠内镜专家和技师参与编写，田中信治老师、斋藤丰老师、伊藤义人老师为本书作序，以及金芳堂为我解决了出版过程中的各种难题，在此对各位表示衷心的感谢。

吉田直久

2021 年 2 月

原著前言二

食管和胃疾病的内镜切除术绝大多数是针对早期癌的内镜黏膜下剥离术（ESD），而大肠除了早期癌，腺瘤性息肉和神经内分泌肿瘤等也属于内镜切除术的对象，因此ESD施行频率高，另外ESD以外的手法也有很多。由于大肠的外科手术，特别是腹腔镜手术的侵袭性比较小，因此内镜切除术不能得到根治的情况下也需要积极进行外科手术。在这样的状况下，判断大肠肿瘤的良恶性和浸润深度，以及选择理想的治疗方法，是极其重要的，但是众所周知，想正确地判断并不容易。做出正确的判断需要接触大量的病例，但每个内镜医生、技师能直接接触的病例数是有限的。为了弥补这一点，病例讨论会总要定期召开，但对于一般内镜医生和技师来说，每次讨论会都参加会很困难。本书汇集了大量病例，就像学生做数学习题一样，我期待大家读完本书，就能完全精通大肠肿瘤的诊断。另外，本书介绍了近年来开展迅速的新的诊断方法、新的治疗手段、病理诊断的最新信息和诀窍。对于参加病例讨论会机会较少的内镜技师来说，本书还介绍了业界动向、内镜医生对技师的期待、助手操作诀窍等，这也是本书的特点之一。

在吉田直久老师的领导下，来自关西地区的专家（主要来自京都府立医科大学附属医院）在本书中毫无保留地分享并解说了珍贵的病例。我很荣幸能参与本书的编写，同时我要感谢吉田直久老师的邀请，也感谢金芳堂的各位在新型冠状病毒肺炎疫情期间与我一起工作。希望本书能得到日本各地内镜医生和技师的喜爱，并对大家有所帮助。

樫田博史

2021年2月

原著前言三

神户还在新型冠状病毒肺炎（COVID-19）疫情的紧急状态中，在晴朗的天气里，我带着爱犬在神户港口停泊的游艇上一个人写作。

我对内镜产生兴趣，是在我做住院医师的第3年。当时，大肠内镜操作是一项非常复杂的技术，用双人法插镜入盲肠需要1个小时。内镜的书也很有限，我记得《消化内镜诊断教科书》（文光堂出版，竹本忠良、长回纮主编）是年轻医生的“圣经”。在这种情况下，1993年9月召开了第一届日本消化疾病周（DDW-Japan 1993）会议。当时我26岁，一心想学习大肠内镜技术，于是参加了大肠插入法学习班的学习。在那里，我偶然听到了工藤进英老师的讲课，真是大开眼界。一个人只需3分钟就能将内镜插入盲肠（轴保持短缩法）。深受冲击的我反复研读了那一年出版的《早期大肠癌——平坦型、凹陷型的研究方法》（医学书院出版，工藤进英主编），直到书被翻得破烂不堪。第二年，我有幸得到了在工藤进英老师指导下学习内镜的机会（秋田红十字医院，1994—1995年）。从那以后已经过去了超过25年，在此期间，我对大肠肿瘤的进展，放大内镜的实用性，内镜黏膜切除术（EMR）/内镜黏膜下剥离术（ESD）的普及，窄带成像技术（narrow band imaging, NBI）的开发，日本NBI专家团队（Japan NBI Expert Team, JNET）分型的提出等倾注了全部热情。

如上所述，我的学术生涯始于我与一位令人尊敬的医生的相遇和一本书，但这也归功于当时的我能抓住机会、年轻和具有行动力。这次吉田直久老师就本书的策划联系了我，说实话，我完全没想到他策划了这么优秀的书。本书的总论是“大肠内镜基础知识”，各论是“大肠内镜病例问答50例”。包括COVID-19的状况在内，本书汇集了大肠肿瘤的最新知识和见解。原本由关西地区医生编写的消化道肿瘤内镜诊疗的专业书籍就很少，这次是以近畿地区医生为主编写的。此外，本书还包括内镜的诀窍和内镜技师笔记，也就是说，本书不仅对医生有用，而且对内镜技师也很有用。这完全是吉田直久先生出色的策划能力和人品的体现。

就像我因为一本书而逐梦世界一样，希望年轻医生及其他医务人员能熟读本书，实现知识的飞跃。不用说，希望这是大家桌上常备的一本书。

佐野宁

2021年2月

目 录

第二部分 大肠内镜病例问答 50 例

内镜技师笔记

诀窍

第一部分

大肠内镜基础知识

第1章 大肠肿瘤的内镜诊断

制订大肠病变的治疗方案时，首先需进行非肿瘤 / 肿瘤的鉴别诊断（质的诊断），接着对于肿瘤，需要进行浸润深度诊断，看其是否为黏膜下层（submucosa, SM）以深的高度浸润病灶（量的诊断）。近年来，由于内镜的发展，内镜诊断学有了飞跃性提高。自 1993 年变焦式放大内镜问世后，医生可以详细观察体内小的腺管开口形态（pit pattern），利用色素放大观察的 pit pattern 研究取得了很大进展，pit pattern 诊断学在质和量的诊断方面均基本确立。随后，内镜窄带成像技术（narrow band imaging, NBI）和蓝激光成像技术（blue laser imaging, BLI）分别于 2006 年和 2012 年被开发出来，可观察黏膜表层血管形态（vessel pattern）和表面结构形态（surface pattern），因无须使用色素，操作简便，故进一步提高了诊断的便利性。

本章将介绍 pit pattern 诊断和 NBI/BLI 诊断，这是目前在一般临床中使用的内镜诊断手法。

一、腺管开口形态（pit pattern）诊断

（一）pit 是什么

pit 是指黏膜表面 50~100 μm 的小腺管开口，观察其大小、形态、排列的诊断方法就是 pit pattern 诊断[1]。通过使用色素对 pit 进行放大观察，可对病变表层组织的结构异型、腺管的破坏程度、间质反应的存在等进行评价，这样就能通过 pit pattern 的表现来诊断肿瘤。pit pattern 分型是工藤等提出的，长期以来在日本作为诊断金标准被广泛使用[2, 3]（图 1-1-1）。

（二）诊断方法

进行 pit pattern 诊断时，有两种方法，分别是使用靛胭脂的对比法和使用结晶紫的染色法。

对比法中，0.2% 的靛胭脂可以潴留在 pit 的凹陷处，从而使其形态轮廓更为立体。对比法主要对有较大 pit 的良性病变（Ⅰ～Ⅳ型）比较有效，而对于凹陷型病灶特有的Ⅲs 型 pit 或癌病灶的Ⅴ型 pit，由于 pit 较小，靛胭脂无法潴留，所以无法清晰地显示 pit 轮廓。因此，对后者需采用染色法，使用 0.05% 结晶紫对 pit 周边的表层上皮进行染色，使 pit 成为不染部分，来描绘出 pit 的形态。由于结晶紫染色是描绘小 pit 的方法，所以在非放大观察中很难清楚地识别 pit，必须进行放大观察。

（三）pit pattern 分型

pit pattern 分型由 5 型 8 亚型组成（**图 1-1-1**）。

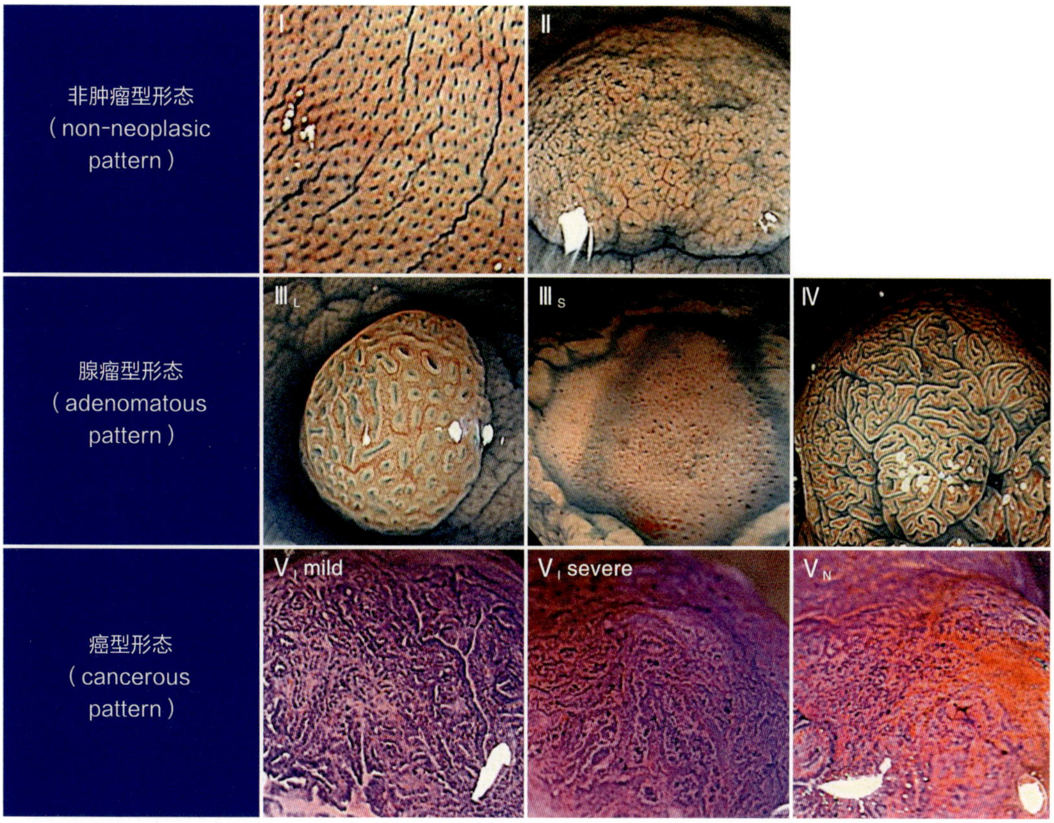

图 1-1-1　pit pattern 分型

V_I mild → V_I - low　V_I severe → V_I - high（low、high 分别是指低级别、高级别）。

1. Ⅰ型

Ⅰ型是类圆形 pit，为非肿瘤性黏膜。

2. Ⅱ型

Ⅱ型是星芒状 pit，见于增生性息肉。另外，在诊断形似增生性息肉但具有潜在癌变可能的无蒂锯齿状病变（sessile serrated lesion, SSL）时，将Ⅱ型分为开口部张大的开Ⅱ型（type Ⅱ open）和开口部拉长的长Ⅱ型（type Ⅱ long），该亚分类被报告证明有效[4]。

3. Ⅲ型

Ⅲ型细分为Ⅲ$_L$型和Ⅲ$_S$型，Ⅲ$_L$型是比正常 pit 大的管状 pit，主要见于隆起型、结节聚集型病变，为低异型度腺瘤。Ⅲ$_S$型是比正常 pit 小的类圆形 pit，多见于凹陷型病灶，多为管状腺瘤。

4. Ⅳ型

Ⅳ型为树枝状或脑回状的 pit，多见于管状绒毛状腺瘤、绒毛状腺瘤及黏膜内癌。

5. Ⅴ型

Ⅴ型分为不规则 pit 的 V_I（irregular）型和具有无结构领域的 V_N（non-structure）型[5]。V_N 型几乎都是黏膜下层（SM）高度浸润癌。因为 V_I 型包含高异型度腺瘤至 SM 高度浸润癌各种阶段的病灶，所以又将其分为现存的 pit 被破坏的 V_I 高度不规则，以及仍可推测现存 pit 形态的异型度较低的 V_I 轻度不规则，V_I 轻度不规则几乎都是黏膜内癌至 SM 轻度浸润癌，是内镜治疗的适应证。

Kanao 等的报告显示，V_I 高度不规则的 56% 为 SM 高度浸润癌[6]，为了提高诊断精度，藤井等提出以下指标作为 SM 高度浸润癌的诊断依据，称其为浸润模式（invasive pattern），即 V_I 高度不规则区域的长度为隆起型 6 mm 以上，凹陷型 3 mm 以上[7]。invasive pattern 在诊断 SM 高度浸润癌时，灵敏度为 85.6%（154/180），特异度为 99.4%（4011/4035）[8]，因此在诊断高度浸润病灶时，考虑异常区域的大小也是很有帮助的。

V_I 高度不规则的具体表现：① 边缘不规则；② 轮廓不清晰；③ pit 的内腔狭小化；④ pit 之间的表层上皮染色性（stromal area pattern）减少或消失；⑤ 异常分支（scratch sign）。当具有上述一个或一个以上表现时，就可以诊断为 V_I 高度不规则[9, 10]。

内镜技师要点

pit pattern 分型是大肠肿瘤诊断的基础，希望大家一定要知道。均为色素的靛胭脂和结晶紫使用方法不同，要理解其特征。特别需注意，因为使用结晶紫的方法是染色法，所以需要将液体滴到肿瘤上并清洗，重复该操作直至可以达到良好的染色效果。

二、NBI/BLI 原理

消化内镜一般使用卤素灯或氙气灯的白色光源。NBI 着眼于肿瘤表面新生血管，作为增强血管的技术于 2006 年开发成功。血液中的血红蛋白具有选择性吸收波长为 415 nm 和 540 nm 光线的特点，因此 NBI 使用通过特殊光学滤光器窄带化而成的 415 nm 和 540 nm 两种波长的氙气光，不仅能突出病灶表面血管，还因这两个波长的光均为短波，可在病灶表面反射从而凸显 pit 样的表面细微结构。

2012 年开发的 BLI 则使用两种激光和荧光材料，用波长为 410 nm 的激光作为主要的窄带光，用 450 nm 的激光使荧光体发光来确保明亮的视野[11]。BLI 分为普通 BLI 模式和增加亮度的 BLI-bright 模式，分别适用于近距离 - 放大观察和中远景 - 近距离观察。另外，激光内镜还可以采用联动成像技术（linked color imaging, LCI），它能在主机内调整色调，使肿瘤更红，背景黏膜更发白，因此与白光观察相比，提高了可视性[12]。

NBI 和 BLI 的内镜图像虽然有不同，但基本原理相似，BLI 也可以使用后述的 NBI 分型来诊断大肠肿瘤[13]。由于 NBI 拥有更多循证医学证据，故下面将以 NBI 为中心对其临床应用进行讲解。

三、NBI/BLI 发现病灶的能力

在 NBI 图像中，大肠肿瘤性病变由于其血管增生，和周边相比呈现茶色。色调变化可提高可视性，因此与普通观察相比，NBI 观察下的腺瘤检出率（adenoma detection rate, ADR）有望提高。然而，使用第一代 NBI 系统 EVIS LUCERA SPECTRUM 时，其有效性未得到认可[14, 15]。考虑原因为 NBI 观察时光量不足，2012 年推出的新一代 NBI 系统 EVIS LUCERA ELITE 提高了 NBI 观察时的亮度和画质，在使用该系统的情况下，报告显示 ADR 显著提高[16]。同样，报告也显示亮 BLI（BLI-bright）模式下息肉发现数提高[17]和 LCI 下 ADR 有统计学意义的提高[18]，这说明这些图像增强观察模式不仅可以进行后述的质和量的诊断，而且在大肠筛查内镜检查中对发现病灶也很有用。

四、大肠放大内镜 NBI 分型（佐野分型、广岛分型、昭和分型、慈惠分型）

NBI 系统通过内镜操作部的一键操作按钮，可在常规图像和 NBI 图像之间切换。这颠覆了过去必须进行染色的大肠肿瘤诊断常识，只需按下一个按钮就能进行大肠肿瘤的图像诊断。2006 年，NBI 功能成为内镜光源装置的标准配备，同期世界上首个 NBI 放大内镜分型——佐野分型被提出，报告显示，通过观察大肠肿瘤的微细血管结构，可以进行质和量的诊断[19]。接着，血管分型的昭和分型[20]、慈惠分型[21]，以及追加了表面结构形态的广岛分型也被提出[22]。然而，由于放大内镜在欧美不像日本这样普及，因此为了确立在世界范围内可以使用的简便分型，大肠肿瘤 NBI 国际共同研究小组（Colon Tumor NBI Interest Group, CTNIG）提出了非放大内镜下也可以使用的分型——NBI 国际结肠镜分型（NBI international colorectal endoscopic classification, NICE 分型）[23, 24]（**表 1-1-1**）。

此外，在日本放大内镜 NBI 分型中，佐野分型、广岛分型、昭和分型、慈惠分型的用语和诊断流程均不同，导致讨论困难，需要将其统一。作为解决方法，日本 NBI 专家团队（Japan NBI Expert Team, JNET）成立，在反复开会和讨论的基础上达成共识，以使用了足够数量病例的网络试验数据[25]为基础，JNET 分型作为大肠肿瘤 NBI 放大内镜表现统一分型于 2014 年被提出[26]（**表 1-1-2**）。

表 1-1-1 NICE 分型 ※1

项目	1 型	2 型	3 型
色泽	和周边一致或比周边浅	比周边更呈褐色（因血管呈不同色调）	与周边相比呈褐色到深褐色（有时有白色区域）
血管形态	无血管或有孤立的花边状血管穿过病变	褐色血管环绕着白色结构 ※2	存在血管中断或无血管区域
表面结构形态	同样尺寸的暗点或白点，或整体图案较均匀	椭圆、管状或分支状白色结构 ※2，周边环绕着褐色血管	没有纹理或不均一的纹理
最有可能的病理诊断	增生性息肉或无蒂锯齿状息肉（SSP）※3	腺瘤 ※4	黏膜下层（SM）高度浸润癌
内镜图片	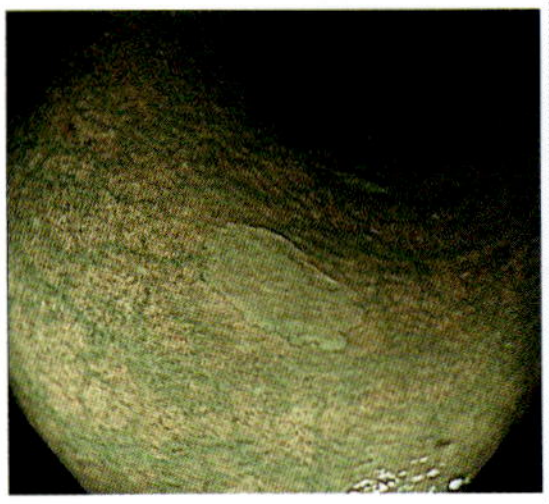	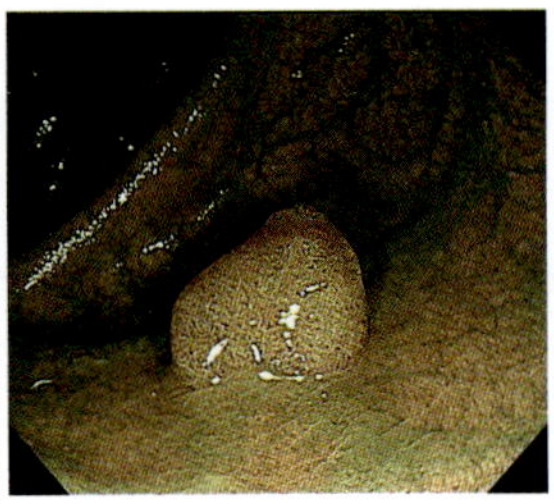	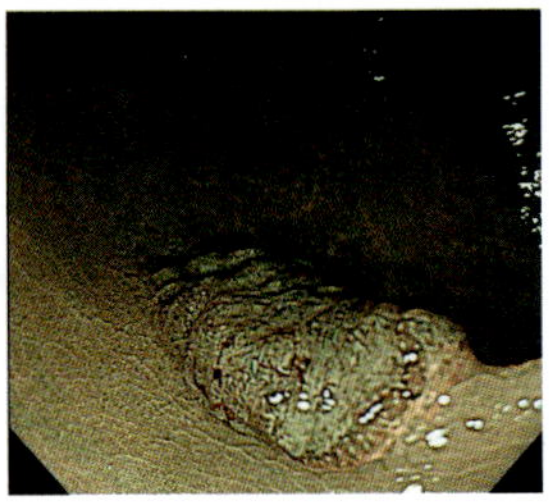

※1. 可用于肠镜诊断，可使用或不使用放大功能。

※2. 这些结构（规则或不规则）可能代表的是腺管和腺管开口处的上皮。

※3. 世界卫生组织（WHO）分类中，无蒂锯齿状息肉（sessile serrated polyp，SSP）和无蒂锯齿状腺瘤（sessile serrated adenoma，SSA）是同义词。

※4. 2 型中包括维也纳分型的 3 型、4 型和浅表 5 型（伴有轻度或高度异型的腺瘤，或伴有轻度黏膜下层浸润）。高度异型或轻度黏膜下层浸润往往呈不规则的血管形态或表面结构形态，还常伴有不典型的形态变化（如凹陷区域等）。

表 1-1-2　JNET 分型

项目	1 型	2A 型	2B 型	3 型
血管形态	• 不可见 ※1	• 粗细规则 • 分布规则（网状或螺旋形）※2	• 粗细不规则 • 分布不规则	• 缺乏血管的区域 • 粗血管中断
表面结构形态	• 规则的黑点或白点 • 和周边正常黏膜相似	• 规则（管状 / 分支状 / 乳头状）	• 不规则或不清晰	• 无形态的区域
最有可能的病理诊断	增生性息肉 / 无蒂锯齿状息肉 ※3	低级别黏膜内肿瘤	高级别黏膜内肿瘤 /SM 轻度浸润癌 ※4	SM 高度浸润癌
内镜图片	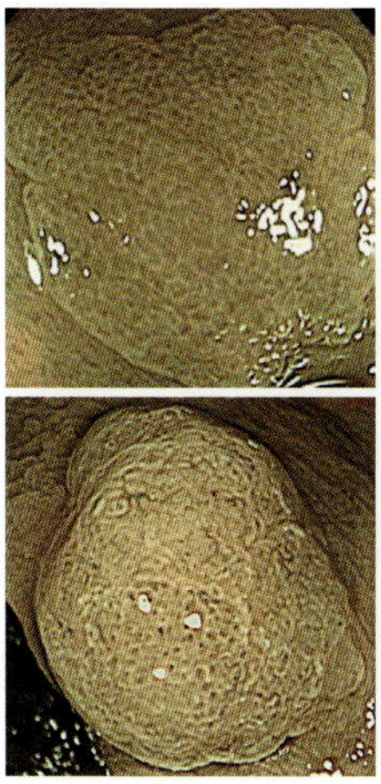	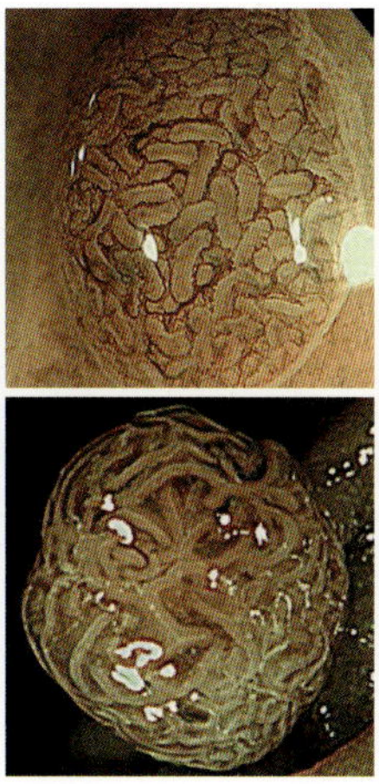	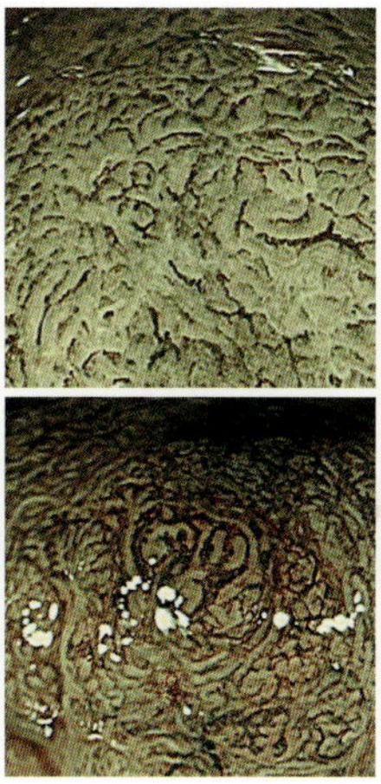	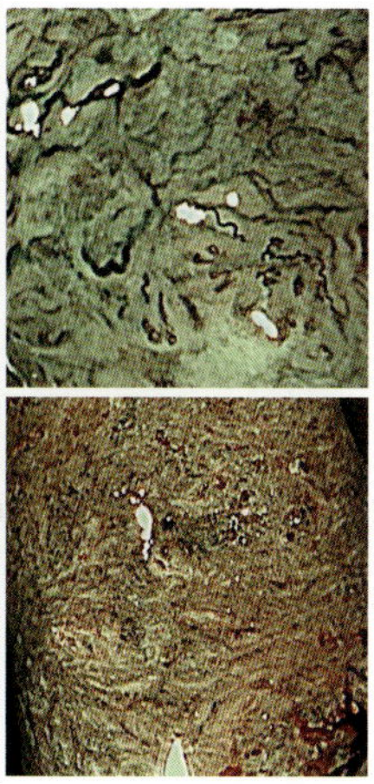

※1. 如果可见，则其血管形态类似周边正常黏膜。

※2. 微小血管多分布为点状或规则的网状，一般凹陷病灶内观察不到血管。

※3. 世界卫生组织（WHO）分类中，无蒂锯齿状息肉（sessile serrated polyp, SSP）和无蒂锯齿状腺瘤（sessile serrated adenoma, SSA）是同义词。SSP 常可见暗色、扩张的腺管开口。

※4. 可包括 SM 高度浸润癌。

参考第 172 页内镜技师笔记“27. JNET 分型”。

内镜技师要点

JNET 分型对大肠肿瘤的鉴别非常有用，不仅可以用于 NBI，还可以用于 BLI。如果内镜技师也能和医生一起诊断，就能加深对治疗的理解，所以一定要事先学习。请务必看一下第 172 页内镜技师笔记“27. JNET 分型”来加深理解。

五、JNET 分型

JNET 分型以 NICE 分型为基础，将 NICE 分型的 2 型细分为 2A 型和 2B 型，这样来看就比较容易理解两者的区别。诊断指标是血管形态（vessel pattern）和表面结构形态（surface pattern）的 NBI 放大观察结果。JNET 分型分为 1 型、2A 型、2B 型和 3 型。

1 型对应增生性病变，2A 型对应腺瘤，2B 型对应黏膜内癌至 SM 轻度浸润癌，3 型虽然对应的是 SM 高度浸润癌以深，但 2B 型中也包含 SM 高度浸润癌以深的情况。**表 1-1-3** 显示了本院 2015 年 3 月至 2018 年 9 月进行的 JNET 分型诊断与病理诊断的一致率。

表 1-1-3 本院 JNET 分型与病理诊断的一致率

内镜诊断	病理诊断（$n = 6138$）			
	HP, SSA / P	腺瘤	M~SM1 癌	SM2 癌
JNET 1 型（$n = 743$）	435, 218	90 ※1	0	0
JNET 2A 型（$n = 5148$）	544, 26	4459	119	0
JNET 2B 型（$n = 208$）	0	93	93	22 ※2
JNET 3 型（$n = 39$）	0	0	2	37

表中显示 JNET 1 型为增生性息肉（HP）、无蒂锯齿状腺瘤 / 息肉（SSA/P），JNET 2A 型为腺瘤，JNET 2B 型为黏膜内癌至 SM 轻度浸润癌（M~SM1 癌），JNET 3 型为 SM 高度浸润癌（SM2 癌）情况下的病理诊断一致率。整个 JNET 分型的诊断一致率为 85.4%。

※1：肿瘤 / 非肿瘤的质的诊断能力：灵敏度 98%，特异度 53%，确诊率 89%，阳性预测值（PPV）89%，阴性预测值（NPV）89%。

※2：SM 高度浸润癌的量的诊断能力：灵敏度 63%，特异度 99%，确诊率 91%，PPV 95%，NPV 91%。

对于 JNET 分型的病变，基本治疗方案为 1 型随访，2A 型内镜治疗（可接受分片切除），2B 型内镜治疗（最好一次性切除），3 型外科治疗。进行 JNET 分型的前提是所有病变并非只通过 NBI 诊断，而是分为 NBI 单独就可以诊断的病变，以及只用 NBI 诊断困难必须加用色素内镜才能诊断的病变。特别是 2B 型包含治疗方案完全不同的 SM 高度浸润癌，实际临床中本院数据显示诊断为 2B 型病变中有 10.6%（22/208）是 SM 高度浸润癌。因此，对 2B 型病变需要追加结晶紫染色的 pit pattern 诊断，以进行更准确的量的诊断后再决定治疗方案。对于诊断为 JNET 1 型、2A 型或 3 型病变，如果诊断结果低可信度（low confidence, LC），则也需要追加色素内镜观察。基于上述情况，学者制订了使用 JNET 分型的色素内镜大肠肿瘤诊疗策略[27]（**图 1-1-2**）。

JNET 分型仍存在一些今后需解决的问题，如 2B 型或 3 型区域性（病灶中只有很少部分显示该表现）的处理原则、有潜在癌变因素的无蒂锯齿状息肉（SSP）的处理等。本院数据显示约 90% SSP 被归为 1 型，但由于 SSP 的病理诊断在不同病理医生之间也有不同，因此很难得到内镜诊断的确诊率，今后需慎重讨论以确定内镜诊断标准。期待随着新的知识和证据的出现，JNET 分型会变得更好，对临床有所贡献。

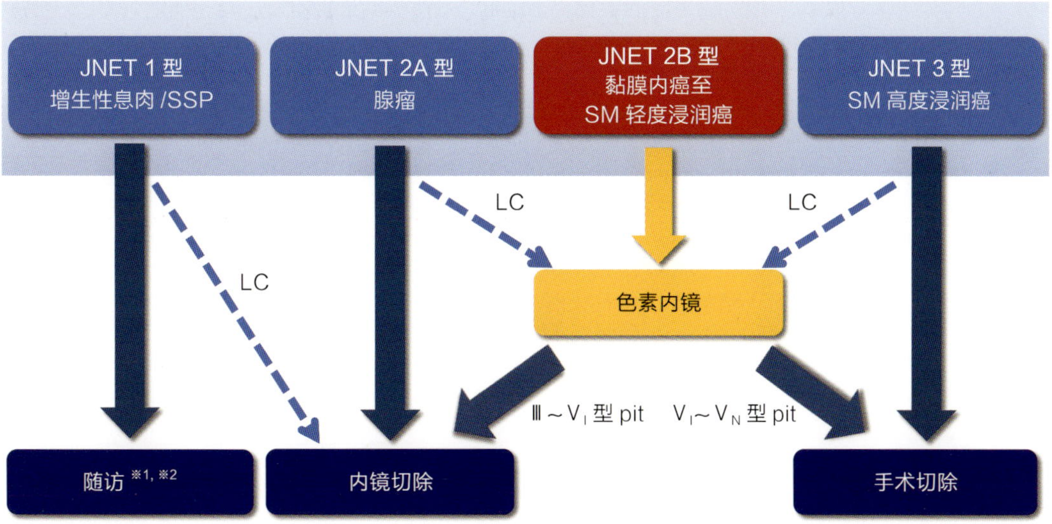

图 1-1-2　使用 JNET 分型的大肠肿瘤诊疗策略

LC：低可信度。

※1：对于直径小于 5 mm 的增生性息肉，通常进行随访。

※2：对于任何疑诊为无蒂锯齿状病变（SSA/P），推荐治疗并进行病理诊断。

本章解说了以 pit pattern 分型、NBI 分型为中心的目前的大肠肿瘤诊断学基础知识。不同观察法均有各自优点和缺点，为了准确诊断，需要综合判断，包括进行常规白光观察、NBI/BLI 等图像增强观察、放大内镜观察等。大肠肿瘤内镜诊断学是随着新型内镜器械的开发而发展起来的，近年又有新的报道，比如 2018 年作为新型内镜器械的超放大内镜问世，其可通过体内观察消化管表层细胞的腺腔、核等进行诊断 [28]，也有报道通过人工智能进行肿瘤诊断 [29] 等，今后大肠肿瘤诊断学有望继续发展。

参考文献

[1] 前山泰彦, 鶴田修. pit pattern分類. 胃と腸, 2017, 52: 736.

[2] TANAKA S, KALTENBACH T, CHAYAMA K, et al. High magnification colonoscopy. Gastrointest Endosc, 2006, 64: 604–613.

[3] 田中信治, 住元旭, 林奈那, 他. 大腸通常型腺腫, 腺癌の拡大内視鏡診断. 胃と腸, 2016, 51: 655–671.

[4] KIMURA T, YAMAMOTO E, YAMANO H, et al. A novel pit pattern identifies the precursor of colorectal cancer derived from sessile serrated adenoma. Am J Gastroenterol, 2012, 107: 460–469.

[5] 工藤進英, 大森靖弘, 樫田博史, 他. 大腸の新しいpit pattern分類—箱根合意に基づいたVI, VN型pit pattern. 早期大腸癌, 2005, 9: 135–140.

[6] KANAO H, TANAKA S, OKA S, et al. Clinical significance of type VI pit pattern subclassification in determining the depth of invasion of colorectal neoplasm. World J Gastroenterol, 2008, 14: 211–217.

[7] 藤井隆広, 松田尚久, 神津隆弘, 他. V型pit patternの診断とその臨床的意義(4)拡大内視鏡による臨床的分類—invasive patternの診断基準. 早期大腸癌, 2001, 5: 541–548.

[8] MATSUDA T, FUJII T, SAITO Y, et al. Efficacy of the invasive/non-invasive pattern by magnifying chromoendoscopy to estimate the depth of invasion of early colorectal neoplasms. Am J Gastroenterol, 2008, 103: 2700–2706.

[9] 工藤進英, 笹島圭太, 小林泰俊, 他. V型pit patternは箱根合意後に何が変わったか—VI高度不整の定義について. 早期大腸癌, 2006, 10: 185–193.

[10] 日本消化器内視鏡学会. 消化器内視鏡ハンドブック. 東京: 日本メディカルセンター, 2012: 333–335.

[11] 田尻久雄, 加藤元嗣, 田中信治, 他. NBI / BLIアトラス. 東京: 日本メディカルセンター, 2013: 12–21.

[12] 吉田直久, 小木曽聖, 村上貴彬, 他. BLI (Blue laser imaging) とNBI (Narrow band imaging) の相違と類似. 大腸がんperspective, 2016, 3: 128–133.
[13] YOSHIDA N, HISABE T, INADA Y, et al. The ability of a novel blue laser imaging system for the diagnosis of invasion depth of colorectal neoplasms. J Gastroenterol, 2014, 49: 73–80.
[14] NAGORNI A, BJELAKOVIC G, PETROVIC B. Narrow band imaging versus conventional white light colonoscopy for the detection of colorectal polyps. Cochrane Database Syst Rev, 2012, 1: 1–46.
[15] PASHA S F, LEIGHTON J A, DAS A, et al. Comparison of the yield and miss rate of narrow band imaging and white light endoscopy in patients undergoing screening or surveillance colonoscopy: a meta-analysis. Am J Gastroenterol, 2012, 107: 363–370.
[16] HORIMATSU T, SANO Y, TANAKA S, et al. Next generation narrow band imaging system for colonic polyp detection: a prospective multicenter randomized trial. Int J Colorectal Dis, 2015, 30: 947–954.
[17] IKEMATSU H, SAKAMOTO T, TOGASHI K, et al. Detectability of colorectal neoplastic lesion using a novel endoscopic system with blue laser imaging: a multicenter randomized controlled trial. Gastrointest Endosc, 2017, 86: 386–394.
[18] MIN M, DENG P, ZHANG W, et al. Comparison of linked color imaging and white-light colonoscopy for detection of colorectal polyps: a multicenter, randomized, crossover trial. Gastrointest Endosc, 2017, 86: 724–730.
[19] SANO Y, HORIMATSU T, FU K I, et al. Magnifying observation of microvascular architecture of colorectal lesions using a narrow band imaging system. Dig Endosc, 2006, 18: S44–S51.
[20] WADA Y, KUDO S, KASHIDA H, et al. Diagnosis of colorectal lesions with the magnifying narrow-band imaging system. Gastrointest Endosc, 2009, 70: 522–531.
[21] 二上敏樹, 斎藤彰一, 田尻久雄, 他. Narrow band imaging (NBI) 拡大観察を用いた大腸腫瘍性病変の異型度・深達度診断能の検討. Gastroenterol Endosc, 2009, 51: 10–19.
[22] HIRATA M, TANAKA S, OKA S, et al. Magnifying endoscopy with narrow band imaging for diagnosis of colorectal tumors. Gastrointest Endosc, 2007, 65: 988–995.
[23] HEWETT D G, KALTENBACH T, SANO Y, et al. Validation of a simple classification system for endoscopic diagnosis of small colorectal polyps using narrow-band imaging. Gastroenterology, 2012, 143: 599–607.
[24] HAYASHI N, TANAKA S, HEWETT D G, et al. Endoscopic prediction of deep submucosal invasive carcinoma: validation of the narrow-band imaging international colorectal endoscopic (NICE) classification. Gastrointest Endosc, 2013, 78: 625–632.
[25] IWATATE M, SANO Y, TANAKA S, et al. Validation study for development of Japan NBI Expert Team classification of colorectal lesions. Dig Endosc, 2018, 30: 642–651.
[26] SANO Y, TANAKA S, KUDO S, et al. Narrow-band imaging (NBI) magnifying endoscopic classification of colorectal tumors proposed by the Japan NBI Expert Team. Dig Endosc, 2016, 28: 526–533.
[27] 寺本彰, 岩館峰雄, 杤尾智正, 他. NICE分類からJNET分類へ. 胃と腸, 2019, 54: 28–37.
[28] KUDO S, K WAKAMURA, N IKEHARA, et al. Diagnosis of colorectal lesions with a novel endocytoscopic classification–a pilot study. Endoscopy, 2011, 43: 869–875.
[29] MORI Y, KUDO S, WAKAMURA K, et al. Novel computer-aided diagnostic system for colorectal lesions by using endocytoscopy. Gastrointest Endoscopy, 2015, 81: 621–629.

（杤尾智正，岩馆峰雄，佐野宁）

内镜技师
笔记

1. 诊断

虽然与前文有重复的部分，但在这里笔者总结了一些参与诊断机会较少的医务人员需要知道的内容，想以此为契机加强我们对诊断知识的掌握。

诊断方法

诊断时，首先需判断病灶为肿瘤还是非肿瘤。对于肿瘤，需要进行浸润深度诊断。诊断方法有靛胭脂对比法、结晶紫染色法，以及 BLI、NBI、LCI 等窄带光观察法。

靛胭脂潴留在 pit 的凹陷处，可以使凹凸变得清晰。靛胭脂对比法对 pit 较大的良性病变的显示有用，但对于凹陷型病灶或癌病灶，由于 pit 较小，靛胭脂无法潴留，因此无法显示 pit。

在观察细微的 pit 变化时，最好使用结晶紫染色法。将结晶紫原液用生理盐水稀释后使用，由于结晶紫会沉淀，所以在使用前必须充分搅拌。

NBI 利用氙气光突显肿瘤表面血管，使用血液中血红蛋白容易吸收的波长 415 nm 和 540 nm 的氙气光，也能够突显 pit 样的表面结构。BLI 同样使用短波长光的原理用激光来突显肿瘤表面血管和表面结构。NBI 和 BLI 均可以在 2020 年发售的日本最新 LED 内镜系统中使用。

NBI 分型

大肠肿瘤 NBI 分型在 2014 年被统一为 JNET 分型。JNET 分型由 1 型、2A 型、2B 型、3 型四型构成，分别对应增生性息肉、腺瘤、黏膜内癌至黏膜下层轻度浸润癌、黏膜下层高度浸润癌以深的病理诊断。

关于治疗方案，1 型是随访，2A 型是内镜治疗（可接受分片切除），2B 型是内镜治疗（最好一次性切除），3 型一般推荐外科治疗。对于 2B 型，根据本院研究，约有 10% 可能是黏膜下层高度浸润癌，因此需要通过结晶紫染色进行 pit pattern 观察。

此外，长时间内镜检查有时会使画面变脏，从而影响检查，因此本院会使用 cleash® 等内镜防雾剂。

虽然内镜技师没有机会进行诊断，但掌握了相关知识，可以与医生的对话更加顺畅，在检查和治疗过程中的合作也会更加愉快。

（藤川拓弥）

第2章 治疗（EMR、冷圈套器息肉切除术）概述

所谓息肉切除术是指用圈套器在息肉蒂部通电切除息肉的方法，主要用于有蒂 - 亚蒂病灶。对于广基 - 平坦凹陷型病灶，则采用向病灶下的黏膜下层注入液体（局部注射）将病灶抬举起来，用圈套器进行通电切除的内镜黏膜切除术（endoscopic mucosal resection, EMR）。近年来，既不通电也不局部注射的切除方法较为流行，即冷圈套器息肉切除术（cold snare polypectomy, CSP）。医生一般用圈套器，也有用活检钳切除微小腺瘤，即采用冷活检钳息肉切除术（cold forceps polypectomy, CFP）。另外，在部分医院里也使用浸水下圈套器通电切除的方法，称为水下 EMR（underwater EMR），由于不需要局部注射，所以与原本的 EMR 不同[1]。笔者认为将其称为水下息肉切除术（underwater polypectomy）更合适。

本章将对 EMR 和 CSP 进行解说。

一、EMR 和 CSP 的优缺点

采用圈套器的息肉切除术切除有蒂病灶很容易，但对于平坦凹陷型病灶，无法只用圈套器抓住病灶，因此发明了通过局部注射将病灶“浮起来”切除的方法，即 EMR。与不进行局部注射的息肉切除术相比，EMR 的优点是：

- 容易抓住病灶。
- 可以将侧方的正常黏膜一并切除，故可以保证侧方切端阴性。
- 切除范围包括黏膜下层，故可以保证深部切端阴性。
- 由于局部注射液的压迫效果，切除时出血少。
- 将病灶浮起后再通电，不容易卷入肌层，热损伤也小，术中穿孔和迟发性穿孔都很少。

与不通电的息肉切除术相比，EMR 可以期待下述优点：

- 通电的烧伤效果（burning effect）可以使肿瘤残留变少。

EMR 的缺点是：

- 通电导致热损伤，使组织修复延迟，有时会造成术后出血。
- 即使进行局部注射，也有可能卷入肌层，而造成对肌层的热损伤，因此不能完全排除术中穿孔和迟发性穿孔的可能性。

CSP 的优点是：

- 因为不通电，所以不会造成热损伤，组织修复很快，几乎没有术后出血。
- 不易卷入肌层，由于不通电，热损伤也很小，因此几乎没有术中穿孔和迟发性穿孔[2]。

CSP 的缺点是：

- 有时抓住病灶较困难。
- 容易出现侧方切端阳性。
- 由于不能完全切除黏膜肌层，有可能导致深部切端阳性。
- 因为不通电，所以没有烧伤效果，有可能有病灶残留。
- 由于微小病灶多，切除标本容易丢失不易回收[3]。

EMR 的缺点是 CSP 的优点，而 CSP 的缺点大多可以通过 EMR 来克服。

二、EMR 和 CSP 的适应证

有蒂病灶不需浮起切除，不是 EMR 的适应证，但由于多数病灶蒂部中心有较粗血管，用 CSP 切除时有出血的危险，因此是常规息肉切除术的适应证。也有术者在息肉切除术时进行局部注射以起到压迫止血作用，这与 EMR 的局部注射目的不同。

较大的无蒂或平坦型病灶是 EMR 和内镜黏膜下剥离术（ESD）的适应证，对于很小但怀疑是癌的病灶，也应局部注射后切除以确保侧方和垂直切端阴性。CSP 的适应证是不怀疑是癌的无蒂或平坦型病灶，大小没有明确规定，一般认为 10 mm 以下是合理的（**表 1-2-1**）（日本消化内镜学会，2021 年指南）。

表 1-2-1　息肉切除方法的使用区别

病变	肿瘤直径 /mm				
	≤3	4~5	6~9	10~19	≥20
Ⅰp		H snare （C snare）	H snare	H snare	H snare
Ⅰs / Ⅰsp Ⅰa / LST	C forceps （H forceps）	C snare （H forceps）	C snare EMR （H snare）	EMR	ESD pEMR
Ⅰp 以外疑似癌的病灶		EMR	EMR	EMR	ESD

H snare（hot snare polypectomy）：热圈套器息肉切除术；C snare（cold snare polypectomy）：冷圈套器息肉切除术；C forceps（cold forceps polypectomy）：冷活检钳息肉切除术； H forceps（hot forceps polypectomy）：热活检钳息肉切除术；pEMR（piecemeal EMR）：分片 EMR。

关于 EMR 和 ESD 的使用区别，本章不做详述，一般圈套器可以套住一次性切除的病灶不超过 20 mm。非疑似癌的病灶允许进行分片 EMR，但疑似癌的病灶应一次性全部切除。如果病灶小于 20 mm，则 EMR 有可能一次性全部切除，但病灶大于等于 20 mm 应考虑为 ESD 的适应证。即使小于 20 mm，下述这些病灶局部注射无法充分浮起，也是 ESD 的适应证：前次内镜治疗后的残余复发病灶，活检造成纤维化的病灶，侧向发育型肿瘤（laterally spreading tumor, LST）的非颗粒型（non-granular type, NG）中的假凹陷型（pseudo-depressed type, PD）病灶等[1]。

三、EMR 的操作诀窍[4, 5]

（一）基本手法

EMR 的基本手法如下：

手法顺序

① 把局部注射液注入病灶正下方。
② 把圈套器套在病灶周边。
③ 收紧圈套器，抓住并绞窄病灶。
④ 一边通电一边继续收紧圈套器，切断病灶。
⑤ 回收切除标本。

（二）诀窍

1. 体位选择和设置内镜位置的诀窍

因为需要在看到病灶全貌的同时进行治疗，所以患者的体位很重要。需调整体位以保证病灶不会被淹没至周边液体中，且可以利用重力使局部注射的抬举效果更明显。为了便于控镜，基本原则是必须在短缩大肠的状态下治疗，但有时也可以故意推镜伸展大肠使病灶全貌观察更容易。尽量扭转镜身，使病灶位于活检钳道口附近，即画面的 5 点至 7 点方向。治疗前需把残渣和多余的色素洗净后吸除。对于跨越皱襞的大 LST 或直肠下部病灶等难以看到全貌的病灶，有时也可倒镜从口侧接近病灶进行操作。

回收切除标本时，如果病灶向口侧移动，回收就会变得困难（特别是分片 EMR），而向肛侧移动的体位则是比较理想的，所以最好在切除前就采取容易进行标本回收的体位。例如，如果仰卧位或左侧卧位下切除近端乙状结肠的病灶，标本往往会移动到降结肠，回收时比较困难，所以右侧卧位切除比较好。同样，从标本回收的角度来看，对于横结肠病灶的切除，最好采用左侧卧位。

2. 局部注射的诀窍

粗的局部注射针能以较低的压力注入，但不够锋利且针孔过大，所以笔者使用的是 25 G 局部注射针。可以毫不夸张地说，EMR 的成败大半取决于局部注射。对于小病灶，从病灶肛侧向病灶正下方穿刺。对于弯曲部或横跨皱襞的病灶，如果从肛侧进行局部注射，则多数情况下因病灶朝向口侧而变得看不清楚，故要从口侧开始局部注射。对于大的病灶或怀疑有纤维化时，为了达到好的抬举效果，有时会使用透明质酸钠或海藻酸钠。直接使用原液会变得太硬，多稀释为 2~3 倍后使用。

穿刺太浅会漏液，无法注射进去。错误注入黏膜内会导致血肿。如果针头端碰到肌层，注入的阻力会很强。如果针头端贯穿筋层，会感觉不到注入的阻力，但是完全不出现抬举效果，不形成隆起，还可能造成穿孔和局限性腹膜炎。穿刺时有贯穿肌层的触感，或是局部注射后完全没有形成隆起时，要考虑为针头端过深。此外，在右侧结肠等位置上，病灶横跨较高皱襞的情况下，即使局部注射液进入浆膜下层，乍一看病灶也像被抬举，所以要注意。注入少量液体后，确认病灶有所抬举后，再继续注入。按压针头容易使液体向侧方扩散，所以要用穿刺进去的针头将病灶稍稍抬高，一边注入一边将针头慢慢拉回。

内镜技师要点 [6]

液体漏出，或注入时阻力大，或液体进入时没有阻力却不能形成隆起的情况下，需停止注入，及时告知术者该情况以商量对策。

注入量并不是越多越好。局部注射得到的隆起要尽量不向外散开，尽量只抬举病灶部分。怀疑浸润癌时，应避免针贯穿病灶。对于大病灶，如果仅向周围局部注射，则必须沿外周多次穿刺，而且液体可能只向周围扩散，病灶中央部往往不能充分隆起，同时，穿刺孔过多会造成漏液和出血。因此，对于这样的病灶，从中央部开始局部注射更容易形成隆起（**图 1-2-1**）。诀窍是尽可能通过单次穿刺持续注入直到病灶整体被抬举。

3. 选择圈套器的诀窍

如果圈套器的形状是细长的椭圆形，病灶口侧和肛侧的正常黏膜就容易被多余地套进去。软的圈套器容易弯曲反弹，头端就会浮起来。圈套器最好接近圆形，容易横向张开，同时不易滑动且有一定硬度能按压住病灶来抓住病灶。特别是对于跨越皱襞的病灶或使用透明质酸钠时，按压病灶会很重要。

圈套器的大小要适应病灶的大小。“以大兼小”的想法是错误的，过大的圈套器容易卷入肌层或多余的正常黏膜。进行分片 EMR 时，一开始使用大的圈套器，后半部分应改为小的圈套器。也有一根圈套器可分成 2~3 级大小的产品。

一般认为双极圈套器电流流动不深，不易穿孔，但过快切除可能会造成出血。

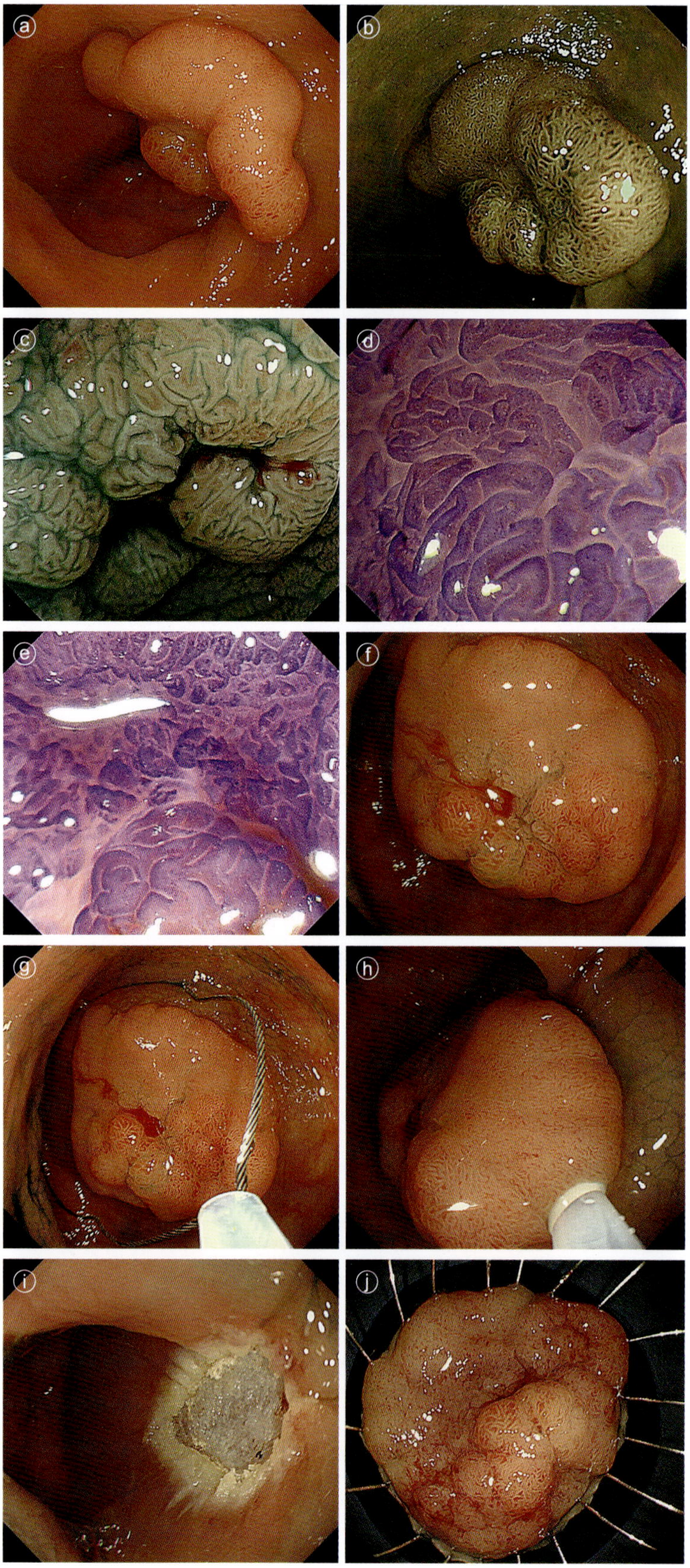

图 1-2-1 EMR 的实例①

a. 25 mm Ⅱa 型病灶，中央部看起来轻度凹陷。
b. 窄带成像技术（NBI）图像。
c. 喷洒靛胭脂放大图像。发现常规观察以为的凹陷其实是分叶之间的沟壑。
d. 结晶紫染色放大图像。病灶边缘腺管开口形态（pit pattern）为Ⅳ型。
e. 结晶紫染色放大图像。病灶中心 pit pattern 为 V_I 轻度不规则，未发现明显黏膜下层浸润的表现。
f. 在病灶中央部位穿刺并局部注射，形成了良好的隆起。
g. 把圈套器头端压在大肠壁上，打开圈套器。
h. 关闭圈套器，抓住病灶。
i. 通电切除。未见穿孔、出血及肿瘤残留。
j. 把切除标本贴在橡胶板上。最终病理诊断是黏膜内癌（Tis）。

4. 圈套器操作的诀窍

把圈套器头端轻轻贴在病灶的口侧黏膜上，然后慢慢打开，将圈套器根部压在病灶的肛侧。使用大的圈套器时，将其头端压在肠壁上，一边稍稍压住一边打开，就可以良好地横向打开，便于抓住病灶（**图 1-2-1**）。为防止侧方切端阳性，应套入少许正常黏膜。如果按压不充分，在收紧圈套器时，头端会向肛侧滑动，病灶就会滑出圈套器的范围。反之，如果压得太紧，圈套器会向口侧滑动，就不能抓住病灶，或套入正常口侧黏膜。要注意的是，当无法看到圈套器头端时，有可能比预想套入的正常黏膜还要多。轻轻上抬大扳钮（down angle），以圈套器轻轻压住病灶的感觉收紧圈套器，但需注意压得太紧有可能套到肌层。使用轻度吸引将病灶吸入圈套器也是一种诀窍，但需注意不要吸引过度以免套到肌层。

随着圈套器的收紧，病灶会向内镜位置移动，有时会因靠得过近而变得看不清楚。反之，如果把圈套器的外套管推出过多，圈套器就会滑向口侧，内镜也会被反推回来。在收紧圈套器的过程中，需要不停地推出或拉近圈套器的外套管，微调其位置，以使病灶始终处在圈套器的中央。如果过快地收紧较硬的圈套器，圈套器可能会突然关闭，以致病灶从圈套器中滑出。最好在收紧到一半时停一下，然后再继续收紧，而不是飞快地收紧圈套器。

完全收紧圈套器后，推拉圈套器的外套管，观察病灶的可动性。如果套到肌层，病灶的可动性就会变差。也可以一边稍微打开一点圈套器一边送气，再重新收紧圈套器，通过这个操作可以把套到的多余正常黏膜和肌层都放出去。

5. 通电切除的诀窍

不要把圈套器压在肠壁上，而是把病灶稍稍抬高进行切除。使用电切切割时迟发性穿孔的风险较低，但容易造成术中（切除后早期）出血。使用电凝切割时术中出血较少，但有造成迟发性穿孔的风险。通常使用内镜电切（Endocut）Q 等的混合型电流。切除过快容易出血，过慢有可能造成迟发性穿孔。双极圈套器不易穿孔，但切除过快会出血。如果患者感到疼痛，或者助手感到有像橡胶一样的弹性、难以切断，很有可能卷入了肌层，要立即停止切除。

内镜技师要点[6]

内镜技师感到有像橡胶一样的弹性，难以切断时，需立即告知术者商量对策。

6. 分片 EMR 的诀窍

对于较大的病灶，有时分片切除比勉强一次性切除更安全。然而，分片数越多，局部残余复发的可能性就越大。即使进行分片 EMR，最初也要尽可能用大的圈套器进行大的切除，尽可能减少分片数。从中途开始换小的圈套器 。

圈套病灶时要防止病灶内部出现残留，但也要注意不要套到已切除病灶黏膜下层的切面，否则有可能造成穿孔。通过放大内镜观察 pit pattern 对判断是否有肿瘤残留极为有用。如果怀疑有病灶残留，可追加使用热活检钳或氩离子束凝固术（APC）治疗，但过度烧灼有可能导致迟发性穿孔。由于分片 EMR 难以排除病灶残留，原则上不应用金属夹等进行创面封闭。

7. 联用周边黏膜切开的 EMR 的诀窍

过去对于 15~20 mm 的稍大病灶或抬举效果不良的病灶，一次性全切的 EMR 很难进行，常采取分片 EMR。对此，发明了下述方法：局部注射高渗盐水肾上腺素（HSE），用针刀或圈套器头端对病灶周围黏膜进行全周性通电切开后，将圈套器头端压在黏膜切口处，收紧圈套器抓住病灶进行通电切除，即内镜下注射针行局部注射高渗盐水肾上腺素的内镜切除技术（endoscopic resection utilizing local injection of hypertonic saline-epinephrine solution, ERHSE）[7]。这个方法被认为是今天 ESD 的原型。

随着 ESD 的普及，在胃和食管实施 ERHSE 的情况几乎消失，但大肠 ESD 难度高，且花费时间长。因此，联用周边黏膜切开的 EMR 被重新评估，被命名为预切开 EMR（precutting EMR）[8, 9]。类似的方法还有混合 ESD（hybrid ESD），大肠 ESD/EMR 指南 [1, 10] 的定义如下：不使用圈套器直到最后都是用剥离来完成的手术为狭义的 ESD；用 ESD 刀或圈套器头端切开病灶周围后，完全不进行黏膜下层剥离而使用圈套器切除的手法为混合 ESD。但笔者认为预切开 EMR 这个词在语意上更贴切。

以前的 ERHSE 是在不进行剥离操作的情况下进行的，但由于仅通过黏膜切开难以固定圈套器，所以现在通常或多或少先剥离部分黏膜下层再进行圈套器套扎。因此，完全不进行剥离的预切开 EMR 可能没有医生在用了。

要安全且短时间内实施联用周边黏膜切开的 EMR，其核心要点是通过最初的局部注射充分抬举病灶。如今，几乎不使用 HSE 作为局部注射液，多是在切开病灶周围时注入透明质酸钠等，在圈套器套扎前追加注入生理盐水 [11]。

最近，预切开 EMR / 混合 ESD 专用器械（SOUTEN，KANEKA 公司）上市。其外形类似圈套器，但头端呈刀状，只用这一个工具就可以切开周围黏膜（或黏膜下层剥离）并实施 EMR。与使用常规的圈套器头端切开周围黏膜（或黏膜下层剥离）相比，该器械切开容易且安全。与联用 ESD 专用刀和圈套器相比，其价格要便宜得多。

此外，还有一种简化的联用周边黏膜切开的 EMR 方法，即圈套器头端刺入法 [12]。该方法通过高频电流将病灶附近口侧的正常黏膜稍稍切开，将圈套器头端插入该部位固定后，进行 EMR。与普通 EMR 相比，圈套器不易滑动，容易抓住病灶，但由于不是全周切开，所以没有预切开 EMR 那样的确定性。该方法的实施时间与普通 EMR 不仅几乎没有区别，而且可因失败（如圈套器套得不好需要重新套圈套器）较少，操作时间可能更短。

联用周边黏膜切开的 EMR 的适应证包括：① 可以用圈套器一次性切除（病灶直径 10~15 mm），但局部注射抬举不充分的病灶；② 想要一次性切除但对于圈套器一次性切除稍大（病灶直径 15~25 mm），却还没有达到需要进行 ESD 的恶性程度［无蒂锯齿状病变（SSL）、LST-NG（PD）等］的病灶。

8. 防止出血的诀窍 [4, 5]

很多数据表明，即使对整个创面进行夹子缝合，也不会显著降低术后出血的概率。在口服抗血栓药物等具有出血倾向的情况下，或对 2 cm 以上的大病灶，为预防出血可进行金属夹夹闭（**图 1-2-2**），但在进行分片 EMR 等不能排除病灶残留的情况下，不应进行创面封闭。最近，除 ESD 以外的内镜治疗中也有术者使用止血钳和 APC，但作为预防出血的目的使用，其成本太高。此外，如果凝固过度，则有可能引起迟发性穿孔。

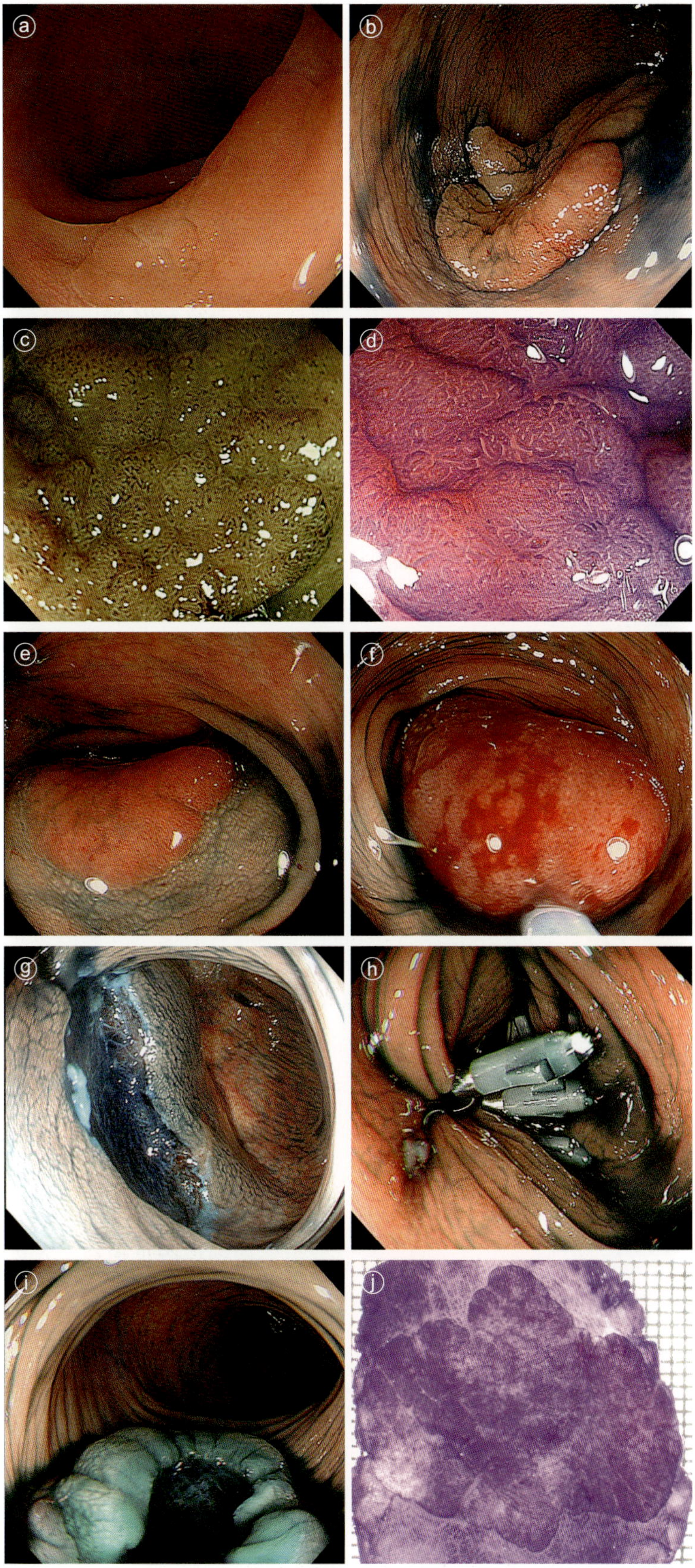

图 1-2-2　EMR 的实例②

a. 常规白光观察。病灶平坦，辨识困难。
b. 喷洒靛胭脂图像。病灶是 32 mm 的 Ⅱa 型 LST-NG（F）。吸取空气后，隆起变得容易辨认。
c. NBI 低倍放大图像。JNET 2A 型。
d. 结晶紫染色放大图像。pit pattern III_L 型。
e. 局部注射后形成了良好的隆起。
f. 圈套器抓住病灶。
g. 通电切除。未见穿孔、出血，喷洒靛胭脂确认无肿瘤残留。
h. 用金属夹夹闭创面。
i. 切除后病灶的背面，可见包括周围正常黏膜在内完整地切除了病灶。
j. 切除标本福尔马林固定后的实体显微镜非放大图像。最终病理诊断是黏膜内癌（Tis）。

9. 回收标本、固定标本的诀窍

一般用五爪异物钳回收，如果病灶较大，则需要使用网篮。有时也可以用切除时使用的圈套器抓取回收，但要注意不要把标本弄碎。对于小病灶特别是多发病灶，有时也会使用息肉回收器（Polyp Trap）用吸引的方法回收，但这样标本容易受到损伤，所以尽量不要使用。一定要将标本展开贴在板上（**图 1-2-1**）。最好用橡胶板或软木板，泡沫塑料太软太轻，难以固定。固定针要用不锈钢针，针太粗的话，针孔会很明显，针越细越好。进行分片 EMR，要将全部切除标本回收，并尽可能重建。

四、CSP 的操作诀窍

（一）基本手法

CSP 的基本手法如下：

手法顺序

① 把圈套器贴在息肉周围 。
② 收紧圈套器，勒紧息肉。
③ 进一步收紧圈套器，切除息肉。
④ 回收切除标本。

（二）诀窍

选择圈套器的诀窍是使用接近圆形，横向打开较好，不易滑动的圈套器，其能有相当的硬度压住病灶且抓住病灶。如果圈套器的形状是细长的椭圆形，病灶口侧或肛侧的正常黏膜就容易被过多地套进去。软的圈套器容易弯曲，头端就会浮起来；反之，如果太硬，圈套器的根部就容易翘起来。硬度适中的圈套器，更容易贴合肠壁。因为 CSP 不通电，所以圈套器的线圈越细越锋利越好。虽然 CSP 有专用的圈套器，但如果患者有多个病灶，且有需要通电切除的病灶，使用冷热兼用的圈套器比较经济。圈套器直径一般为 10 mm，对于较大病灶，也可选择直径为 15 mm 的圈套器。

圈套息肉的诀窍是将圈套器头端压在离息肉稍远的位置，这是因为需要切除包括周围黏膜在内的黏膜。如果圈套器收紧的速度过快，就会打滑，抓不住息肉，所以要慢慢收紧。如果圈套器浮起来，就会错过病灶，但如果压得太紧，圈套器也会滑到口侧。因此，在圈套器彻底收紧之前，要进行微调使病灶始终处在圈套器的中央（**图 1-2-3、图 1-2-4**）。

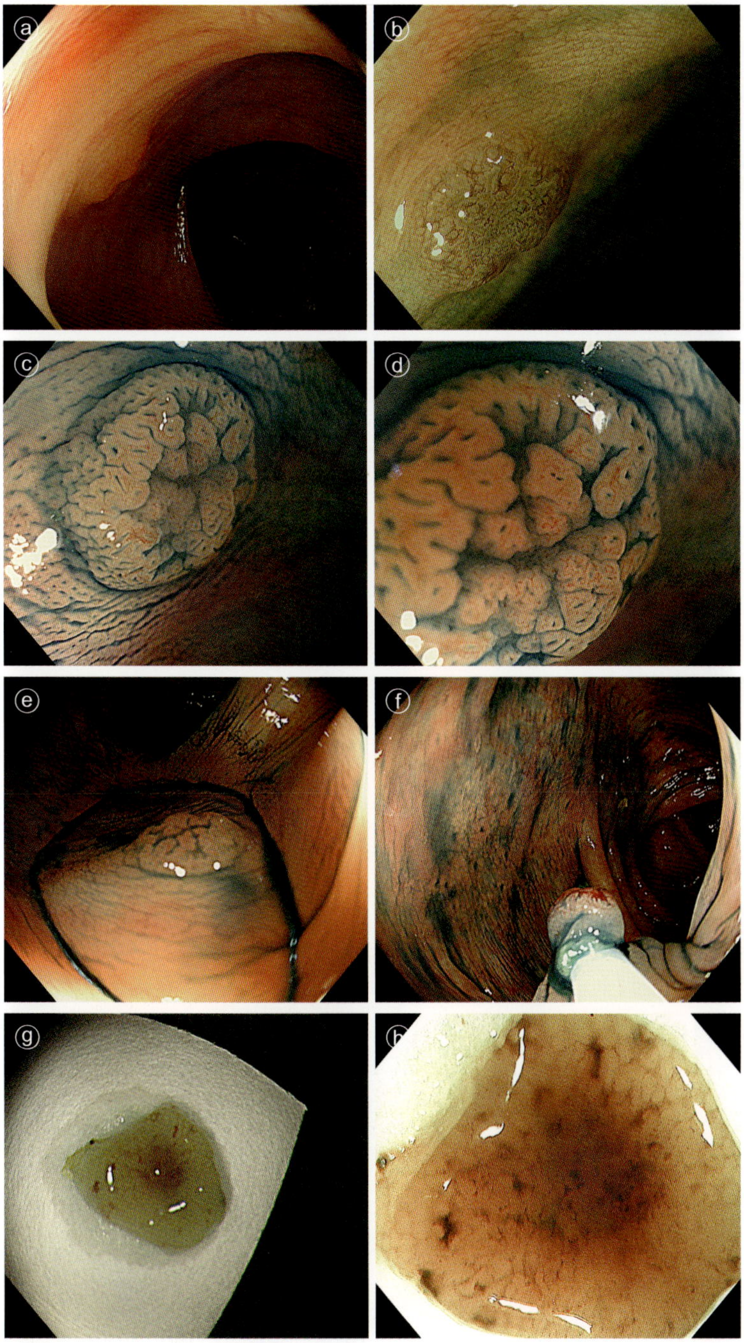

图 1-2-3　CSP 的实例①

a. 3 mm Ⅱa 型病灶。
b. NBI 低倍放大图像。病灶顶部初看似有凹陷之感。
c. 喷洒靛胭脂低倍放大图像。没有明显凹陷。
d. 喷洒靛胭脂高倍放大图像。pit pattern 是 $Ⅲ_L$ 型（+Ⅰ型）。诊断为低异型度腺瘤。
e. 把直径 10 mm 的冷热兼用圈套器套在病灶周围。
f. 收紧圈套器抓住病灶，一边抬高圈套器一边切除。
g. 新鲜切除的标本。标本被福尔马林浸泡之前，在滤纸上铺开。
h. 上述标本的 NBI 放大图像。包括周围正常黏膜在内已经完全切除。病理诊断为低异型度腺瘤。侧方、深部切端均为阴性。

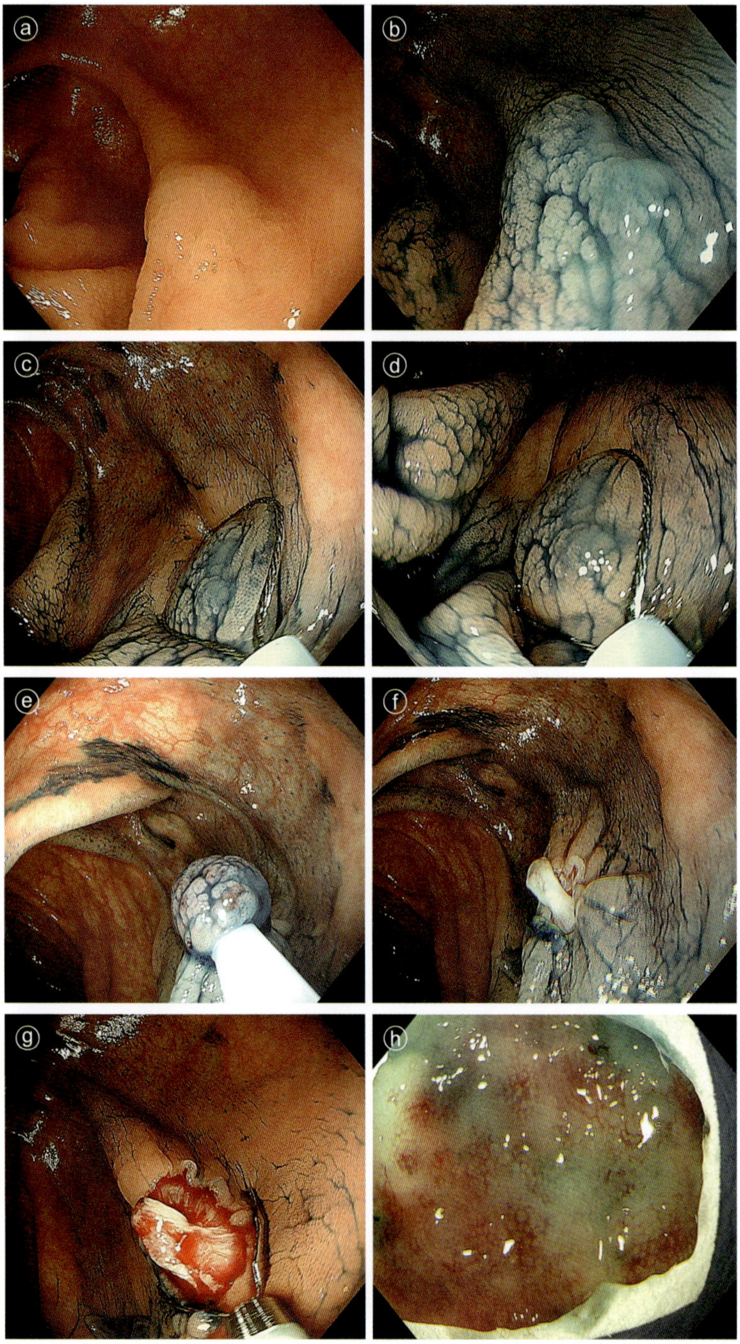

图 1-2-4 CSP 的实例②

a. 病灶是 SSL，边界不清。
b. 喷洒靛胭脂后，病灶范围稍微清晰化，直径 7 mm。
c. 把直径 10 mm 的圈套器 Captivator Ⅱ Snare（波士顿科学日本公司）套在病灶上。
d. 在套进少许周围黏膜的状态下压住圈套器。
e. 在套进周围黏膜的情况下收紧圈套器，轻轻抬高病灶切除。
f. 切除之后，黏膜肌层的组织呈软绳状。
g. 因为患者服用低剂量阿司匹林，所以用金属夹夹闭了创面。
h. 切除的标本在滤纸上摊开后浸泡在福尔马林中。病理诊断为侧方、深部切端均呈阴性。

内镜技师要点

如果圈套器收紧的速度过快，就会打滑，抓不住息肉，所以要慢慢收紧圈套器。

抓住病灶后，轻轻向内腔侧抬高圈套器后切除（**图 1-2-3、图 1-2-4**）。当感觉硬得切不开时，也不应轻易改为通电切除（热圈套器息肉切除术）。尽管略显粗暴，但可以在收紧圈套器的状态下，把圈套器拉进钳道，就可以切断了。

病灶通常较多且小，多会使用息肉回收器（Polyp Trap）回收标本。此时如果将标本直接浸泡在福尔马林中，病理标本就会扭曲或变成横截面，无法判定切端。因此，一定不要嫌麻烦，用镊子把卷成一团的标本打开弄平，放在滤纸上，再浸入福尔马林中（**图 1-2-3、图 1-2-4**）。不需要使用橡胶板和针。与 EMR 标本不同的是，CSP 因为不通电，标本也几乎不含黏膜肌层，所以标本很容易展开。

内镜技师要点

拿到标本后不要将标本直接浸泡在福尔马林中，而是将其浸泡在生理盐水中，然后把镊子、滤纸和福尔马林容器递给术者，让其进行上述展开标本的操作。

本章讲解了大肠 EMR 和 CSP。尽管大肠 ESD 也相当普及，但 95% 以上的大肠肿瘤都可以通过 ESD 以外的技术进行治疗。因此，请不要小看基本手法，学会切实且安全地进行治疗。

参考文献

[1] 田中信治, 樫田博史, 斎藤豊, 他. 大腸ESD/EMRガイドライン. 2版. Gastroenterol Endosc, 2019, 61:1321–1344.

[2] 樫田博史. 大腸EMR (cold polypectomyを含む) の偶発症の実態—文献のreview. Intestine, 2018, 22: 131–138.

[3] 樫田博史, 米田頼晃. Cold forceps polypectomyとhot forceps polypectomy (hot biopsy) のメリット・デメリット. 臨牀消化器内科, 2019, 34: 1095–1101.

[4] 樫田博史. 大腸ポリペクトミー, コールドポリペクトミー, EMRのコツ. Gastroenterol Endosc, 2017, 59: 311–325.

[5] 樫田博史, 山野泰穂, 田村智. ポリペクトミー, コールドポリペクトミー, EMR, 分割EMR. 日本消化器内視鏡学会卒後教育委員会. 消化器内視鏡ハンドブック. 2版. 東京: 日本メディカルセンター, 2017: 394–405.

[6] 樫田博史. 内視鏡的黏膜切除術 (EMR). 日本消化器内視鏡学会, 消化器内視鏡技師制度委員会. 消化器内視鏡技師のためのハンドブック. 7版. 東京: 医学図書出版, 2016: 166–175.

[7] 平尾雅紀, 高桑良平, 河島秀明, 他. 早期胃癌に対するHSE局注を併用した内視鏡的胃黏膜切除法. 胃と腸, 1988, 23: 339.

[8] TOYONAGA T, MAN I M, MORITA Y, et al. The new resources of treatment for early stage colorectal tumors: EMR with small incision and simplified endoscopic submucosal dissection. Dig Endosc, 2009, 21: 31–37.

[9] SAKAMOTO T, MATSUDA T, NAKAJIMA T, et al. Efficacy of endoscopic mucosal resection with circumferential incision for patients with large colorectal tumors. Clin Gastroenterol Hepatol, 2012, 10: 22–26.

[10] 田中信治, 樫田博史, 斎藤豊, 他. 大腸ESD / EMRガイドライン. Gastroenterol Endosc, 2014, 56: 1598–1617.

[11] 樫田博史, 米田頼晃. Hybrid ESDとprecutting EMR. 大腸がんperspective, 2016, 3: 50–54.

[12] 野村美樹子, 藤田直孝, 松永厚生, 他. 大腸腫瘍の内視鏡的黏膜切除術におけるスネア先端刺入法の有用性. Gastroenterol Endosc, 2001, 43: 1821–1827.

（樫田博史）

内镜技师笔记

2. 从助手角度看内镜治疗的思想准备

在内镜治疗中，笔者等助手的重要工作就是灵活操作各种器械。本院对助手的基本要求是，操作器械时不应仅局限于助手自身的视角进行操作。尽管也有例外，但在大部分操作中，特别是EMR、CSP等使用圈套器的手法，助手的操作往往决定了治疗的成功与否，所以需要按照术者要求的方法来操作器械。如果助手因已熟知并掌握操作方法而以自己为主来操作器械，就有可能不能及时理解术者想法而导致手法不顺利，最终导致患者利益受损。

然而，完全不动脑筋只按术者指示做也存在问题。例如，如本章所述，在局部注射和收紧圈套器的过程中只有助手才能感觉到的违和感或异常感是非常重要的，需及时向术者报告情况。此外，在处理形态不规则、疑似癌变的息肉时，需要一次性切除并通过病理诊断判断治疗是否成功，助手不仅需对此有充分的认识，还需具备一定程度的诊断知识。这是因为有时术者的注意力会过度集中到内镜操作上而忽略确认切端是否合适，这种情况下，助手就可以及时提醒术者，和术者边商量边进行治疗操作。

（石田龙太）

第3章 大肠 ESD 的进展和标准化尝试

大肠内镜黏膜下剥离术（endoscopic submucosal dissection, ESD）于 1999 年作为一种革新技术引入，专门针对直径 20 mm 及以上、无法通过内镜黏膜切除术（endoscopic mucosal resection, EMR）一次性全部切除的肿瘤[1]。最初 ESD 超过 10% 的高穿孔率是个大问题，但后来随着各种手法的改进和器械的出现，其安全性得到大幅改善[2]。为了促进该技术标准化，专家发布了大肠 ESD 指南，其中着重强调了作为局部注射剂的透明质酸钠、二氧化碳（CO_2）送气、高性能 ESD 刀、可以控制出血的高频电刀等[3]。2012 年 4 月起，大肠 ESD 继食管、胃 ESD 之后被纳入日本医疗保险范围，并在 2018 年 4 月经修订，其适应证被严格规定。然而，对于结肠病灶、内镜操作困难的病例、非熟练医生操作等，仍需要注意穿孔。与此同时，各种牵引法出现，其中有使用特殊的牵引夹作为器械，以确保技术安全和缩短操作时间[4]。

本章将详细阐述大肠 ESD 的现状和进展，包括为实现 ESD 标准化而采取的使用剪刀型刀的技术。

一、ESD 的适应证

2018 年 4 月起，大肠 ESD 的适应证被规定为：

- 最大直径 2 cm 及以上的早期癌。
- 最大直径小于 2 cm 的伴有纤维化的早期癌。
- 最大直径 5 mm 至 1 cm 的神经内分泌肿瘤。

内镜诊断的详细内容在其他章节详述，基本上早期癌的诊断是使用放大内镜，通过窄带成像技术（narrow band imaging, NBI）或蓝激光成像技术（blue laser imaging, BLI）来观察血管和表面结构，必要时需配合腺管开口形态（pit pattern）观察进行术前诊断[5-7]。

根据患者全身状况、医院技术水平及病灶部位，ESD 的适应证也会有所不同。特别是直肠病灶，外科切除可能要进行肠造口术，即使可以保肛，也会因失去直肠而出现术后排便、排尿障碍，手术侵袭性较高。因此，即使怀疑是 T1b 癌，也有不少病例会选择诊断性治疗。相反，结肠外科手术的侵袭性比直肠低，即使是上述适应证的病灶，如果 ESD 难度高，也应考虑手术切除。

此外，临床上下述情况有时也会选择 ESD 治疗：在术前检查中，即使病灶的内镜表现为良性，当肿瘤过大时，也多半会有恶变的部分。为了正确地确定癌变部位，需要进行精确的病理检查，因此就需要一次性全部切除病灶，从而选择 ESD 治疗。

二、本院 ESD 术前准备和治疗效果

（一）术前准备和用药

术前准备多使用聚乙二醇制剂，本院为了在减少服用量的同时确保肠道清洁效果，在检查前一天嘱患者流质饮食，服用泻药（白天 2 粒番泻叶，睡前口服匹可硫酸钠 10 mL），检查当天让患者服用 1 L 聚乙二醇电解质口服溶液（MoviPrep，EA 制药公司）进行肠道准备。该法在老年人和肾功能异常患者中均已确认了安全性，所以不论年龄和肾功能，所有患者均可使用[8]。此外，对于前次检查肠道准备不充分的便秘患者，术前 7 天开始服用小包装的聚乙二醇制剂（MOVICOL，EA 制药公司），一日两包，按照这个办法 72.6% 的患者肠道准备得到了改善[9]。

在 ESD 术前，尽可能在门诊实施术前内镜检查，利用内镜操作和放大内镜进行精确的浸润深度诊断。在 ESD 术中，镇静剂使用咪达唑仑和喷他佐辛（咪达唑仑不适用时使用丙泊酚），解痉剂使用丁溴东莨菪碱或胰高血糖素，可根据内镜操作适当进行体位变换，并在临床工学技师的协助下操作。本院 ESD 的住院时间为 5~7 天。

（二）治疗效果

截至 2020 年 10 月，本院共进行了 1502 例 ESD，其中一次性切除率 95.3%，平均操作时间 73.8 分钟，穿孔率 2.0%（30 例），术后出血率 1.6%（24 例）（**表 1-3-1**）。因穿孔接受外科手术的有 2 例（0.13%，2/1502），包括 1 例无法充分缝缩创面的术中穿孔和 1 例迟发性穿孔，其他穿孔病例均经保守治疗后好转。因术后出血需要输血的有 2 例（0.13%，2/1502），其余 22 例出血病例均通过内镜止血成功。

2019—2020 年的 200 例病例的一次性切除率为 98.5%，平均操作时间为 61.3 分钟，虽然改善了一次性切除率和缩短了操作时间，但并发症的穿孔率为 1.0%，术后出血率为 1.0%。目前，尽管积累的病例增加，器械也在不断改善，但仍然有一定概率会发生并发症，因此在操作时一定要意识到这点并慎重地处理。为了培养年轻术者和助手（内镜技师），笔者致力于创造各种习得手法的机会，比如时常在日本京都或依托日本消化内镜学会组织手把手教学班或研讨会等。另外，笔者也使用各种教学手段，如尽可能模仿人大肠的经过特殊处理的猪胃等脏器（由波士顿科学日本公司提供）和完全人工制作的大肠模型（EndoGel，SUNARROW 公司）等，进行各种 ESD 手法的操作训练。

表 1-3-1　本院大肠 ESD 治疗效果（2006 年 11 月至 2020 年 10 月）

项目		数据
病例数（*N*）		1502
年龄［平均值 ± 标准差（SD）］		68.2 ± 10.9
性别（男性 / 女性）		55.1%（*n*=828）/44.9%（*n*=674）
肿瘤大小（平均值 ± SD）/ mm		30.0 ± 14.5（范围 5~140）
肉眼形态	隆起型	19.2%（*n*=288）
	表面型	80.8%（*n*=1214）
肿瘤部位	右半结肠	52.7%（*n*=792）
	左半结肠	18.5%（*n*=278）
	直肠	28.8%（*n*=432）
一次性切除率		95.3%（*n*=1431）
中止率		1.1%（*n*=17）
病理学上完整的一次性切除率（*N*=1468）		86.3%（*n*=1267）
操作时间（平均值 ± SD）/ min		73.8 ± 49.1（范围 10~455）
穿孔率		2.0%（*n*=30）
术后出血率		1.6%（*n*=24）
病理诊断（*N*=1470）	锯齿状病变	5.4%（*n*=80）
	腺瘤	42.7%（*n*=627）
	Tis	37.4%（*n*=550）
	T1	12.2%（*n*=180）
	神经内分泌肿瘤（NET）	1.6%（*n*=24）
	其他	0.6%（*n*=9）

三、ESD 刀的类型及特点

（一）尖头刀

尖头刀是以 FlushKnife（富士胶片公司）、DualKnife（奥林巴斯公司）等为代表的针状（needle）刀。尖头刀在很多医院都被用于大肠 ESD，它可以快速且精细地操作，使得医生可以在直视下进行精密处理。然而，尖头刀操作时，容易受到呼吸运动的影响，因而需要非常细致的内镜操作，掌握这种操作手法较难，需要相当多的练习。

本院常用的 FlushKnife 中，除了最基本的头端球形的 BT 型（长 1800 mm，头端直径 2.7 mm，中间直径 2.6 mm），还包括 2017 年发售的又窄又长的 BT-S 型（长 2000 mm，头端直径 2.7 mm，中间直径 2.2 mm），即使在插入切开刀的状态下也能正常吸引，而且还保证了和助手之间较为宽松的距离（**图 1-3-1a**）[10]。本院一般使用刀刃长 2.0 mm 的刀。另外，由于 BT-S 型较细，穿过钳道时阻力很低，可以更快地更换器械。同时，其内腔的直径不变，因此喷水流（waterjet）流量和以前一样，所以功能上非常优秀。

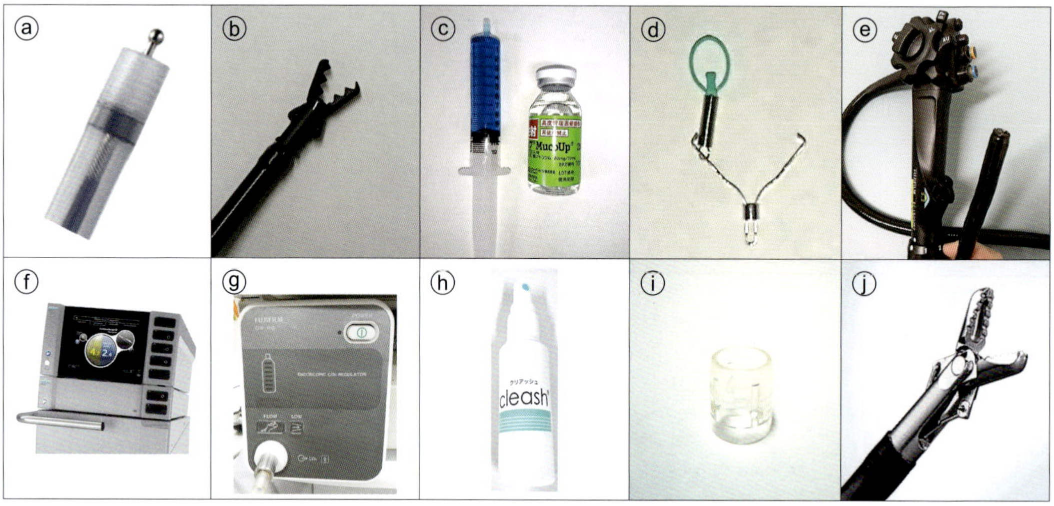

图 1-3-1 ESD 各种新型器械和用品

a. FlushKnife BT-S 型 2.0 mm（富士胶片公司）。
b. ClutchCutter 短型 3.5 mm（富士胶片公司）。
c. 0.4% 透明质酸钠（MucoUp，波士顿科学日本公司）稀释到原液浓度 1/2，加入靛胭脂后。
d. 牵引夹 S-O clip（ZEON 医疗公司）。
e. 细径放大激光内镜 EC-L600ZP7（富士胶片公司）。
f. 高频电刀 VIO3（爱尔博公司）。
g. CO_2 送气装置（富士胶片公司）。
h. 内镜专用镜头清洗液 cleash®（富士胶片公司）。
i. 透明帽 Elastic Touch silt & hole 型 F-030（Top 公司）。
j. 止血钳 Coagrasper（奥林巴斯公司）：使用抓举能力较强的本来用于上消化道的止血钳。

（二）刀片型刀

刀片型刀是指 IT 刀 nano（奥林巴斯公司）、Swan Blade（宾得公司）、Mucosectome 2（宾得公司）及 SAFEKnife（富士胶片公司）等具有大刀片的刀[11, 12]。在剥离方面，与其他刀相比，刀片型刀与黏膜下层的接触面较大，因此可以在控制出血的同时实现快速剥离。然而，单独使用刀片型刀无法完成所有操作，需要其他器械，比如 IT 刀或 SAFEKnife 需要预切开的器械，Mucosectome 2 则需要切开周围黏膜的器械。

（三）剪刀型刀

ClutchCutter（剪刀钳，富士胶片公司）和 SB 刀［住友电木（Sumitomo Bakelite）公司］是剪刀型刀的代表。这两种刀的刀身本身均具有旋转功能，助手可以把刀转向合适的方向，通过反复进行“抓持→牵引→通电”的操作，可以切开和剥离[13–15]。与尖头刀不同，剪刀型刀的朝向非常重要，因此助手必须充分理解器械操作及治疗策略。

本院常用的是 ClutchCutter（剪刀钳），该器械由赤星等开发，在 2007 年首次报告在 ESD 中有效[14]。ClutchCutter 分为短型（short type）（3.5 mm）和长型（long type）（5.0 mm），剪刀的形状呈特征性锯齿状。考虑到与透明帽的位置关系和旋转的方便度，本院对于从食管到大肠的 ESD 主要使用短型（short type）ClutchCutter（**图 1-3-1b**）。

ClutchCutter 可以完成从标记到黏膜切开、剥离、止血及术后溃疡底部处理等各种操作。其锯齿状形状使其可以当作止血钳使用，在控制术中出血时表现出色[16]。虽然止血能力比止血钳稍差，但本院迄今为止还没有过大肠 ESD 需要专门使用止血钳的情况。此外，由于是抓住病灶后进行通电，所以不会因刀的意外移动而出现穿孔，这是非常大的优点，即使经验较少的内镜医生也能安全地进行 ESD。虽然其操作时间比尖头刀稍长且助手操作难度稍大，但通过助手练习、改进手法及变换高频电刀的设置等，可以减少操作时间。

四、其他器械和用品的使用方法

（一）局部注射液

局部注射使用 0.4% 透明质酸钠（HA，MucoUp，波士顿科学日本公司及生化学工业公司）。局部注射针使用内镜专用注射针 Impact Flow（Top 公司）。MucoUp 这个产品是被日本医保批准用于大肠内镜治疗的局部注射液。各种研究证明，由于 HA 的黏稠性，可维持长时间的黏膜下隆起[1, 17, 18]。同样的透明质酸制剂还有 Ksmart（奥林巴斯公司）。此外，最近 0.6% 海藻酸钠溶液（Liftal K，Kaigen 公司）也作为局部注射液上市①。

关于 HA 的使用浓度，由于以前操作时间长，所以 2017 年之前都使用原液。现在的手法已经非常熟练，操作时间减少，所以为减少 HA 的缺点——局部注射时阻力大，且剥离时容易产生泡沫，使用稀释成原液浓度 1/2 的 HA 溶液。操作医生经验较少的情况下，还是建议使用 HA 原液来维持较高的隆起。

实际配置局部注射液时，在 20 mL MucoUp 中加入 20 mL 生理盐水和 0.3 mL 靛胭脂，局部注射时使用的是 10 mL 注射针筒（**图 1-3-1c**）。其为颜色较深的高饱和度的蓝色液体。大肠 ESD 中预防穿孔是最重要的问题，所以一定要意识到正在剥离的黏膜下层和肌层之间的距离。该局部注射液使距离可视化，即蓝色越深说明离肌层越远，而蓝色越浅说明离肌层越近，剥离时需要特别小心。

（二）牵引夹

S-O clip（ZEON 医疗公司）于 2016 年上市，是一种在金属夹上带有弹簧的器械，可以用来牵引病灶（**图 1-3-1d**）[4]。比较本院使用牵引夹和不使用牵引夹进行 ESD，发现不使用牵引夹的操作时间为 75.6 分钟，使用牵引夹的操作时间为 56.0 分钟，操作时间明显缩短（$P<0.001$）。这种缩短操作时间的效果在 ESD 经验较少的内镜医生中尤为显著。

此外，通过与 ClutchCutter 一起使用，可以实现更安全的 ESD，即使是经验不足 10 例病例的内镜医生，也可以在 ESD 中完整切除 20~30 mm 的标准病灶[19]。这是因为通过 S-O clip 牵引病灶，可以更容易地潜入病灶下进行剥离，而且被牵引着的黏膜下层剥离层厚度变厚，剥离难度也下降了，这样一来就降低了 ESD 整体操作难度。对于因呼吸移动较大的病灶，有时仅靠 S-O clip 仍然难以剥离，可通过联合使用后述的口袋法（pocket-creation method，PCM）即可控制呼吸性移动，安全施行 ESD。

---

① Liftal K 2019 年 6 月已在日本国内发售。——译者注

（三）其他设备和用品

1. 内镜

本院采用了大肠用细径内镜（富士胶片公司：EC-L600ZP7，头端直径 11.7 mm；或奥林巴斯公司：PCF-H290ZI，头端直径 11.7 mm）（**图 1-3-1e**）。也有医院使用细而容易潜入黏膜下层的上消化道内镜，但内镜较难插入大肠深部不适合处理深部病灶，故本院除了特殊病例几乎所有病例都使用大肠内镜。此外，大肠内镜和上消化道内镜的钳道口位置是不同的，操作时需要注意。

2. 高频电刀

高性能高频电刀的使用对于高效切开、剥离和控制出血都是必需的。笔者以前使用的是 VIO300D（爱尔博公司），现在使用的是 2018 年问世的 VIO3（爱尔博公司），由于其稳定的高输出，VIO3 能够根据组织状态进行高精度的切开和剥离（**图 1-3-1f**）。

使用 ClutchCutter 和 FlushKnife BT-S 型时高频电刀的设定如**表 1-3-2**。

表 1-3-2 使用 ClutchCutter 和 FlushKnife BT-S 型时高频电刀的设定

ClutchCutter	VIO300D	VIO3
黏膜切开	内镜电切模式（Endocut）I，效果（effect）1，持续时间（duration）4，间隔（interval）1	Endocut I，effect 1，duration 4，interval 1
黏膜下层剥离	强制电凝，effect 2~3，30 W；Endocut I 同上述	强制电凝 3.0，Endocut I 同上述
中等至粗直径血管的电凝	步骤 1（仅限粗直径血管）：柔和电凝，effect 5，100 W 步骤 2：强制电凝（快速踏板），effect 2，30 W	步骤 1（仅限粗直径血管）：柔和电凝 6.0 步骤 2：强制电凝（快速踏板）3.0
止血	主要方法：柔和电凝，effect 5, 100 W 辅助方法：强制电凝，effect 2, 30 W	主要方法：柔和电凝 6.0 辅助方法：强制电凝 3.0
FlushKnife BT-S 型	**VIO300D**	**VIO3**
黏膜切开	Endocut I，effect 2，duration 2，interval 1	Endocut I，effect 2，duration 2，interval 1
黏膜下层剥离	Endocut I，effect 2，duration 2，interval 1 和强制电凝，effect 3，40 W	Endocut I，effect 2，duration 2，interval 1 和强制电凝 6.0
粗直径血管的电凝（奥林巴斯止血钳）	柔和电凝，effect 5，100 W	柔和电凝 6.5
止血（奥林巴斯止血钳）	柔和电凝，effect 5，100W	柔和电凝 6.5

3. CO_2 送气装置

术中空气送气过多可能导致内镜控制不良，由于 CO_2 更容易被肠管吸收，因此使用 CO_2 送气装置非常重要（**图 1-3-1g**）。采用 CO_2 送气可以在术后迅速改善过度充气状态，预防迟发性穿孔[20]。

4. 防止内镜结雾的镜头清洗液

ESD 术中内镜结雾可能成为困扰深部结肠 ESD 的问题。特别是在黏膜下层脂肪较多的病例和使用刀片型刀的病例中，镜头容易起雾。为了预防镜头起雾，由富士胶片公司、长濑医药品公司与笔者共同开发了适用于所有 ESD 病例的内镜专用镜头清洗液 cleash®（富士胶片公司）（**图 1-3-1h**）[21]。此前的研究证明，与现有的清洗液相比，在常规上、下消化道内镜检查及 ESD 时，cleash® 可显著预防镜头上重度污垢或水滴附着[21,22]。一般涂抹在内镜镜头处，也可以在内镜注水瓶中放入 1 mL（5~7 喷），即可加强清洗液的效果，使镜头长时间保持干净，从而保证 ESD 时的良好视野。

5. 透明帽

使用透明帽很重要。透明帽有多种型号，头端稍细的型号更适合潜入肿瘤下方。透明帽如果太细，虽然很容易潜入，但视野会变得狭窄。平衡这两个因素，可选择 Elastic Touch silt & hole 型 F-030（Top 公司）或短 ST 透明帽 DH29-CR（富士胶片公司）（**图 1-3-1i**）。

6. 止血钳

在使用止血能力不强的尖头刀时，止血钳的应用非常重要。本院采用的是上消化道用的止血钳（Coagrasper，奥林巴斯公司），因其张开半径大，且握力强（**图 1-3-1j**）。本院还采用了独特的使用方法，即将该止血钳像剪刀型刀一样使用，夹住黏膜下层内血管将其凝固后切断。

最近一款新的旋转性好的止血钳（RAICHO，KANEKA 公司）面世，值得期待。

五、手法和策略

（一）制作垂片的手法（使用尖头刀）

这是在很多医院中使用的常规手法，截至 2016 年，本院主要使用 FlushKnife BT-S 型 2.0 mm，以下概述该手法[23]。

手法顺序

根据肿瘤直径，适当改变最初的黏膜切开部位。

- 对于直径小于 50 mm 的病灶：
  ① 在病灶肛侧进行局部注射后，在病灶肛侧进行约 3 cm 的黏膜切开。
  ② 进行黏膜下层剥离，制作垂片（flap）。
  ③ 继续进行 1/2~2/3 的剥离后，进行全周切开。
  ④ 再次从肛侧进行剥离，完成一次性切除（**图 1-3-2**）。

- 对于直径 50 mm 及以上的病灶：
  ① 在病灶口侧进行黏膜切开。
  ② 把切口加深至黏膜下层深层后，在病灶肛侧继续行黏膜切开直至全周。
  ③ 从肛侧进行黏膜下层剥离，完成一次性切除。

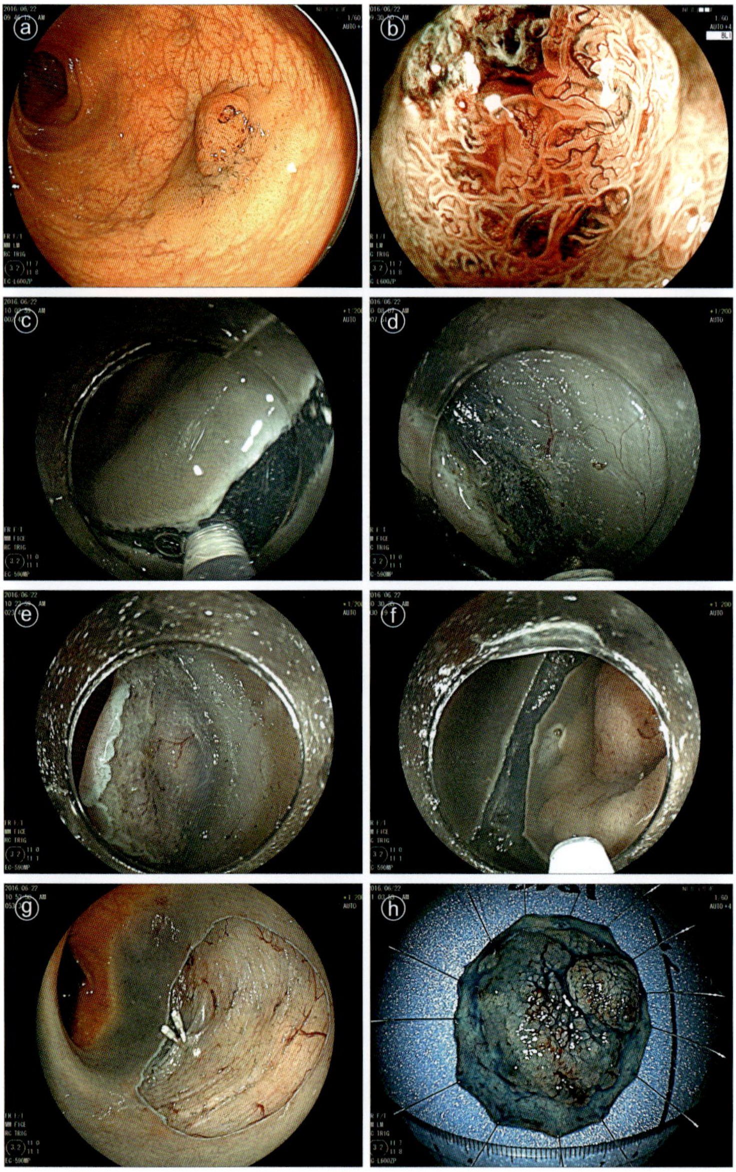

图 1-3-2 制作垂片（flap）的大肠 ESD 病例

a. 位于下部直肠（Rb）伴有结节的 45 mm 的 Ⅱa 型病灶。
b. 结节部位 BLI 观察可见不规则的表面结构形态（surface pattern）和血管形态（vessel pattern），包括白光观察在内均未见明显的浸润表现，故诊断为黏膜内癌。
c. 局部注射 MucoUp 原液后用 FlushKnife BT-S 型在肿瘤肛侧行约 1/3 周的黏膜切开。
d. 一边逐渐扩大切口一边继续剥离，以做成垂片（flap）为目标。
e. 完成 1/2 左右的剥离，做成了垂片（flap）。
f. 全周切开黏膜，为了方便切除后病理检查，在病灶口侧做了标记。
g. 继续剥离，用时 70 分钟完成了一次性切除。溃疡底部用止血钳烧灼搏动性血管。为了预防术后出血，用金属夹对持续搏动的地方进行处理。
h. 病理诊断为腺瘤内癌，浸润深度为黏膜，切端阴性。只有结节部分是癌变。

采用该手法是因为在处理较大肿瘤时，有时会出现下述情况：若从肛侧进行剥离，卷起的肿瘤（垂片）会使口侧的黏膜切开变得困难。本院基本上不进行倒镜操作，但也有倒镜操作下更容易进行口侧处理的病例，有些医院会频繁使用倒镜操作。

粗血管的处理使用止血钳（Coagrasper，奥林巴斯公司），柔和电凝模式（soft coagulation，effect 5，100 W）。接着，继续使用止血钳，用内镜电切模式（Endocut I，effect 2，duration 2，interval 1）切断被凝固的血管。这个使用止血钳切断血管的手法比较特别[24]，即使在切断血管时突然出血，采用此法也可以边止血边切断血管。

（二）口袋法（PCM）

1. PCM 的优点

口袋法（pocket-creation method，PCM）是指使用较长的透明帽，从病灶肛侧进行部分黏膜切开，仅剥离病灶下方黏膜下层的中央部分，在病灶下方一边形成一个像口袋一样的空间，一边进行剥离的方法（**图 1-3-3**）[25]。

PCM 的优点有以下四点[1, 2]：

- 防止局部注射液泄漏。
- 在口袋内，黏膜下层更容易展开，其剥离变得容易。
- 即使切开刀垂直朝向肌层，也可以在口袋内调整呈水平方向。
- 不易受呼吸运动的影响。

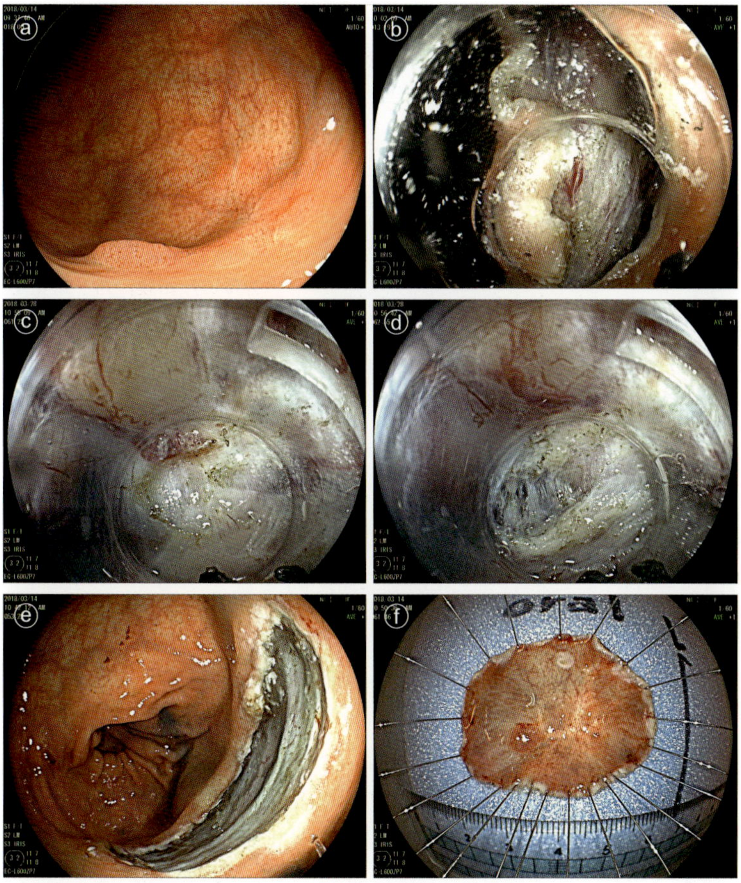

图 1-3-3　PCM 应用于分片 EMR 后复发病灶的 ESD 治疗

a. 瘢痕两端有两处复发病灶。
b. 从距肿瘤约 1 cm 的肛侧切开黏膜，使用 PCM 只剥离肿瘤的中央部分，形成口袋。
c. 中央部分可见高度纤维化。
d. 因为内镜在口袋里，所以可以用透明帽创造足够的牵拉张力（tension），从而可以用 ClutchCutter 顺利地剥离瘢痕部位［内镜电切模式（Endocut I）］。
e. 55 分钟完成了一次性切除。
f. 病理诊断为黏膜内癌，切端阴性。

本院从 2016 年开始引进 PCM，目前已经能够实现非常稳定的技术操作。大肠管腔很宽，对于全周性和亚全周性病灶，制作 2 个口袋的手法也非常有用[25]。此外，在使用 ClutchCutter 时，要把透明帽从内镜头端伸出 8 mm，并且对钳道口呈稍微倾斜的角度，从而可以顺利地在透明帽内打开或关闭 ClutchCutter。

2. PCM 在大肠 ESD 中的有效性

已有报告表明，PCM 的一次性切除率比传统方法（垂片法）显著提高（100% vs. 84%，P=0.03）[23]。该报告还评估了 ESD 术后局部疼痛炎症反应和对肌层的热凝影响（ESD 后综合征），PCM 与传统方法相比，其发生率较少（2% vs. 16%，P=0.018）。

笔者报告了在高度纤维化的病例中 PCM 的有效性[26]，研究对象为 2006 年至 2017 年实施大肠 ESD 1000 例中发现高度纤维化的 120 例（12.0%）病例。本院从 2016 年 2 月开始引入 PCM，对术前预测有高度纤维化的病例使用该法。

笔者对 120 例高度纤维化病例的治疗效果进行了对比研究，将这些病例分为使用 PCM 组（21 例）和传统方法（垂片法）组（99 例）。同时，为了观察 10 年来的学习曲线（learning curve），将传统方法组的 99 例又分为前半部分（50 例）和后半部分（49 例）进行了对比研究。

结果如下：

- 高度纤维化病例的治疗效果与非高度纤维化病例相比，一次性切除率（78.3% vs. 95.7%，P<0.001）低，而且手术中止率（12.5% vs. 0.3%，P<0.001）和穿孔率（8.3% vs. 2.6%，P=0.001）显著较高。
- 对比传统方法组的前半部分（50 例）和后半部分（49 例），操作时间（min）（125.4 ± 69.7 vs. 111.4 ± 70.8，P=0.37）和一次性切除率（70.0% vs. 79.6%，P=0.27）未见统计学意义上的差异。这表明在使用传统方法时，即使积累了操作经验，也不能显著提高治疗效果。
- PCM 组和传统方法组的对比显示，在操作时间（79.6 ± 26.5 vs. 118.8 ± 71.0，P<0.001），一次性切除率（95.2% vs. 74.7%，P=0.03），病理学上完整的一次性切除率（85.7% vs. 54.5%，P=0.04）方面，治疗效果显著提高（**表 1-3-3**）。
- 该研究还显示，在非高度纤维化病例中 PCM 和传统方法的治疗效果没有差异。

在高度纤维化病例的剥离中，可能很难抓住组织，笔者开发了下述手法：把 ClutchCutter 打开一半，轻轻地把 ClutchCutter 靠在纤维化部位上，使用内镜电切模式（Endocut Ⅰ），用刀的齿尖做成一个小坑，然后抓住这个小坑，继续用内镜电切模式（Endocut Ⅰ）切割。这个方法刀不容易滑动，称其为开放切割法（open-cut method，OCM）。

如上述结果所示，自 2016 年起对于预计有高度纤维化的病例，全部使用 PCM。然而，随着 S-O clip 的出现，如何选择使用 S-O clip 还是 PCM 成为难点。为了充分发挥各自的优点，笔者开发了联用 S-O clip 的 PCM。

表 1-3-3　高度纤维化病例中 PCM 的实用性

项目		PCM	非 PCM	*P* 值
病例数		21	99	
年龄（平均值 ± SD）		66.7 ± 10.5	70.2 ± 10.8	0.17
性别（男性 / 女性）		57.1%（*n*=12）/42.9%（*n*=9）	53.5%（*n*=53）/46.5%（*n*=46）	
肿瘤大小（平均值 ± SD）/mm		30.1 ± 9.5（范围 18~50）	34.5 ± 16.5（范围 10~70）	0.23
肉眼形态	非息肉样	71.4%（*n*=15）	73.7%（*n*=73）	0.67
	息肉样	28.6%（*n*=6）	26.3%（*n*=26）	
肿瘤部位	右半结肠	57.1%（*n*=12）	43.4%（*n*=43）	0.57
	左半结肠	0%（*n*=0）	20.2%（*n*=20）	
	直肠	42.9%（*n*=9）	36.4%（*n*=36）	
操作时间（平均值 ± SD）/min		79.6 ± 26.5（范围 41~140）	118.8 ± 71.0（范围 27~320）	<0.001
一次性切除率		95.2%（*n*=20）	74.7%（*n*=74）	0.03
病理学上完整的一次性切除率		85.7%（*n*=18）	54.5%（*n*=54）	0.04
穿孔率		0%（*n*=0）	10.1%（*n*=10）	0.12
术后出血率		4.8%（*n*=1）	1.0%（*n*=1）	0.22
病理诊断	锯齿状病变	14.3%（*n*=3）	2.4%（*n*=2）	0.46
	腺瘤	33.3%（*n*=7）	34.5%（*n*=29）	
	Tis	19.0%（*n*=4）	38.1%（*n*=32）	
	T1	28.6%（*n*=6）	25.0%（*n*=21）	
	NET	4.8%（*n*=1）	0%（*n*=0）	

（三）联用 S-O clip 的 PCM（使用剪刀型刀）

本院为了使 ESD 规范化且容易操作，目前采用下述手法[27]：

- 主器械由 FlushKnife 改为 ClutchCutter。
- 使用 PCM。
- 使用 S-O clip。

如上所述，选择 PCM 还是 S-O clip 曾经很令人苦恼。现在对于 30 mm 以内，内镜操作不受限制，且不怀疑有纤维化的病灶，使用 S-O clip。对于 30 mm 及以上，有纤维化，内镜操作受限的病灶，采用略微调整原始 PCM 的联用 S-O clip 的 PCM（**图 1-3-4**、**图 1-3-5**）。此外，ESD 中从开始到最后仅使用 ClutchCutter 短型（short type）操作的方法，已被证实年轻医生也可以快速学会并安全操作。

下述以位于上部直肠（Ra）60 mm 的Ⅱa 型病灶（**图 1-3-4a**）为例，解说手法。

手法顺序

① 局部注射原液浓度稀释为 1/2 的 MucoUp 后，用 ClutchCutter 从口侧切开黏膜进行全周切开（图 1-3-4b）。

- 采用内镜电切（Endocut）模式，因为和刀型器械相比，切开线较宽且发白，所以在口侧切开时要距病变约 5 mm，在肛侧切开时要距病变约 10 mm。
- 由于抓持黏膜时刀可能会打滑，所以在刀打开的状态下，轻微踩内镜电切（Endocut）模式踏板，稍微在黏膜上做个焦痕后再抓持黏膜就不会打滑，可进行较深的切开［即开放切割法（open-cut method，OCM）］。
- 切开后还要对该部位进行修整，注意将切口加深到病灶稍微收缩的程度。
- 最好剥离到在肛侧安装 S-O clip 时可以抓持黏膜的程度。

② 将 S-O clip 安装在肛侧边缘，用金属夹夹住 S-O clip 的环向对侧牵引，使黏膜下层充分展开（图 1-3-4c、图 1-3-4d）。

③ 不剥离两侧，只剥离中央部分，这样逐渐做成口袋，并在其中进行稳定的剥离（图 1-3-4e）。

- 用 ClutchCutter 抓持组织进行 0.5～1 秒强制电凝（forced coagulation）后，在内镜电切（Endocut）模式下进行剥离，这是高效剥离黏膜下层的基本技术。使用强制电凝，由于部分被夹持组织可以借由电流火花而蒸发，故剥离速度可加快，更为高效。
- 对于细的血管，用此技术可以不出血地进行剥离。处理粗血管时，使用柔和电凝（soft coagulation）进行血流阻断后，快速地踩踏电凝的脚踏板（rapid step pedaling）用强制电凝模式切割血管，就可以不出血地处理血管。对于中等粗细的血管，则不需要柔和电凝，仅用强制电凝的快速踩板法（rapid step）就可切断。
- 出血时需抓持出血点，用柔和电凝模式（soft coagulation，effect 5，100 W）进行止血。对于中度以上出血，有时用柔和电凝比较难以止血，需联用强制电凝。需注意，不要抓持血管的同时也抓持肌层。

④ 继续在口袋内进行处理，完成 2/3 左右的剥离。制作横向宽度足够的口袋会使后续处理更加简便，所以要慎重地剥离口袋内的黏膜（图 1-3-4f）。

⑤ 进行口袋内口侧方向的剥离，在口侧贯通形成隧道（图 1-3-4g）。隧道完成后剥离两侧，在 S-O clip 的向上牵引下，黏膜下层可以良好地展开，用 ClutchCutter 剥离会很容易（图 1-3-4h）。

⑥ 术中没有大的并发症，25 分钟完成了一次性切除（图 1-3-4i）。切除后在 ZEOCLIP® 金属夹根部切断环之后进行病灶回收。此外，溃疡底部的血管处理也可以使用 ClutchCutter（图 1-3-4i）。

⑦ 病理结果为黏膜内癌，切端阴性（图 1-3-4j）。

对于肿瘤直径 50 mm 以上的病例，为了缩短黏膜切开时间，有时还会同时使用尖头刀的 FlushKnife BT-S 型。

内镜技师要点

为了能够简单地改变高频电刀的设定，需掌握一定程度的操作方法。为了能够迅速更换器械或变更高频电刀的设定，事先决定术者、助手的站位和器械的放置位置很重要。

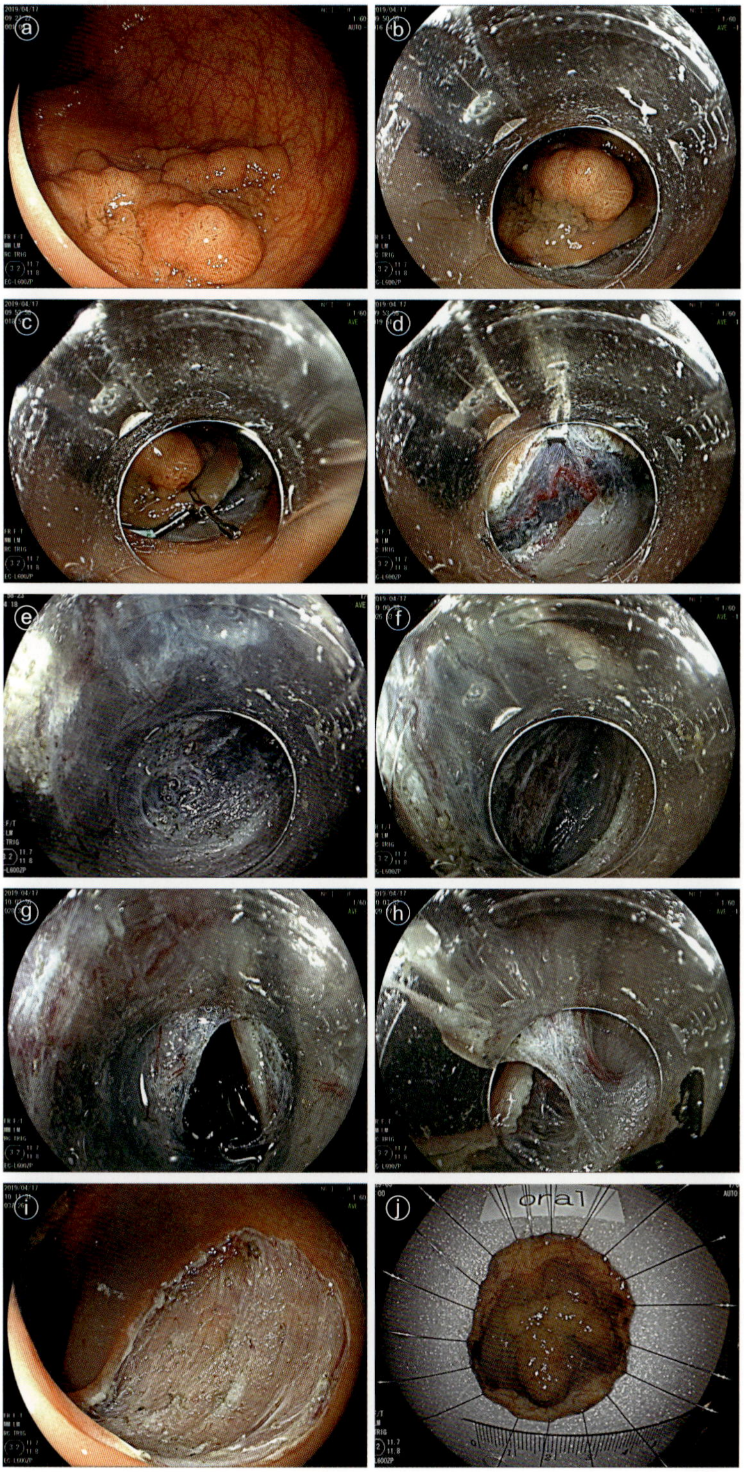

图 1-3-4　联用 S-O clip 的 PCM 应用于大肠 ESD 实例①

a. 位于上部直肠（Ra）60 mm 的 Ⅱ a 型病灶。
b. 局部注射原液浓度稀释为 1/2 的 MucoUp 后，用 Clutch Cutter 从口侧切开黏膜施行全周切开。
c. 将 S-O clip 夹在肛侧边缘。
d. 把金属夹夹在 S-O clip 的环上，牵引至对侧，充分地展开黏膜下层。剥离中央部分。
e. 只剥离中央部分做成口袋。
f. 制作好了口袋，并完成 2/3 左右的剥离。
g. 在口袋内向口侧方向剥离，贯通口侧，形成隧道。
h. 隧道完成后剥离两侧，因使用S-O clip拉开了黏膜下层，故用 ClutchCutter 剥离很容易。
i. 术中没有大的并发症，25 分钟完成了一次性切除。溃疡底部的血管处理也可以使用 ClutchCutter。
j. 病理结果是黏膜内癌，切端阴性。

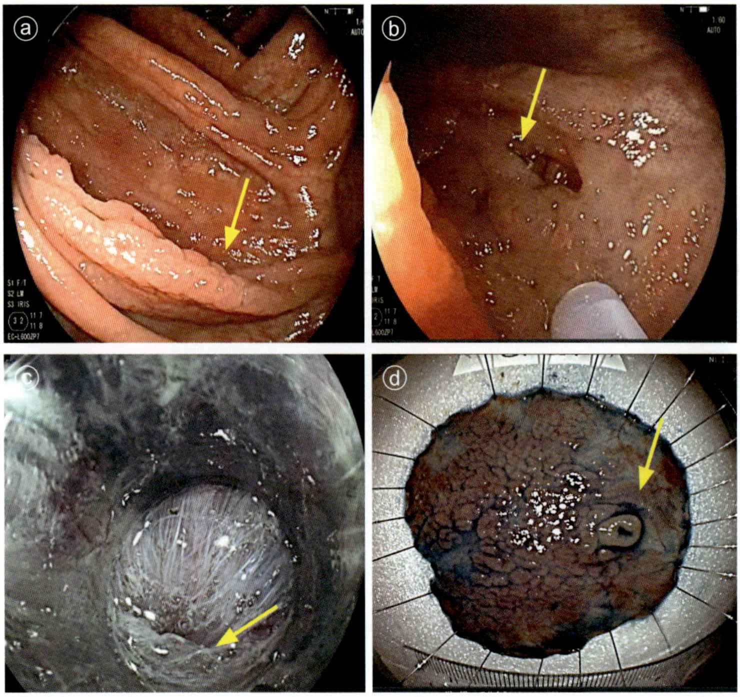

图 1-3-5 联用 S-O clip 的 PCM 应用于大肠 ESD 的案例②

a、b. 肿瘤内伴有憩室的 45 mm 的表面隆起型肿瘤（黄箭头）。

c. 联用 S-O clip 的 PCM 可以将憩室充分牵引，ESD 得以安全地完成。

d. ESD 用时 85 分钟一次性切除。病理：高异型度腺瘤（high grade adenoma，pHM0，pVM0）。

六、大块标本的回收

回收 50 mm 以上的大块标本时，可用三爪异物钳、五爪异物钳或回收网篮。然而，这些器械有时会对标本造成物理上的损伤，此外即使使用网篮，也会有病灶难以回收的情况。因此，笔者开发了一种新的回收法，不使用网篮，而使用取出内镜异物专用的普通异物钳进行回收，即食指压迫法（forefinger compression method，FCM）（图 1-3-6）[28]。

手法顺序

① 切除病灶后，使用用于上消化道的异物钳，紧紧抓住切除标本的黏膜下层侧。

② 病灶通过肛管时，术者用左手小指握住内镜镜身，将空出的右手食指沿内镜镜身插入肛管，向前壁侧压迫，扩张肛管后取出标本。

对于 20~30 mm 表面隆起型病灶，也可以用 ClutchCutter 代替异物钳进行回收。这个方法不需要额外的器械，操作简便且性价比高，是非常有用的方法。

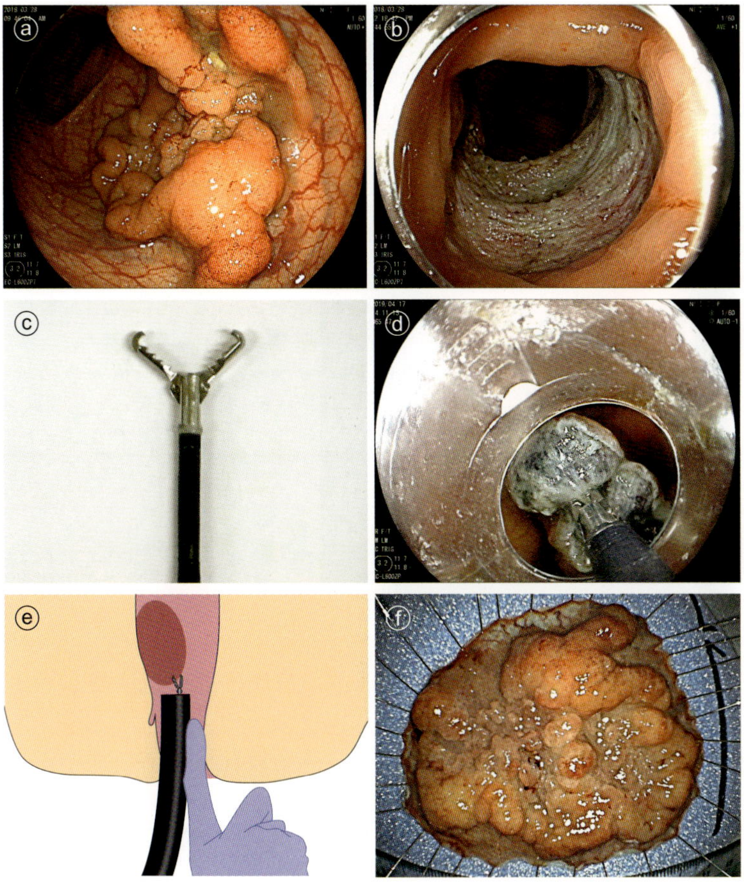

图 1-3-6　食指压迫法回收标本

a. 位于上部直肠（Ra）80 mm 的伴有结节的表面隆起型肿瘤。
b. 通过 ESD 进行了一次性切除。
c. 回收标本时使用的普通异物钳。
d. 用异物钳抓住切除标本的黏膜下层侧。
e. 将一部分标本拉入透明帽内。左手小指握住内镜，右手食指向前壁方向按压肛管，使肛管扩张后取出标本。
f. 没有损伤取出标本。病理显示为黏膜内癌，切端阴性。

七、并发症的应对

（一）穿孔

日本大肠癌研究学会（JSCCR）发起的两项全国性大规模多中心合作研究（病例数均为 816 例）显示，大肠 ESD 的穿孔率为 1.6%~2.1%，笔者医院的穿孔率为 2.0%[29, 30]。研究发现穿孔的风险因素包括肿瘤直径 50 mm 以上、病灶位于右侧大肠、透明质酸以外的局部注射、病灶高度纤维化、黏膜下层深部浸润癌、内镜操作困难等[31-33]。为了降低穿孔风险，特别在术者经验不足或没有指导医生的情况下，笔者积极推荐使用剪刀型刀。

关于穿孔治疗，指南中指出，术中穿孔无论在什么部位都要尽可能地尝试金属夹封闭创面，如果能完全封闭，基本上可以保守治疗（**图 1-3-7**）。目前可使用的金属夹有很多，本院曾使用 EZ 金属夹（奥林巴斯公司）和 ZEO 金属夹（ZEON 医疗公司），但在要求准确性时，最近主要使用相对便宜的可开闭的 SureClip（南微医学公司）和 SB 金属夹（住友电

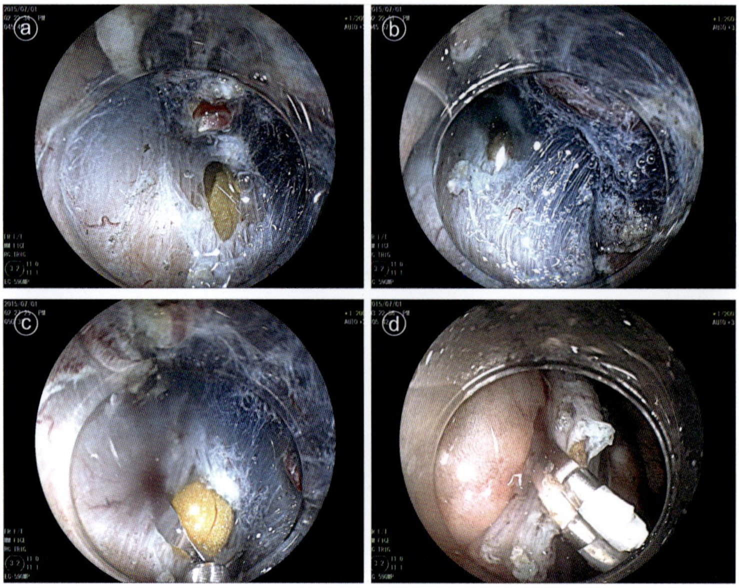

图 1-3-7 术中穿孔的处理

a. 内镜操作困难，ESD 刀导致术中穿孔。
b. 充分吸收残液，继续进行剥离，直至即使上了金属夹也能继续良好剥离的程度。
c. 用 1 个金属夹非常容易地封闭了穿孔处，之后继续剥离。
d. 一次性切除后，再用多个金属夹将穿孔部位完全闭合。

木公司）。此外，对于用这些金属夹无法处理的大穿孔，可采用 Endoloop（奥林巴斯公司），直肠穿孔时也可更换内镜使用外置内镜夹（over the scope clip, OVESCO）[34]。完全闭合后如果没有腹膜炎等症状，则不使用抗生素，禁食 48 小时后重新开始饮食。对于穿孔发生至封闭创面之间时间较长的病例，或怀疑有残液流出的病例，建议术后行 CT 确认是否有游离气体，以及肠管周围的状态，也需考虑使用抗生素。

（二）术后出血

两项 JSCCR 发起的全国性大规模多中心合作研究显示，术后出血率为 2.2%，笔者医院的术后出血率为 1.6%[29, 30]。关于应对方法，可采用金属夹法或电凝止血法。电凝止血法使用单极止血钳 Coagrasper 和双极止血钳 Hemostat Y（宾得公司）进行凝血，为了不发生肌层过凝，要最小限度地进行电凝。

关于术后出血风险因素的多项研究显示，抗凝药的使用是比较确定的原因[35, 36]。因止血后有再次出血的风险，本院原则上停药 1~2 天。此外，止血后恢复使用抗血栓药应在第二天早上确认止血后尽快进行，以免发生血栓栓塞症。

（三）ESD 后综合征

已知在 EMR 和息肉切除术中，会出现被称为息肉切除后电凝相关综合征（post-polypectomy electrocoagulation syndrome）的并发症。该并发症被定义为切除时热凝固所引起，表现为即使没有穿孔，在内镜切除息肉后也会出现腹膜炎样症状，也有可能发展为迟发性穿孔，指南中记载了需延长禁食时间[37]。

EMR 的回顾研究显示，该并发症的发生率为 0.9%（73/7704）。在 ESD 的研究中，尽管病例数较少，该并发症的发生率也达到 16%[38, 39]。尽管很少见，但也会有 C 反应蛋白（CRP）超过 10 mg/dL、发热超过 38℃、伴有强烈腹痛的病例，因此与迟发性穿孔的鉴别很重要。对于临床症状突出的病例，使用抗生素和禁食管理后一般 2~3 天内就会好转。

内镜技师要点

了解治疗后的并发症很重要。术者为了预防并发症，多会格外注重手法。术后溃疡底部的处理是为了预防术后出血，治疗时剥离线和高频电刀的设定是为了防止ESD后综合征和迟发性穿孔。希望大家能借此机会了解这三种并发症。

本章在解说大肠ESD进展的同时介绍了笔者目前正在研究的手法——联用S-O clip的PCM，并使用Clutch Cutter进行ESD。随着今后日本国内ESD的进一步普及，为规范化操作，其技术需要进一步简化，笔者们也将继续致力于这项研究。

参考文献

[1] YAMAMOTO H, YUBE T, ISODA N, et al. A novel method of endoscopic mucosal resection using sodium hyaluronate. Gastrointest Endosc, 1999, 50: 251–256.

[2] YOSHIDA N, WAKABAYASHI N, KANEMASA K, et al. Endoscopic submucosal dissection for colorectal tumors: technical difficulties and rate of perforation. Endoscopy, 2009, 41: 758–761.

[3] TANAKA S, KASHIDA H, SAITO Y, et al. JGES guidelines for colorectal endoscopic submucosal dissection/endoscopic mucosal resection. Dig Endosc, 2015, 27: 417–434.

[4] SAKAMOTO N, OSADA T, SHIBUYA T, et al. Endoscopic submucosal dissection of large colorectal tumors by using a novel spring–action S–O clip for traction. Gastrointest Endosc, 2009, 69: 1370–1374.

[5] YOSHIDA N, YAGI N, INADA Y, et al. The ability of a novel blue laser imaging system for the diagnosis of colorectal polyps. Dig Endosc, 2014, 26: 250–258.

[6] SANO Y, TANAKA S, KUDO S E, et al. Narrow–band imaging（NBI）magnifying endoscopic classification of colorectal tumors proposed by the Japan NBI Expert Team. Dig Endosc, 2016, 28: 526–533.

[7] KUDO S, HIROTA S, NAKAJIMA T, et al. Colorectal tumours and pit pattern. J Clin Pathol, 1994, 47: 880–885.

[8] YOSHIDA N, NAITO Y, MURAKAMI T, et al. Safety and efficacy of a same–day low–volume 1 L PEG bowel preparation in colonoscopy for the elderly people and people with renal dysfunction. Dig Dis Sci, 2016, 61: 3229–3235.

[9] YOSHIDA N, INAGAKI Y, FUKUMOTO K, et al. The efficacy of short–duration polyethylene glycol plus electrolytes for improving bowel preparation of colonoscopy in patients with chronic constipation. Gastroenterol Res Pract, 2020:8886073.

[10] YOSHIDA N, TOYONAGA T, MURAKAMI T, et al. Efficacy of a novel narrow knife with water jet function for colorectal endoscopic submucosal dissection. Gastro Res Pract, 2017: 5897369.

[11] HOTTA K, YAMAGUCHI Y, SAITO Y, et al. Current opinions for endoscopic submucosal dissection for colorectal tumors from our experiences: indications, technical aspects and complications. Dig Endosc, 2012, 24(Suppl 1): 110–116.

[12] SUGIHARA Y, HARADA K, KAWAHARA Y, et al. Two electrosurgical endo–knives for endoscopic submucosal dissection of colorectal superficial neoplasms: a prospective randomized study. Endosc Int Open, 2017, 5: E729–E735.

[13] HOMMA K, OTAKI Y, SUGAWARA M, et al. Efficacy of novel SB knife Jr examined in a multicenter study on colorectal endoscopic submucosal dissection. Dig Endosc. 2012; 24 Suppl 1: 117–120.

[14] AKAHOSHI K, AKAHANE H, MURATA A, et al. Endoscopic submucosal dissection using a novel grasping type scissors forceps. Endoscopy, 2007, 39: 1103–1105.

[15] YOSHIDA N, DOHI O, INOUE K, et al. Efficacy of scissors–type knives for endoscopic mucosal dissection of superficial gastrointestinal neoplasms. Dig Endosc, 2020, 32: 4–15.

[16] YOSHIDA N, INADA Y, MURAKAMI T, et al. Colorectal endoscopic submucosal dissection for a lesion on the dentate line area resected with a scissors–type knife. Video GIE, 2018, 3: 223–225.

[17] FUJISHIRO M, YAHAGI N, KASHIMURA K, et al. Comparison of various submucosal injection solutions for maintaining mucosal elevation during endoscopic mucosal resection. Endoscopy, 2004, 36: 579–583.

[18] YOSHIDA N, NAITO Y, INADA Y, et al. Efficacy of endoscopic mucosal resection with 0.13% hyaluronic acid

solution for colorectal polyps: a randomized controlled trial. J Gastroenterol Hepatol, 2012, 27: 1377–1383.
[19] MATSUMURA S, YOSHIDA N, INOUE K. Colorectal endoscopic submucosal dissection with a scissor–type knife and a traction device. Dig Endosc, 2019, 31(3):e56–e57.
[20] MAEDA Y, HIRASAWA D, FUJITA N, et al. A prospective, randomized, double–blind, controlled trial on the efficacy of carbon dioxide insufflation in gastric endoscopic submucosal dissection. Endoscopy, 2013, 45: 335–341.
[21] YOSHIDA N, NAITO Y, HIROSE R, et al. Risk of lens cloudiness during colorectal endoscopic submucosal dissection & ability of a novel lens cleaner to maintain and restore endoscopic view. Dig Endosc, 2015, 27: 609–617.
[22] YOSHIDA N, NAITO Y, YASUDA R, et al. A novel lens cleaner to prevent water drop adhesions during colonoscopy and esophagogastroduodenoscopy. Endosc Int Open, 2017, 5: E1235–E1241.
[23] YOSHIDA N, YAGI N, NAITO Y, et al. Safe procedure in endoscopic submucosal dissection for colorectal tumors focused on preventing complications. World J Gastroenterol, 2010, 16: 1688–1695.
[24] YOSHIDA N, NAITO Y, KUGAI M, et al. Efficient hemostatic method for endoscopic submucosal dissection of colorectal tumors. World J Gastroenterol, 2010, 16: 4180–4186.
[25] SAKAMOTO H, HAYASHI Y, MIURA Y, et al. Pocket–creation method facilitates endoscopic submucosal dissection of colorectal laterally spreading tumors, non–granular type. Endosc In Open, 2017, 5: E123–E129.
[26] YOSHIDA N, MURAKAMI T, YASUDA R, et al. The efficacy of the pocket–creation method for cases with severe fibrosis in colorectal endoscopic submucosal dissection. Endosc Int Open, 2018, 6: E975–E983.
[27] RANI R A, YOSHIDA N, MURAKAMI T, et al. A circumferential rectal superficial neoplasm resected with endoscopic submucosal dissection using pocket–creation method. Endosc Int Open, 2018, 6: E484–E488.
[28] CHUNCHARUNEE L, YOSHIDA N, INOUE K. Tips for the endoscopic retrieval of a large rectal tumor after endoscopic submucosal dissection by a forefinger–compression method. Dig Endosc, 2019, 31(3):e54–e55.
[29] NAKAJIMA T, SAITO Y, TANAKA S, et al. Current status of endoscopic resection strategy for large, early colorectal neoplasia in Japan. Surg Endosc, 2013, 27: 3262–3270.
[30] TAKEUCHI Y, IISHI H, TANAKA S, et al. Factors associated with technical difficulties and adverse events of colorectal endoscopic submucosal dissection: retrospective exploratory factor analysis of a multicenter prospective cohort. Int J Colorectal Dis, 2014, 29: 1275–1284.
[31] ISOMOTO H, NISHIYAMA H, YAMAGUCHI N, et al. Clinicopathological factors associated with clinical outcomes of endoscopic submucosal dissection for colorectal epithelial neoplasms. Endoscopy, 2009, 41: 679–683.
[32] KIM E S, CHO K B, PARK K S, et al. Factors predictive of perforation during endoscopic submucosal dissection for the treatment of colorectal tumors. Endoscopy, 2011, 43: 573–578.
[33] HAYASHI N, TANAKA S, KANAO H, et al. Relationship between narrow–band imaging magnifying observation and pit pattern diagnosis in colorectal tumors. Digestion, 2013, 87: 53–58.
[34] FUJIHARA S, MORI H, KOBARA H, et al. The efficacy and safety of prophylactic closure for a large mucosal defect after colorectal endoscopic submucosal dissection. Oncol Rep, 2013, 30: 85–90.
[35] TERASAKI M, TANAKA S, SHIGITA K, et al. Risk factors for delayed bleeding after endoscopic submucosal dissection for colorectal neoplasms. Int J Colorectal Dis, 2014, 29: 877–882.
[36] YOSHIDA N, NAITO Y, MURAKAMI T, et al. High incidence of postoperative hemorrhage in colorectal endoscopic submucosal dissection during anticoagulant therapy. Int J Colorectal Dis, 2016, 31: 1487–1488.
[37] TANAKA S, KASHIDA H, SAITO Y, et al. JGES guidelines for colorectal endoscopic submucosal dissection / endoscopic mucosal resection. Dig Endosc, 2015, 27: 417–434.
[38] DE CEGLIE A, HASSAN C, MANGIAVILLANO B, et al. Endoscopic mucosal resection and endoscopic submucosal dissection for colorectal lesions: a systematic review. Crit Rev Oncol Hematol, 2016, 104: 138–155.
[39] KANAMORI A, NAKANO M, KONDO M, et al. Clinical effectiveness of the pocket–creation method for colorectal endoscopic submucosal dissection. Endosc Int Open, 2017, 5: E1299–E1305.

（吉田直久，井上健，土肥统）

内镜技师
笔 记

3. ESD 中助手的注意事项

为了让术者能够顺利地完成手术，助手最重要的任务就是考虑并照顾到各方面的细节。为了能够快速地更换器械或将器械交到术者手中，助手需要有意识地注意术者的操作，以提前推测其下一步的动作，特别需要在操作器械方面下功夫掌握各种器械的操作技巧。在此介绍 ESD 中 3 个器械的操作诀窍。

局部注射针

注入局部注射液时，要一边确认是否膨隆，是否有局部注射液泄漏等情况，一边阶段性地大声汇报已经注入的量，以告知术者正在进行的局部注射状况。

ClutchCutter

本院 ESD 时主要使用的是 ClutchCutter（富士胶片公司），只用这一个器械就可进行切除和止血。使用该器械时助手的操作非常重要，需要一些技巧。由于病灶所在部位不同，内镜在体内不同部位形成不同的弯曲，所以从手边操作部到器械头端力量的传递方式会产生不同的感觉，不是说手边操作部转动多少，头端就能转动相应的程度。因此，当术者要求助手转动该器械的头端使其对准病灶时，助手操作会需要一定的技巧。例如，对于盲肠、升结肠、乙状结肠的病灶，内镜操作容易受到阻力，手边操作部的旋转程度需要更大的幅度。与之相反，对于直肠病灶，内镜拉得比较直，多数情况下旋转力很容易传导，只要手边操作部轻微旋转，头端就会发生较明显的旋转，因此需要非常细致的操作。熟练掌握这些知识，助手的工作会更顺利。

ZEO 金属夹

用于牵引病灶的 ZEO 金属夹（ZEOCLIP®，ZEON 医疗公司）（**图 1-3-8**）在很多病例中使用，当 ESD 中无法按预期调整方向时，有以下 3 个技巧：

① 将绿色的旋转环部分旋转到想要转动的方向。

② 轻微小幅度反复拉动旋转圈，即反复小幅度开合金属夹就可以很容易地传导力矩至头端，此时力度不要过大，保持金属夹不关闭的程度。

③ 如果仍不能旋转金属夹，可以一边重复②的动作一边转动旋转环。如果旋转环转得太多，金属夹的转动幅度会比想象的还要多，所以不要把旋转环过度旋转。

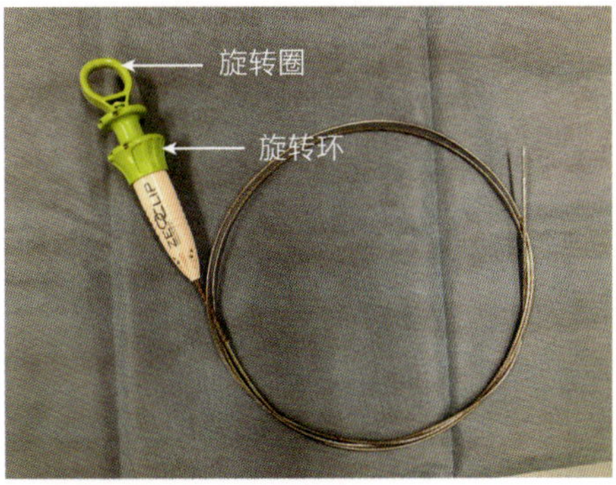

图 1-3-8　ZEO 金属夹

（樋渡绚香）

第4章 大肠内镜手术中内镜技师的操作要点

截至2020年，本院内镜室有20名医生、7名护士、6名临床工学技师和1名放射技师进行日常工作，平均每天检查病例数为40~50例，同时还有放大内镜、超声内镜等特殊检查，以及内镜黏膜下剥离（ESD）、内镜黏膜切除术（EMR）等治疗。本章将介绍内镜技师或护理人员在人力和时间有限的情况下，如何安全顺利地完成工作。

一、感染管控

内镜室的布局，正如多学会实践指南[①]所示，为了防止受污染的器材或医务人员来往于患者附近而造成交叉感染，医务人员和患者的移动路线最好是分开的。此外，清洗、消毒后的清洁内镜和使用后的不洁内镜应明确区分，最好避免搬运路径交叉，并且需将医务人员、使用后的内镜、感染性物质的出入口和患者的出入口分开。

在本院，由于建筑结构的关系，清洁内镜和不洁内镜会在后台交叉（**图1-4-1**）。因此，针对目前的情况，准备了两种放置内镜的盒子（**图1-4-2**）。使用前干净的内镜装在灰色盒内，使用后污染的内镜装在蓝色盒内，从而保证了清洁内镜和不洁内镜可以分离活动的环境。

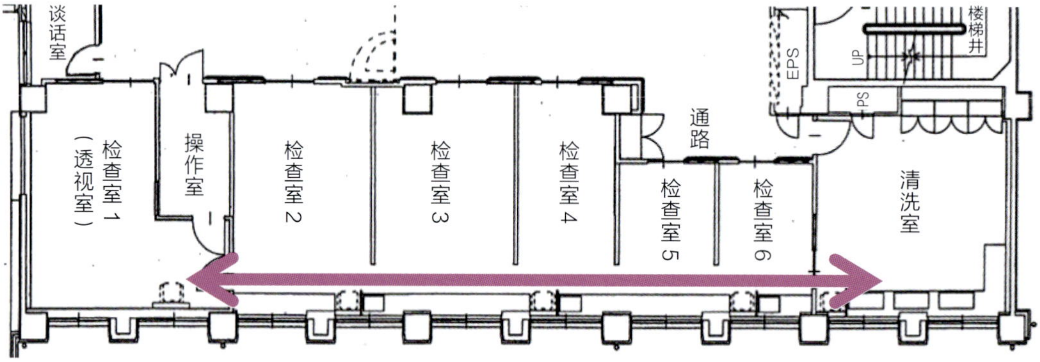

图1-4-1　本院检查室和清洗室的位置关系

↔. 内镜来往的通道。清洁内镜和不洁内镜的搬动路径有交叉。

---

① 由日本环境感染学会、日本消化内镜学会、日本消化内镜技师学会联合发布的关于内镜感染控制的指南。——译者注

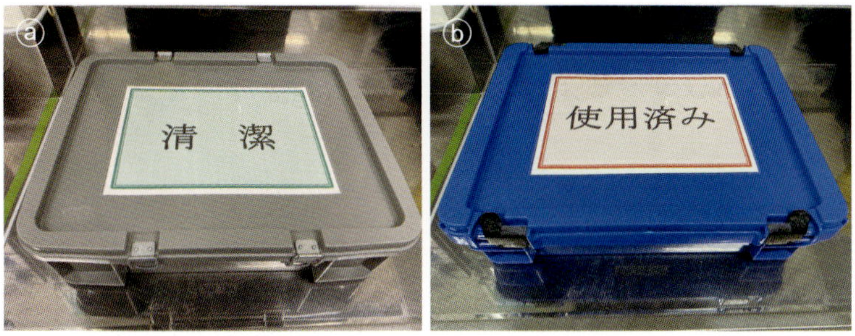

图 1-4-2　放置内镜的盒子

a. 放置清洁内镜的盒子。
b. 放置不洁内镜的盒子。

2020 年 4 月起，由于新型冠状病毒肺炎（COVID-19）在日本国内扩散，为防止内镜检查和治疗时感染，护理人员也要佩戴口罩、护目镜、长袖围裙和手套，并且在每个病例操作时都需更换。术者还要戴帽子、穿长袖反穿衣。对 COVID-19 阳性者的检查，为防止内镜系统受到过度污染，需在其上覆盖塑料薄膜，在医院负压室进行，除了护目镜、长袖反穿衣，医务人员还需使用专用的透明防护头套，戴 N95 口罩及双层手套进行检查（**图 1-4-3**）。截至 2020 年 12 月，本院已对 2 名 COVID-19 阳性者进行了上、下消化道内镜检查，并制订了独立的工作流程手册，在术前准备、内镜操作及器械清洁等各个环节都充分考虑了预防感染的措施。

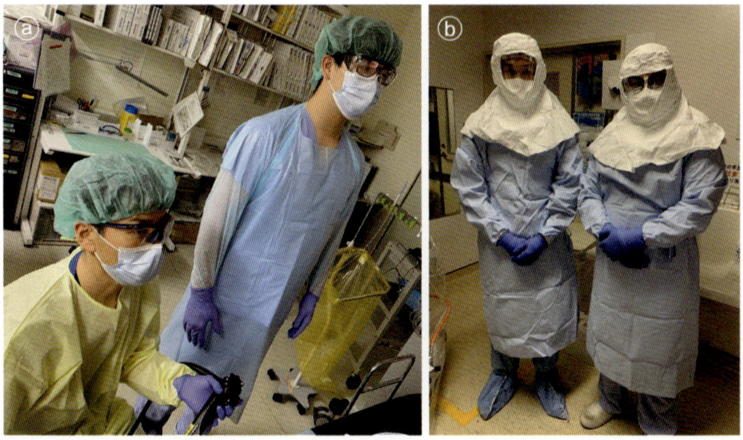

图 1-4-3　大肠内镜手术中防止感染的实际情况

a. 常规检查中的感染防护。
b. COVID-19 阳性者检查中的感染防护。

二、检查

大肠内镜检查原则上使用放大内镜，多使用头端外径 11～13 mm 的内镜。对所有病例都使用头端透明帽或黑色帽（奥林巴斯公司）。插入时，向大肠压腹很重要，利用重力作用或使弯曲部分变平缓时的体位变换也很重要。此外，近年来利用生物吸收性较好的 CO_2 进行的 CO_2 送气已成为主流。为了进行安全可靠的检查，助手不仅要了解大肠的解剖，还要了解内镜的特性，即内镜技师必须掌握大肠中内镜容易弯曲的部位，进行压迫和体位变换，并考虑患者情况进行内镜选择。

1. 器械准备（调整画质等）

本院使用奥林巴斯公司和富士胶片公司的内镜。各内镜系统的设定如**表 1-4-1**。

表 1-4-1 内镜系统的设定

成像类别	增强项目	奥林巴斯公司	富士胶片公司
NBI、BLI、LCI	结构增强	A8	B8（BLI、LCI）
	色彩增强	C3	C2（BLI、LCI），C3（LCI：LED 内镜）
白光	结构增强	A5	H/+4/+4
	色彩增强	C3	无

BLI 和 LCI 的设定都会有个人喜好，但如果感觉画面比较粗糙，可以将 BLI 的增强设定设为 B6C1，LCI 的设定为 B5C1，这样图像会显得平整。NBI：窄带成像技术；BLI：蓝激光成像技术；LCI：联动成像技术。

2. 术前准备

患者检查前一天全天食用检查专用食品，前一天晚上服用泻药（匹可硫酸钠 10 mL），检查当天服用聚乙二醇电解质溶液（MoviPrep）。本院推荐使用 MoviPrep 1.0 L 法，在 1 小时内服用 2 L 的 MoviPrep 中的 1 L，然后再用 30 分钟饮用 500 mL 水或茶，这样可以提高依从性，减轻老年人或肾功能异常者的负担。

3. 体位变换（图 1-4-4）

插入时体位为左侧卧位。左侧卧位下，肠管直乙交界处的弯曲会钝角化，内镜更容易插入。接着，内镜进入乙状结肠中部后，变换体位为左前斜位，使空气向降结肠移动，插镜至脾曲。之后以仰卧位进镜到横结肠中部，变换体位呈右前斜位后，插镜至肝曲。然后，以仰卧位通过升结肠到达盲肠。斜位时使用专用的靠垫来保持体位。

当以仰卧位从肝曲向升结肠内镜难以通过时，可换成左侧卧位（或右前斜位），这样空气向升结肠移动，肠腔容易打开，肝曲变成钝角，从而容易插入。为了利用内镜的重力，变换成左前斜位，有时也能插入该部。

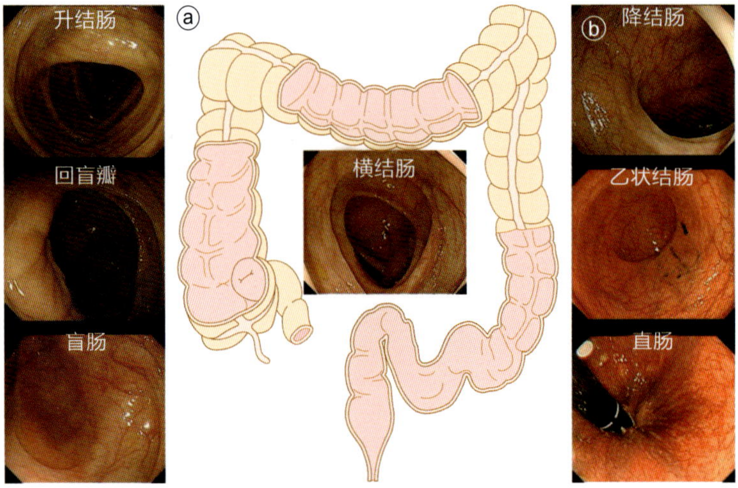

图 1-4-4 大肠结构与体位变换的关系

a. 大肠结构。

b. 体位变换的流程。内镜无法前进时，要有效利用体位变换。

进行这种体位变换的理由是，利用重力和空气的位置，将空气移动到内镜前端并吸取空气，使空气不会无用地流向深部大肠。需要注意的是，过多的空气容易在乙状结肠和横结肠结袢，该部不仅不能变直有时还不能解袢。

4. 用手压迫法

在本院，用手压迫的位置和强度基本上是由术者先用自己的手来确定的，然后将此要求传达给助手，助手需要忠实地按照指示来准确操作。术者决定压迫位置的要点是，用手先轻轻按压寻找使肠管靠近的部位，然后在该部位稍稍用力压迫。此外，需要区分以点压迫和以面压迫的情况。以点压迫时使用 2~3 根手指进行按压，但无须使用全力，只要使内镜图像上肠管接近内镜头端即可。以面压迫时也是一样。此时，女性操作者如果用手掌发力困难，可以使用手腕进行压迫。

用手压迫进行操作时，需要压迫的部位往往也是患者容易出现疼痛的部位，所以操作需要细心温柔，考虑患者的感受。

用手压迫时，肠腔的实际状态会有各种情况，所以很难一概而论哪种操作是最好的，常需经验和灵活处理。原则上，从直肠插入乙状结肠顶点（S-top）时，以点压迫耻骨上方附近会使肠腔靠近，从而使插入更容易。插入乙状结肠时，压迫如**图 1-4-5** 所示的两个部位可使肠腔靠近。插入脾曲时，压迫脐下偏左部位及乙状结肠效果较好。插入肝曲至盲肠时，压迫右季肋部附近使肠腔靠近的部位会有效。通过事先理解上述压迫手法的原理，助手被术者要求进行压迫时可以顺利地完成操作。

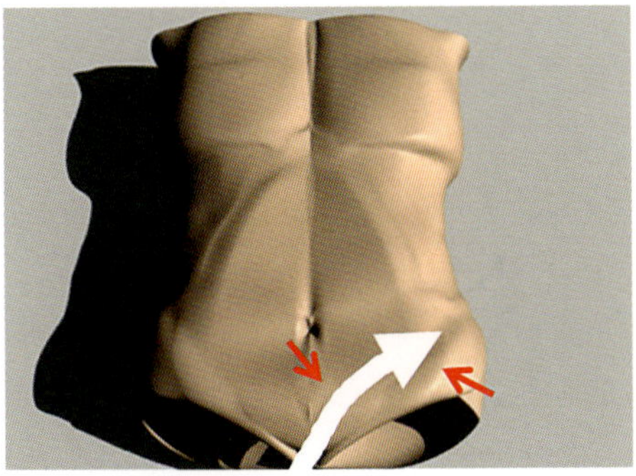

图 1-4-5　插入乙状结肠时压迫的部位

5. 喷洒色素

有很多时候需要喷洒色素，下面介绍其中几种情况。

喷洒靛胭脂是一种对比法，也常用于肿瘤以外的病灶。喷洒靛胭脂时，需要稀释靛胭脂制剂，日本发售的靛胭脂制剂是 0.4% 的溶液，5 mL 一支，一般下消化道检查时稀释 2 倍，使其为 0.2% 的溶液，上消化道检查时一般稀释 3 倍[①]。将稀释好的靛胭脂溶液 5 mL 和 15 mL 空气一起吸入 20 mL 注射器内，随后一般直接从内镜钳道口喷洒。当遇到靛胭脂黏稠性变高而使黏膜表面凹凸显现不明显时，也可以稀释 4 倍及以上使用。

---

① 国内发售的靛胭脂制剂浓度可能不同，需注意。——译者注

结晶紫染色用于肿瘤的放大内镜检查，诊断腺管开口形态（pit pattern）。结晶紫染色时首先需要用喷水流（waterjet）或非创伤性导管（non-traumatic tube）（**图 1-4-6**）冲洗病灶除去黏液，此时需细心操作防止出血。然后用非创伤性导管（non-traumatic tube）将稀释 4 倍的结晶紫溶液[①]滴到病灶部位，染色 20~30 秒（直接喷洒会大面积染色而使视野变暗无法观察）。接着用喷水流（waterjet）进行水洗。反复上述操作 3~4 次后可得到良好的染色效果。冲水时要注意不使病灶出血。

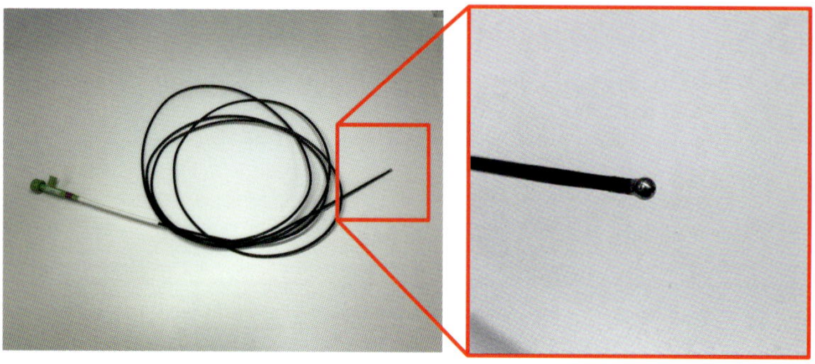

图 1-4-6 非创伤性导管（non-traumatic tube）

为防止损伤组织，导管头端做成了弧形。有时也可用来压住肠壁来改变病灶的朝向。以前的产品是可以反复使用的。2020 年 11 月发售了一次性产品，其头端的球形部件变小了（NT 导管：2.7 mm × 2750 mm）。

6. 活检

与喷洒色素一样，需要活检的情况也有各种，以下介绍 3 种情况：

- 怀疑癌症时，需要活检。
- 诊断困难时，需要活检。
- 即使看起来正常，也需评估炎症程度时，需要活检。

怀疑癌症时，如果病例可能是 ESD 或 EMR 的适应证，考虑对治疗的影响，则有时也不进行活检。单凭内镜表现无法诊断，需要通过病理进行诊断时，需要活检。对于内镜表现乍看正常的病灶，若患者有症状，通过病理检查评估炎症程度等病理表现可能对鉴别诊断有帮助，则此时也会活检。由于每个患者进行活检的时机不同，所以在检查过程中，要听取医生之间的讨论内容，并充分与医生沟通，预测活检时机。

担任活检助手时，有时活检钳会向意想不到的方向打开，此时可以用左手托住手柄附近的外套管，用右手拇指慢慢地顺时针旋转，就可以慢慢地旋转活检钳。理论上要使钳子尽量与病灶平行。活检钳（对应的钳道径为 2.8 mm）的大小是固定的，打开时约 7 mm，闭合时约 2.4 mm，因此可用来比较病灶大小。

---

① 日本结晶紫原液浓度为 0.2%，请确认国内制剂的浓度后进行稀释。——译者注

三、治疗

（一）冷圈套器息肉切除术

冷圈套器息肉切除术（cold snare polypectomy，CSP）是对小于 10 mm 病灶进行的不通电切除方法，所使用的圈套器既有专用的，也有可与 EMR 兼用的产品。CSP 专用圈套器由于金属丝很细，更为锐利，所以能够顺利切除。本院主要使用的 CSP 专用圈套器有 Captivator COLD（波士顿科学日本公司）、SnareMaster Plus（奥林巴斯公司）及 Exacto（US 内镜公司）。抓持的组织较大时，有时无法只通过绞窄进行切除，还需要在充分绞窄的情况下将其拉入钳道内进行切除。

收紧圈套器进行绞窄时，需要与医生配合默契。如果着急地快速收紧圈套器，就会导致圈套器滑出而无法绞窄。确认圈套器头端已被确实地固定住之后，医生会推动外套管使圈套器根部压在病灶上，助手需配合医生操作的速度来收紧圈套器。

（二）EMR

本院使用的器械和用品如下（**图 1-4-7**）：

- 内镜用穿刺针：Impact Flow 25 G，钝针 3.0 mm（Top 公司）（**图 1-4-7a**）。
- 旋转金属夹装置：SureClip（南微医学公司）（**图 1-4-7b**），SB 金属夹（住友电木公司），EZ 金属夹（奥林巴斯公司）（**图 1-4-7b**）。
- 圈套器：Captivator Ⅱ 15 mm 或 25 mm（**图 1-4-7c**）。
- 局部注射液：稀释 3 倍的 MucoUp（波士顿科学日本公司）+ 靛胭脂。

EMR 与 CSP 不同，绞窄后需通电切除，如果收紧圈套器的速度过慢，可能会造成过凝，需要注意。此外，数次旋转操作部后，圈套器也可以像其他器械一样转动头端。因为病灶并不总是朝向一个固定方向，所以旋转圈套器改变其方向是助手需要学习并掌握的技术之一。

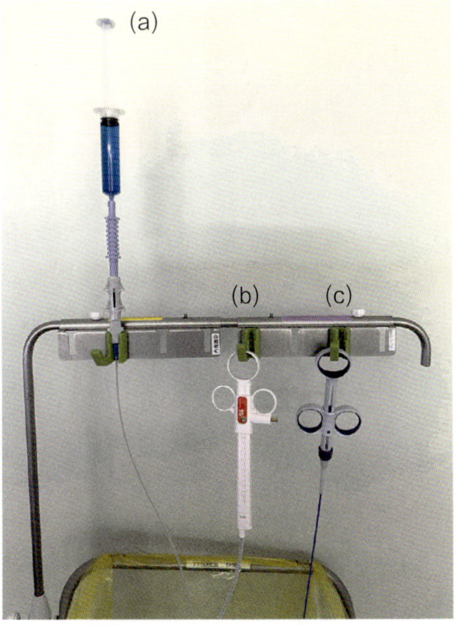

图 1-4-7　EMR 中使用的器械和用品

◎ EMR 用局部注射液的制作方法

▶ 准备用品

- MucoUp（波士顿科学日本公司）：20 mL。
- 靛胭脂注射液 20 mg（AFP）（Alfresa 制药公司）：0.3 mL。
- 生理盐水：40 mL。

▶ 制作方法

在 20 mL MucoUp 中加入 0.3 mL 靛胭脂，用 50 mL 注射器吸取后，再吸取 40 mL 生理盐水，制备成总量为 60 mL 的局部注射液（**图 1-4-8**）。与 ESD 的局部注射液相比，该溶液进行了稀释，旨在降低黏度，这是因为如果与 ESD 的局部注射液浓度相同，圈套器容易滑出。此外，实际使用局部注射液时，需分注到 10 mL 注射器中使用。

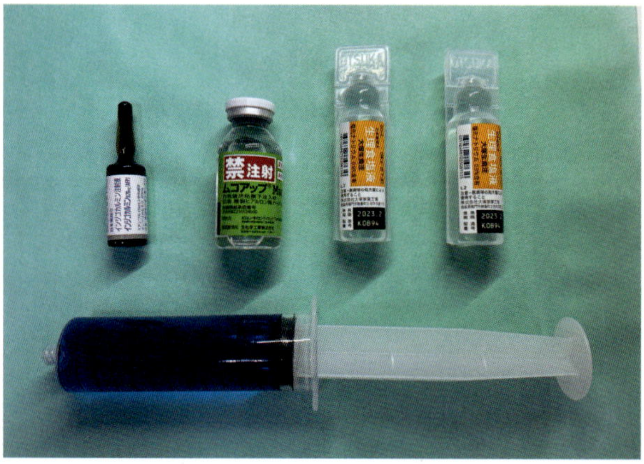

图 1-4-8 EMR 的局部注射液

1. 高频电刀的设定

本院高频电刀主要采用 VIO300D 和 VIO3，常规 EMR 切除病灶的切开模式与预切开 EMR（precutting EMR）时用圈套器头端切开周边黏膜时的切开模式不同。采用内镜电切（Endocut）模式 I 进行切开，采用内镜电切（Endocut）模式 Q 进行切除（**表 1-4-2**）。

表 1-4-2 EMR 的高频电刀设定

操作步骤（高频电刀型号）	电切模式	效果设定	切开时间设定	切开间隔设定
切开周边黏膜（VIO300D）	Endocut I	1	4	1
切除病灶（VIO300D）	Endocut Q	3	1	6
切开周边黏膜（VIO3）	Endocut I	1	4	1
切除病灶 （VIO3）	Endocut Q	3	1	6

2. 预切开 EMR

当圈套器不容易套住病灶时，可以采取预切开 EMR（precutting EMR），即先在病灶周边进行部分或全周黏膜切开后再行 EMR。使用的器械只有圈套器，在切开时将圈套器头端伸出 2~3 mm，代替切开刀进行黏膜切开。此时，由于内镜的弯曲程度不同，圈套器头端的长度也会随之发生变化，如果不注意，就会出现圈套器头端伸出去太多的情况，因此必须时刻确认头端伸出的长度并及时调整（**表 1-4-3**）。

表 1-4-3　主要圈套器头端的长度

制造商	产品名称	尺寸	圈套器形状	金属丝直径	软硬度
奥林巴斯公司	SnareMaster	10 mm/15 mm/25 mm	椭圆形	0.47 mm	硬
		25 mm	半月形	0.30 mm	软
		20 mm	螺旋形	0.48 mm	硬
波士顿科学日本公司	Captivator Ⅱ	10 mm/15 mm/20 mm/25 mm/33 mm	圆形	0.40 mm	硬
	Profile	11 mm/13 mm/27 mm	椭圆形	0.40 mm	软
	Rotatable（旋转式）	13 mm/20 mm	椭圆形	0.40 mm	中等
	Sensation	25 mm	椭圆形	0.40 mm	软
	Sensation（中等硬度）	13 mm/27 mm/30 mm	椭圆形	0.40 mm	中等
	Sensation	27 mm	半月形	0.40 mm	中等
Medico's Hirata 公司	Dualoop	33 mm（16 mm）	大小可调节，为两挡	0.45 mm	硬
	Dualoop M	25 mm（12 mm）	大小可调节，为两挡	0.45 mm	硬
富士胶片公司	ACEnare	10 mm/15 mm	椭圆形	0.39 mm	软
	ACEnare（旋转式）	22 mm/30 mm	椭圆形	0.45 mm	硬
	ACEnare	30 mm（15 mm）	大小可调节，为两挡	0.39 mm	软
KANEKA 公司	SOUTEN	15 mm	椭圆形	0.36 mm	软
US 内镜公司	Exacto cold snare	9 mm	菱形	0.30 mm	硬

内镜技师要点

在切除息肉时为防止出血，可在术中及术后使用一次性结扎装置（俗称尼龙绳圈套器）（图 1-4-9）。使用方法如下：

① 将鞘管接头推至结扎环（尼龙绳）侧，在将环收纳在外鞘管内的状态下插入内镜钳道。

② 拉出鞘管接头，把结扎环从外鞘管中伸出。

③ 把结扎环套在需要套扎的部位，拉动滑动把手，收紧结扎环（收紧时以相同速度拉动鞘管接头和滑动把手，就能很好地结扎）。

④ 收紧后，推动滑动把手，把挂钩从螺旋鞘管中伸出，把结扎环从挂钩上卸下。

⑤ 从内镜中拉出该器械。

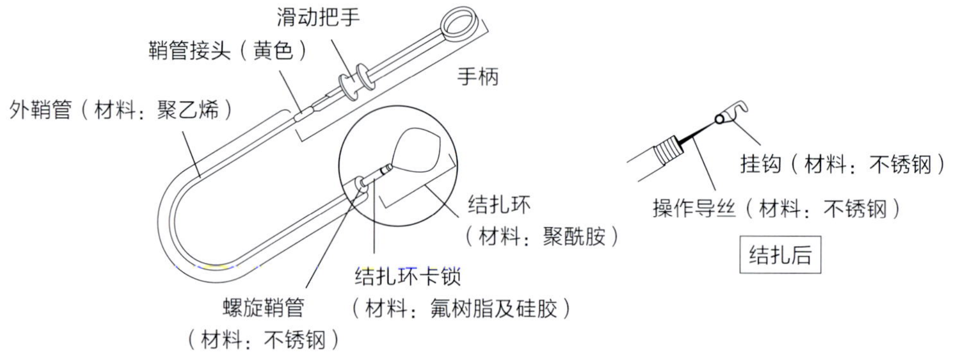

图 1-4-9 一次性结扎装置

（三）ESD

本院使用的器械和用品如下（**图 1-4-10**）：

- 内镜用穿刺针：Impact Flow 25 G，3.0 mm（Top 公司）（**图 1-4-10a**）。
- 旋转金属夹装置：ZEO 金属夹（ZEON 医疗公司）（**图 1-4-10b**），SureClip（南微医学公司），SB 金属夹（住友电木公司）。
- ClutchCutter 短型（富士胶片公司）（**图 1-4-10c**），FlushKnife BT-S 型 2.0 mm（富士胶片公司）。
- 局部注射液：稀释 2 倍的 MucoUp（波士顿科学日本公司）+ 靛胭脂。

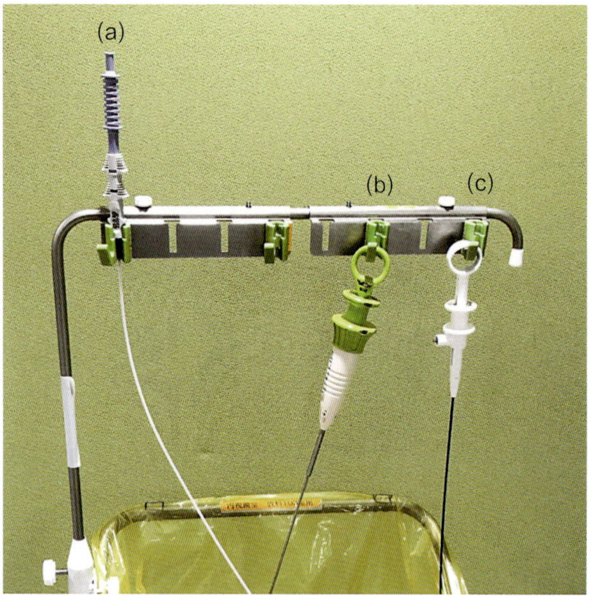

图 1-4-10 ESD 中使用的器械等和用品

◎ ESD 用局部注射液的制作方法

▶ 准备用品

- MucoUp（波士顿科学日本公司）：20 mL。
- 靛胭脂注射液 20 mg（AFP）（Alfresa 制药公司）：0.3 mL。
- 生理盐水：20 mL。

▶ 制作方法

在 20 mL MucoUp 中加入 0.3 mL 靛胭脂，用 50 mL 注射器吸取后，再吸取 20 mL 生理盐水，制备成总量为 40 mL 的局部注射液（**图 1-4-11**）。实际使用时，需分注到 10 mL 注射器中使用。

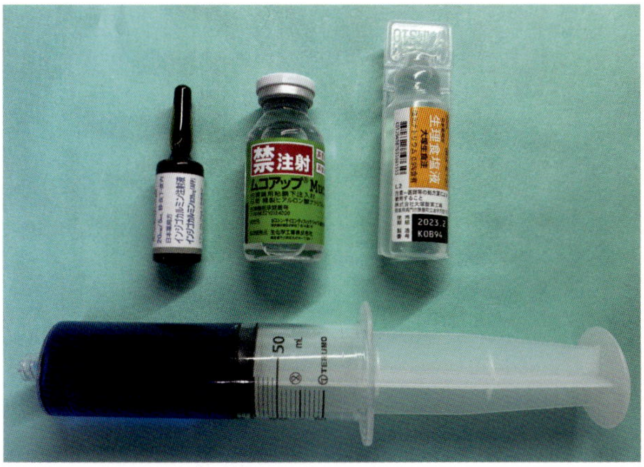

图 1-4-11　ESD 的局部注射液

1. ClutchCutter 的操作方法

ClutchCutter 是一种可以通过手柄操作使刀片旋转的剪刀状 ESD 刀。实际操作中，由于内镜是弯曲的，手柄和刀片的旋转无法完全按照 1 ∶ 1的比例传导，所以需要进行微调。此外，刀片完全闭合或打开时都无法旋转。因此，操作过程中为了转动刀片，必须在半开状态下，一边小幅度地反复开闭刀片，一边转动手腕，将产生的扭矩传递到头端。此时，如果反复开闭刀片的幅度过小，扭矩就很难传递到刀片上，无法自如地控制转动。因此，操作过程中不要着急，慢慢转动手腕的同时，反复开闭刀片以使其对应手腕转动的速度，就可以进行精细的操作。理解这些特性进行刀片角度的调整是进步的捷径。

ClutchCutter 在结构上，总是会出现因透明帽或钳道孔位置等无法进行操作的情况（**图 1-4-12**）。此时可把透明帽稍稍靠近钳道孔一侧，或在术中和术者充分交流，使其适当调整刀伸出的长度，避免无法操作的情况出现，这样可以缩短治疗时间。助手需时刻留意这种情况。在本院，安装透明帽时，钳道孔侧的透明帽一般距内镜头端 8 mm。

2. 高频电刀的设定

基本按照**表 1-4-4** 的设定进行治疗，但有时会根据脂质成分的多少和有无浸水，将电凝模式效果设定提高到 3。

表 1-4-4　ESD 的高频电刀设定

电切模式	效果设定	切开时间设定	切开间隔设定	电凝模式	效果设定	最大功率/W
Endocut I（VIO300D）	1	4	1	强制电凝（VIO300D）	2	30
				柔和电凝（VIO300D）	4	100
Endocut I（VIO3）	1	4	1	强制电凝（VIO3）	3.0	
				柔和电凝（VIO3）	6.0	

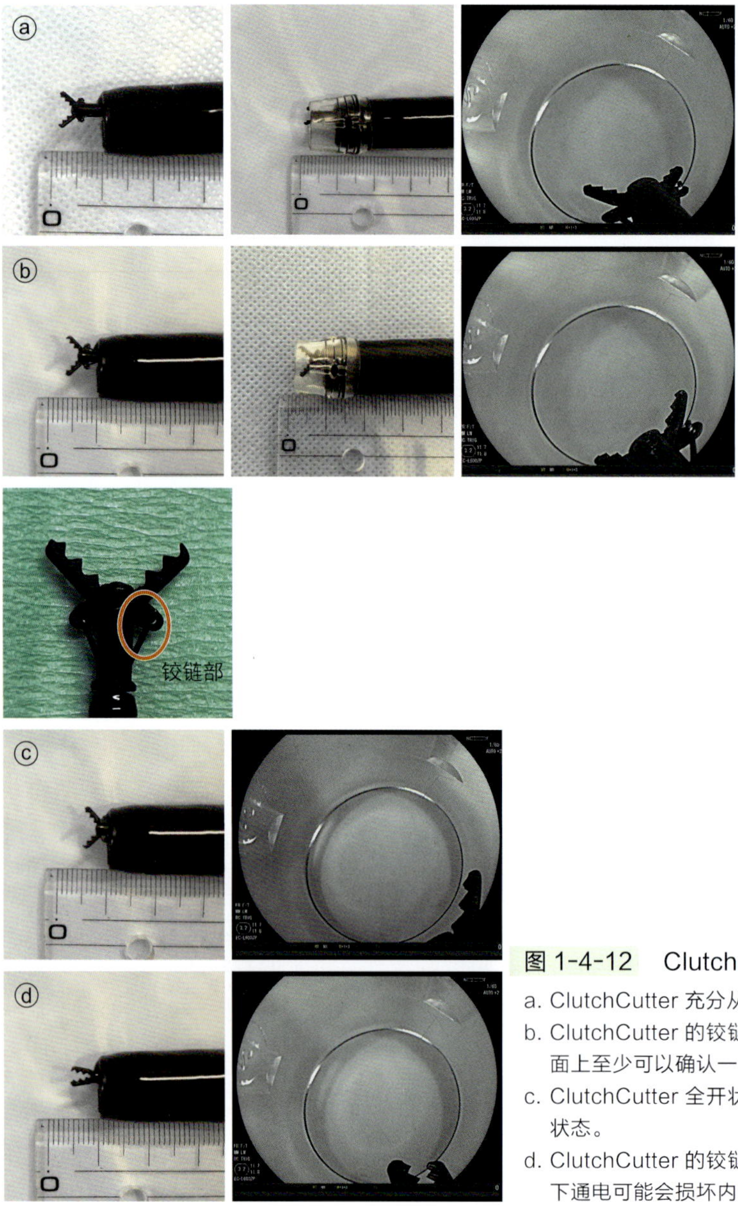

图 1-4-12 ClutchCutter 和钳道孔的关系

a. ClutchCutter 充分从钳道孔中伸出的状态。
b. ClutchCutter 的铰链部从钳道孔中伸出的状态。画面上至少可以确认一个铰链部。
c. ClutchCutter 全开状态下，铰链部碰到了钳道孔的状态。
d. ClutchCutter 的铰链部完全在钳道内。在这种状态下通电可能会损坏内镜。

〈致谢〉

本章编写时，日本京都大学医学部附属医院医疗器材部的樋口浩和副技士长给了我很多建议，衷心表示感谢。

此外，我要衷心感谢日本京都府立医科大学附属医院临床工学技术科的畑中祐也技士长，参与内镜相关业务的藤川拓弥老师、吉永良子老师、樋渡绚香老师、樱木海渡老师，以及编写时一起工作的石田龙太老师。衷心感谢各位的大力支持和协助。

（高桥俊将）

第5章 内镜表现和病理组织学表现的终极对比方法

消化道疾病的诊断学在昭和时代随着内镜的开发，在平成时代随着放大内镜和窄带成像技术（NBI）/蓝激光成像技术（BLI）等的出现，在短时间内取得了飞跃性的进步[①]。在这背后，有详细的病理组织学检查结果作为支撑。在令和时代，也许不久就会诞生下述诊断方法：既能判定深度或脉管浸润等癌症局部进展程度，又能预测化学疗法的效果，而且是在体外进行检查的方法。梦幻般的未来暂且不谈，本章将讲解作为纯粹形态学的病理组织学对现在的内镜诊断学能有多大反馈，即介绍内镜表现和病理组织学表现的终极对比方法。

一、对比研究的准确性

消化内镜下观察的是黏膜表面，而病理组织学标本看到的是黏膜断面。由于这个原因，放大内镜表现和病理组织学表现的详细对比变得困难，妨碍了对其立体结构的正确理解。当然，如果以标记为指标，在内镜图片中画出制作病理学组织标本的设想线，就可以实现特定黏膜图案与排列不整齐的腺管相对应的小区域级对比。如果能进一步知道在病理组织学标本中看到的各个腺管分别对应于内镜中看到的哪个腺管开口（pit）和凹槽，就能更准确地理解立体结构。此外，如果能知道在病理组织学标本中观察到的黏膜上皮细胞，与超放大细胞内镜（endocytocopy）中看到的哪个细胞一致，超放大细胞内镜的有效性或许就会提高。

二、容易进行推想的对比方法

如果将石蜡块连续切成薄片，制成数百张病理组织学标本，并拍下图像，通过计算机进行三维重建，就能够在显示器上描绘立体结构，这样的仪器正在开发中。然而，这样一来标本几乎都被用完，以后难以追加免疫组化染色或基因检查等，标本的保管效率也很低。

在理解或说明三维结构时，投影图一般可以发挥重要作用。特别是斜投影，很容易让人想象出立体结构。有不少人小时候看到画有地面和地底基地剖面的投影图时，会兴奋地想象着地底基地。如果用斜投影法画出黏膜的表面和断面，其对比就容易想象了。

[①] 日本昭和时代为 1926—1989 年，平成时代为 1989—2019 年，令和时代为 2019 年至今。——译者注

三、KOTO 法Ⅱ

笔者发明了一种方法，可以将腺管、细胞的内镜表现与病理组织学表现进行对比，便于想象黏膜纹理和腺管结构的关系。之后，日本京都府立医科大学的病理医生和消化内镜医生对这一方法进行了完善。这种方法被称为 KOTO 法Ⅱ（Kyoto one-to-one correspondence method Ⅱ，京都一对一对比法Ⅱ）。

（一）原理

能将内镜观察到的黏膜表面表现和病理组织学标本观察到的黏膜断面表现相结合的标本，就是内镜切除标本。对该标本进行取材，为了同时表现黏膜表面和断面，从倾斜 45° ~ 60° 处进行摄像，能形成模仿斜投影的倾斜像。即使在福尔马林固定后的标本中，黏膜表面结构也能保持良好，如果进行结晶紫染色，会更加清晰。也就是说，将放大内镜表现和内镜切除标本的黏膜表现一一对应起来，并不困难。此外，如果不染色，则可以观察到微小血管。

下一个问题是在实际制作的病理组织学标本的剖面上拍摄倾斜像。苏木精 - 伊红（HE）染色标本薄切后的石蜡块表面是真断面，如果从石蜡块中取出短条状标本，就可以拍摄到黏膜表面和真断面的倾斜像。

人活体组织因脏器和部位不同，其成分比例也不同，主要由水分、蛋白质、脂质、无机物等组成。在制作病理组织学标本（**图 1-5-1**）时，对采集的标本进行福尔马林固定处理，也只是发生分子交联和氧化，其成分是不变的。之后，经乙醇渗透脱水脱脂后，其成分只剩下蛋白质和无机物等，通过二甲苯渗透和石蜡渗透形成石蜡块。即使将其薄切后脱石蜡、加水，薄切标本上也残留有蛋白质，可进行水溶性染色（HE 染色或特殊染色，当然也可以结晶紫染色）或进行抗原 - 抗体反应（免疫组化染色）。因此，将石蜡块的石蜡熔化脱石蜡，再加水，同样条状标本也可以进行水溶性染色和抗原 - 抗体反应。

内镜技师要点

这里介绍的技术和常规病理检查不同，是将切除标本和病理表现终极对应的方法。如果了解了这种方法，就能加深对常规病理检查的流程和限度等的理解，所以一定要知道。

人活体组织：	水分 + 蛋白质 + 脂质 + 无机物等
↓	
福尔马林固定后的组织：	水分 + 蛋白质 + 脂质 + 无机物等
↓	
脱水、脱脂后的组织：	蛋白质 + 无机物等
↓	
石蜡渗透后的组织：	蛋白质 + 无机物等 + 石蜡
↓	
石蜡块：	蛋白质 + 无机物等 + 石蜡
↓（→ 脱石蜡、加水后就可以染色）	
脱石蜡后的切片：	蛋白质 + 无机物等
↓	
水溶性染色时的切片：	水分 + 蛋白质 + 无机物等
↓	
封装后的切片：	蛋白质 + 无机物等

图 1-5-1　病理组织学标本制作流程

（二）手法

以上是原理，实际的操作步骤如下（**图 1-5-2**）。对于平时处理病理标本的临床检查技师来说，这是很容易进行的工作。

手法顺序

① 完成 HE 染色标本用的薄切后，首先确认接下来使用的标本为未追加薄切的石蜡块。
② 为了在一定程度上去除多余的石蜡，修剪石蜡块，直至留出样本周围 5 mm 左右。
③ 将石蜡块放在包埋装置的热板上，数分钟石蜡就会融化。
④ 将其放入装有二甲苯的瓶中进行脱石蜡处理。此步骤在孵化器里约 1 小时就能高效完成。
⑤ 去除二甲苯，换成 100% 乙醇，然后逐步浸入 95% 乙醇、90% 乙醇、80% 乙醇、70% 乙醇中数分钟，进行逐渐加水处理（孵化器内）。
⑥ 对标本进行结晶紫染色，在浸水下从正上方、斜 60°、斜 45° 对黏膜表面进行拍摄。关于拍摄，使用实体显微镜较好，不过，日常诊疗中拍摄标本所用的照相机只要有一定规格就完全可以支持。用实体显微镜拍摄倾斜像时，由于镜筒是固定的，所以必须倾斜标本。

⑦ 再进行脱水、二甲苯渗透、石蜡包埋的过程，重新制成石蜡块。由此石蜡块切成薄片制成的标本，不仅可以进行 HE 染色，还可以实施免疫组化染色。由于样本内保留了蛋白质，因此可以像常规病理标本处理时一样染色。

采集石蜡块的最后一片薄切片（作为对比用 HE 染色标本）

↓

修剪石蜡块（留出组织周围 5 mm 左右）

↓

将石蜡块放在包埋装置的热板上（数分钟就会融化）

↓

将二甲苯渗透到标本中（脱石蜡：在孵化器内约 1 小时）

↓

加水到标本（100% 乙醇→……→70% 乙醇：在孵化器内每个浓度数分钟）

↓

在浸水下对标本进行拍摄（结晶紫染色后黏膜面、斜 45°、斜 60°）

↓

石蜡块的再制作（脱水→二甲苯渗透→石蜡包埋）

图 1-5-2 石蜡块复原标本的制作方法

（三）对比幻灯片的制作

将这样得到的薄切后脱石蜡标本照片与内镜图片和 HE 染色标本图片进行比较。实施了内镜黏膜下剥离术（ESD）的大肠癌病例标本如**图 1-5-3** 所示（日本京都府立医科大学研究生院医学研究科人体病理学森永友纪子老师制作）。

HE 染色标本图片和脱石蜡标本的剖面图对比非常容易，使用软件将 HE 染色标本图片加工成半透明状，将两者重叠后几乎完全一致。关于内镜图片和脱石蜡标本的黏膜表面图像，以标记为线索寻找特征性黏膜纹理进行对比。

（四）注意事项

固定内镜切除标本时，以及取材后制作石蜡块时，应注意保持标本笔直。当标本弯曲时，拍摄倾斜像会变得困难，难以和 HE 染色标本像进行重叠。对于凹陷型病灶，由于标本的凹陷部位比较脆弱，在操作过程中有可能在该部位发生断裂，因此必须慎重进行。

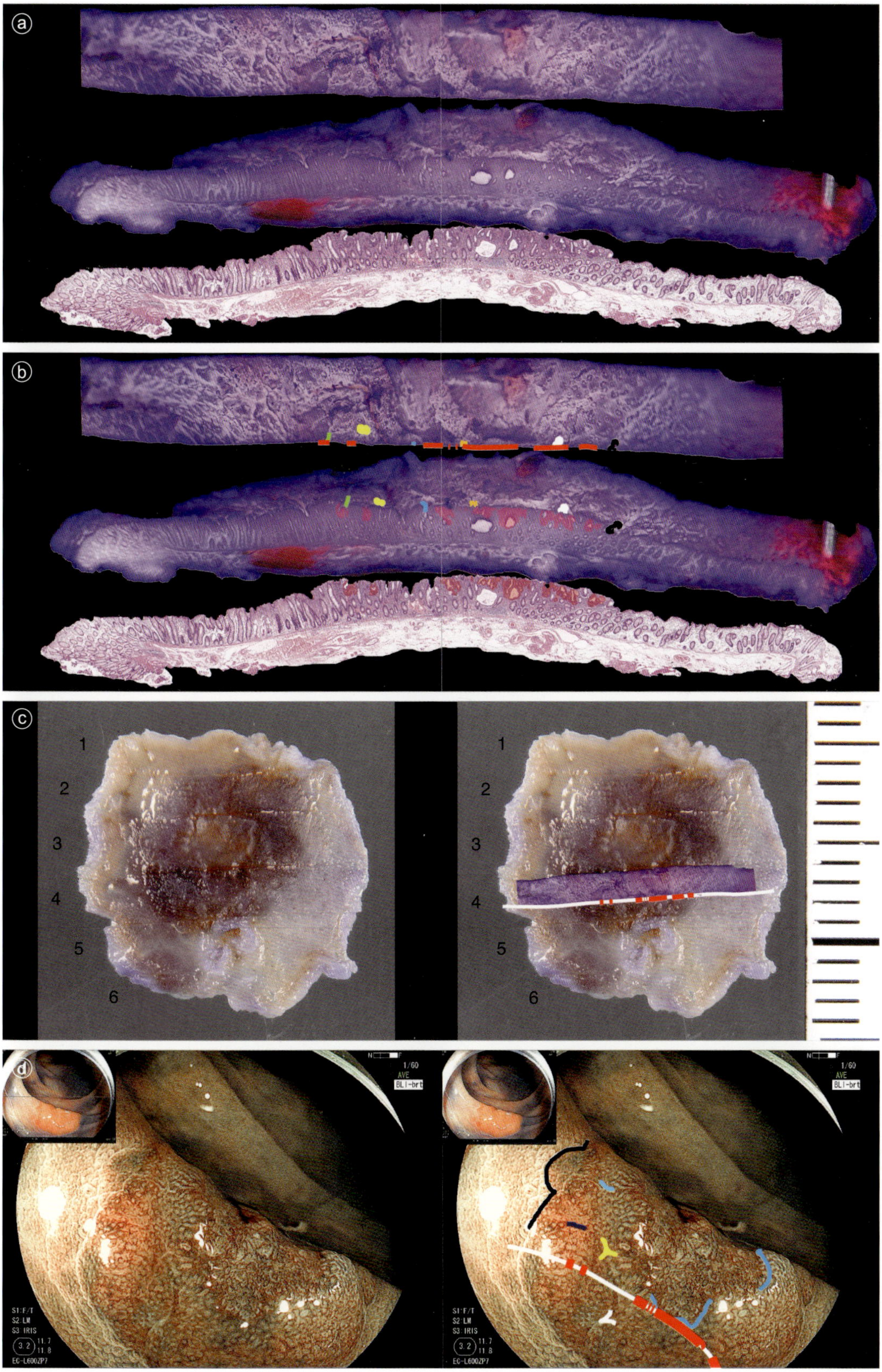
ⓐ
ⓑ
ⓒ
1
2
3
4
5
6
ⓓ
1/60
AVE
BLI-brt
S1:F/T
S2:LM
S3:IRIS
EG-L600ZP7

图 1-5-3 利用 KOTO 法Ⅱ进行脱石蜡标本照片、内镜图片、HE 染色标本图片比较

a. 将制作 HE 染色标本薄切后的石蜡块脱石蜡，之后取出短条状标本。横结肠，Ⅱa + Ⅱc 型，8 mm，黏膜内癌，这是结晶紫染色后的照片。上段是从黏膜表面正上方，中段是从斜 60° 拍摄的照片。中段照片可同时观察到黏膜表面和断面的情况。下段照片是在石蜡块脱石蜡前切成薄片的 HE 染色标本的放大镜像。一目了然，中段照片的断面和 HE 染色标本呈现完全相同的图像。

b. 以 HE 染色标本表现为基础，对 a 图用红色标记癌腺管。此外，在与黏膜表面倾斜 60° 拍摄的照片上，用其他颜色标记相应的腺管。在病变（癌）部，即使从断面上看像洞一样的隐窝，在实际标本上其实是如沟状走向的黏膜结构断面。

c. 对固定后的 ESD 标本进行取材后重建并拍摄。右侧照片是左侧照片与 b 图上段照片的重叠。可以看出，取材时的断面和实际制作 HE 标本的真断面的位置有一些距离。

d. 通过对比 BLI 照片和取材照片（或脱石蜡后的标本照片）的黏膜纹理，可在内镜图片上以腺管为单元显示癌症范围（红色标记）。用其他颜色标记对比时可作为参照位置的特征性黏膜纹理。

近 10 年来，日本京都府立医科大学每年都会举办针对 ESD 病例，内镜医生和病理医生都参加的病例研讨会。通过研讨会，参与者深切感受到了内镜表现和病理组织学表现详细对比的重要性。京都府立医科大学附属医院病理诊断科的专业医生藤田泰子完成了 KOTO 法 [1]，一下子提高了研讨会的质量。在此基础上，KOTO 法Ⅱ应运而生。该法对比的准确性是绝对的，但该法确实费时费事，即使是大学附属医院，也极难将工作步骤全部交给病理医生。然而，对于特别需要关注的病例，内镜医生、病理医生及临床检查技师齐心协力，应该可以取得与付出相匹配的成果。希望本章对各医院的病例研讨会有所帮助，这将是莫大的荣幸。

参考文献

[1] FUJITA Y, KISHIMOTO M. DOHI O, et al. How to adjust endoscopic findings to histopathological findings of the stomach: a “histopathology-oriented” correspondence method helps to understand endoscopic findings. Gastric Cancer, 2018, 21: 573-577.

（岸本光夫）

内镜技师笔记

4. 病理

大肠的结构像地层一样，由黏膜层、黏膜下层、固有肌层、浆膜下层、浆膜层构成（**图 1-5-4**）。浸润不超过黏膜下层的称为早期癌，浸润到固有肌层以深的称为进展期癌。早期癌又分为内镜治疗适应证的黏膜内癌和有转移可能性必须考虑外科切除的黏膜下层癌（**图 1-5-5**）。可在内镜下切除的癌前病变有腺瘤和无蒂锯齿状病变（sessile serrated lesion, SSL），在显微镜下看到的腺管形状各不相同。内镜室内会有很多操作涉及病理标本，如活检、冷息肉切除术（cold polypectomy）、内镜黏膜切除术（EMR）、内镜黏膜下剥离术（ESD）等。

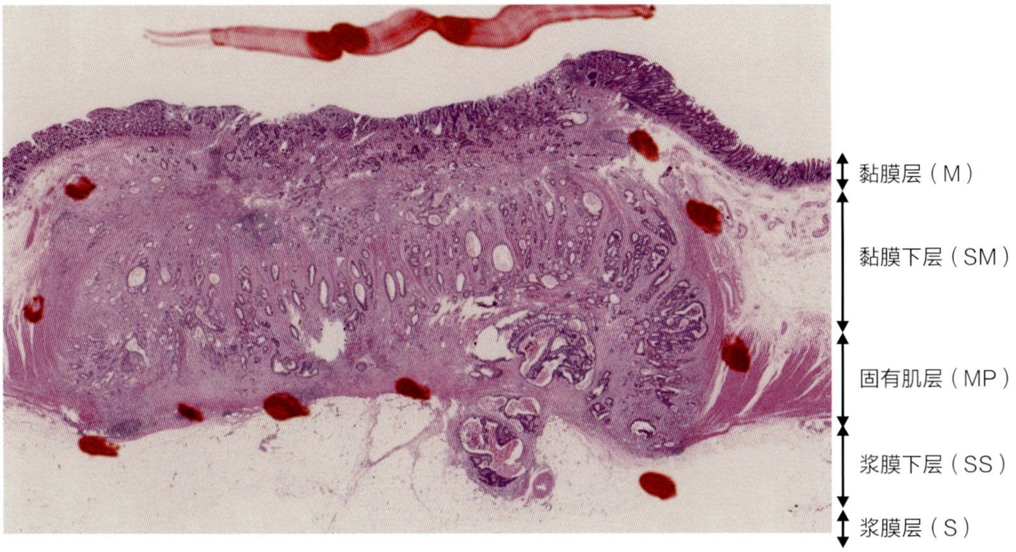

图 1-5-4　大肠壁结构和进展期癌（红线圈起的部分为癌）的病理切片

根据病理结果可以判断肿瘤是否被完全切除，并决定之后的治疗方案。如果损伤到标本，则有时标本的病理诊断会变得困难，所以助手在整个操作流程中保证交给病理医生的标本不受损伤很重要。

EMR 中在收紧圈套器时，如果勒得太紧，就会对组织产生损伤，因此力度控制很重要。在收紧圈套器时，如果肿瘤裂开且有血液渗出，就说明绞窄力度过大，应以肿瘤略呈红色淤血为标准，注意控制用力，使其不移位。此外，无法吸引回收的标本要使用三爪异物钳，注意用正好不使病变脱落的力量抓住，以免损伤标本。

ESD 后特别需要注意标本的回收。以前用网篮回收标本，但网篮会经常出现标本组织损伤或标本断裂的情况。现在主要使用治疗时用的 ClutchCutter 或异物钳抓住标本的黏膜下层侧进行回收［食指压迫法（FCM）可参照第 38 页］。

从病理诊断结果可知肿瘤是否为癌，肿瘤是否全部被切除，淋巴结转移的可能性是否高等。肿瘤是否被完全切除是由水平切端和垂直切端来判断的。

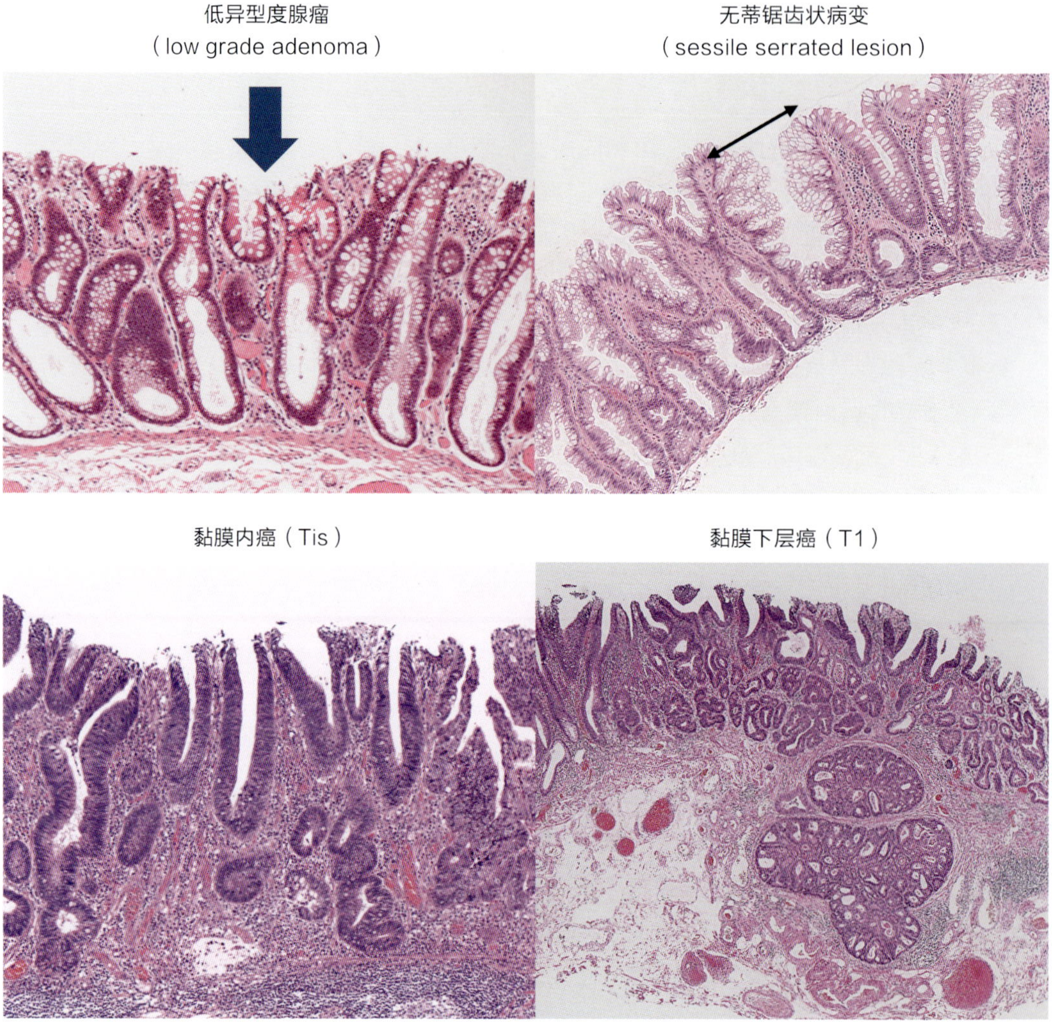

图 1-5-5 早期癌和癌前病变的病理切片

（吉永良子）

第6章 大肠腺瘤切除在大肠癌预防中的作用

大肠息肉在组织学上有腺瘤、错构瘤性息肉、增生性息肉、炎症性息肉等多种类型。其中，腺瘤被认为是大肠癌的癌前病变，理论上切除腺瘤可以预防以后的大肠癌。

日本消化病学会的《大肠息肉诊疗指南 2014》[1] 指出，6 mm 以上腺瘤适用于内镜切除。其理由是“癌发病率增高”及“腺瘤和癌的鉴别困难”，并不是基于为了预防以后的大肠癌而切除癌前病变的想法。此外，对于 5 mm 以下腺瘤，指南建议进行随访，其理由是“随访 2~3 年后腺瘤变化很小”及“息肉切除术引起的并发症数据显示 1000 例中有 1 例穿孔”。不过，上述数据都是引用 2002—2010 年的论文，至今已超过 10 年。由日本厚生劳动省研究小组提出的《基于有效性评价的大肠癌检查指南》[2] 推荐使用粪便隐血检查来筛查大肠癌，指南于 2005 年 3 月公布，至今已超过 10 年指南仍未被修订。

这 10 多年来，日本癌症治疗有了较大改变，比如肝炎病毒治疗的有效性显著降低了肝癌的发病率，幽门螺杆菌感染率的降低也使胃癌出现减少的倾向。只有大肠癌的预防策略在这 10 多年里没有变化。

过去观点认为大肠癌是欧美地区的高发癌症，但现在美国大肠癌患病率和死亡率都在剧减。与此相对，日本全国癌症登记报告显示，2016 年新增癌症患者中最多的癌症是大肠癌。考虑到这 10 年来大肠癌的发展趋势，现行的大肠癌预防策略还不够好。

在本章中，笔者会介绍作为癌前病变的腺瘤的定位和美国大肠癌预防策略，并提出以大肠腺瘤切除为中心的大肠癌预防新措施。

一、大肠腺瘤是癌前病变吗

上述提到大肠腺瘤是大肠癌的癌前病变，那是什么原因造成的呢？腺瘤是大肠癌的癌前病变的理论——腺瘤 - 癌序贯（adenoma-carcinoma sequence）理论（**图 1-6-1**），由下列发现支持。

- 大肠腺瘤和大肠癌有 *APC*、*K-ras* 等相同的体细胞基因变异，癌病灶还可见 *p53* 变异。
- 早期癌中，病理组织学上多可见腺瘤内的癌变。
- 流行病学研究显示，大肠腺瘤和大肠癌在年龄、饮酒、饮食习惯等风险因素上有很多共同点。
- 根据对腺瘤的随访观察，报告显示有病例出现癌变。
- 大肠腺瘤多发的家族性腺瘤性息肉病患者中，大肠癌高发。
- 有报告显示，家族性腺瘤性息肉病患者通过内镜切除大肠腺瘤，可以预防大肠癌的发生。
- 随机对照临床试验显示，阿司匹林具有预防腺瘤，以及预防大肠癌发生及死亡的作用。

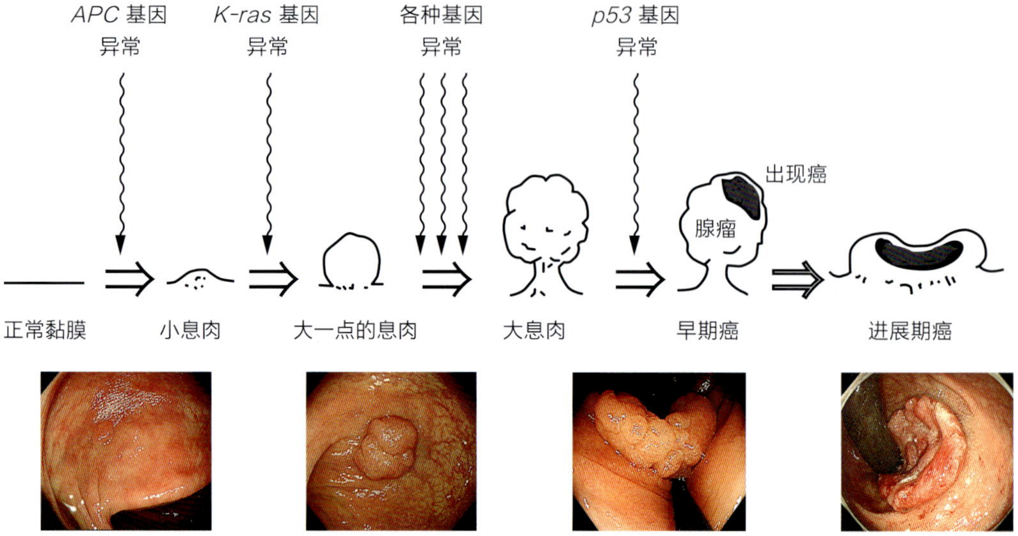

图 1-6-1 腺瘤 - 癌序贯（adenoma-carcinoma sequence）理论

- 在美国，得益于推行 50 岁时免费进行大肠内镜筛查的政策，通过积极切除大肠腺瘤，美国大肠癌患病率显著降低。

根据上述发现，“大肠腺瘤是大肠癌的癌前病变”这一观点，在世界范围内得到了强烈支持。大肠腺瘤作为化学预防效果的优良中间指标，在世界范围内的临床试验中被广泛使用。

然而，也有一些无法用腺瘤 - 癌序贯（adenoma-carcinoma sequence）理论说明的事实。

- 大肠腺瘤和大肠癌在流行病学上的不同：腺瘤在男性中相当多，但大肠癌患者的性别差异不大；腺瘤多发于吸烟者，但大肠癌受吸烟的影响相对较小。
- 大肠腺瘤和大肠癌在病理组织学上的不同：直肠中癌较常见，但腺瘤较少见。
- 尽管病例数极少，但也有不并存腺瘤的凹陷型早期癌（de novo）。

从这些事实可以推测，并不是所有的大肠腺瘤都具有相同程度的癌变风险，而且也有可能不是所有的大肠癌都来自腺瘤。然而，考虑到临床研究中的偏倚（bias），某种程度上可以解释上述事实。

二、腺瘤和癌进展中缺失的一环

在大肠检查中，尽管可以发现腺瘤、腺瘤内癌和进展期癌，但是很少发现从腺瘤内癌向进展期癌转变的中间病变，因此称其为缺失的一环（missing-link）。关于进展期癌是否由腺瘤内癌产生曾存在争议。为了解释缺失的一环，学者提出以下假说。

- 大多进展期癌不是由腺瘤内癌发展而来，而是由凹陷型早期癌（de novo）发展而来。
- 腺瘤内癌向进展期癌的进展，比腺瘤、腺瘤内癌或进展期癌本身的进展速度要快得多，因此不容易被发现［病程长度偏倚（length bias），图 1-6-2］。

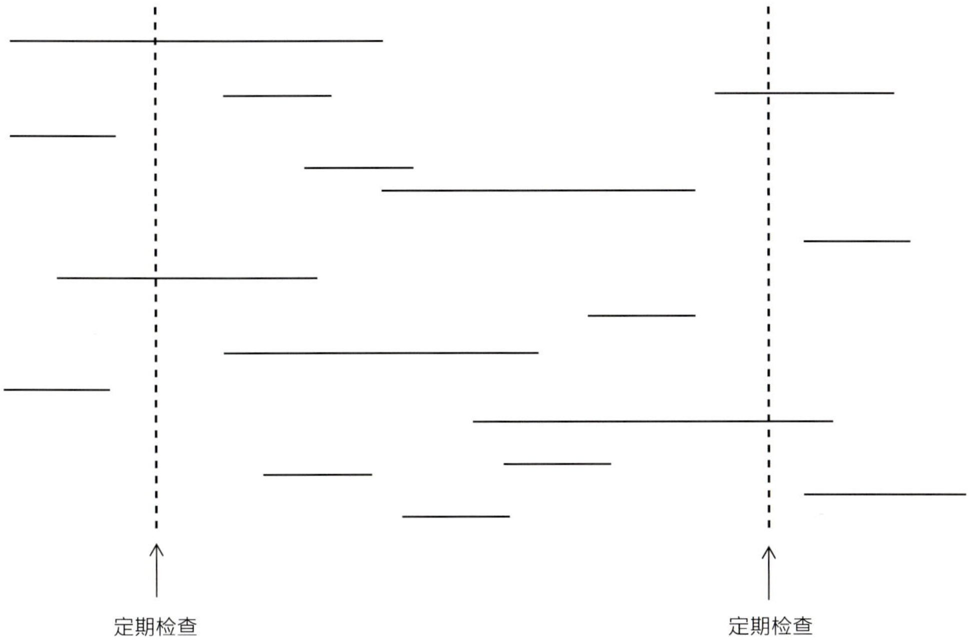

图 1-6-2　病程长度偏倚

病程长度偏倚是指，在体检等定期检查中发现的癌，其中进展较慢、病程较长的癌比进展迅速的癌更容易被发现。最近，由于大肠内镜检查次数的增加，腺瘤内癌进展而来的初期进展期癌被发现，提示缺失的一环很有可能是由病程长度偏倚导致的结果。

三、大肠腺瘤和大肠癌风险因素的差异

大肠腺瘤大多没有临床症状，必须进行肠镜检查才能发现其存在，因此很难掌握一般人群的患病情况。尽管以无症状人群为对象的体检肠镜检查可能存在自主选择偏倚，但其结果仍然较为接近一般人群的患病率。佐藤等[3]报告了在体检中心接受初次肠镜检查的 16 647 人的数据。其中，大肠腺瘤的患病率男性为女性的 2.5 倍左右，性别差异比大肠癌大。按年龄来看大肠腺瘤的发病率，30 多岁男性为 11%，女性为 5%；40 多岁男性为 14%，女性为 6%；50 多岁男性为 18%，女性为 7%；60 多岁男性为 19%，女性为 10%；70 多岁男性为 18%，女性为 11%；男性从年轻人开始就有腺瘤出现。从出现的时机来看，有可能是在腺瘤出现后才出现大肠癌。在此报告中肥胖患者的腺瘤发病率高，这与大肠癌的趋势相同。

在病例对照研究和队列研究中，咖啡不仅能抑制腺瘤，还可能抑制大肠癌的发生。饮酒与腺瘤和大肠癌的发生有明显的正相关关系。关于吸烟，多个研究显示，与大肠癌相比，腺瘤的相关性更强，这被认为是腺瘤 - 癌序贯（adenoma-carcinoma sequence）理论的悖论[4]。这个悖论表明，肥胖、饮酒、咖啡等对腺瘤和癌的发生有大致相同的影响，吸烟对腺瘤有强烈的诱发作用，而对大肠癌的诱发作用可能比较低。由此可见，肥胖、饮酒、咖啡对腺瘤和癌的发生都有影响，流行病学研究显示有统计学差异，而吸烟仅在腺瘤方面显示差异（图 1-6-3）。

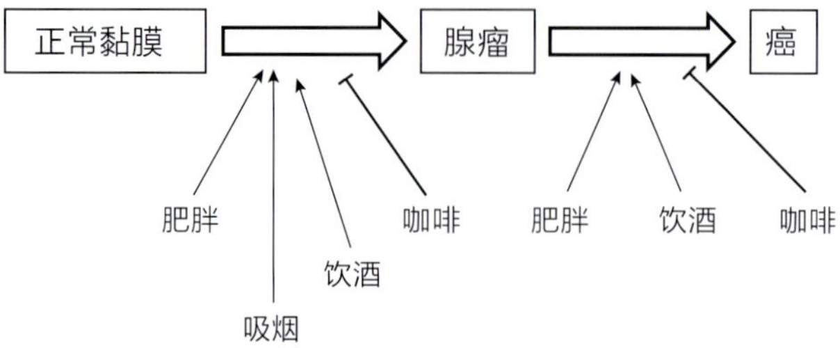

图 1-6-3 腺瘤 - 癌序贯（adenoma-carcinoma sequence）理论与环境因子的假说

此外，大肠肿瘤（腺瘤、癌）的存在本身就是大肠癌的风险因素。腺瘤多发的家族性腺瘤性息肉病患者，无疑是大肠癌的高危人群。从年轻时开始腺瘤多发的患者，或有大的腺瘤、高异型度腺瘤、大肠癌的患者，即使已经切除了这些病灶，术后也属于大肠癌的高危人群。

内镜技师要点

大肠癌的诱发因素有饮酒过多、吸烟、摄入红肉和加工肉、肥胖，抑制因素有身体活动、摄入食物纤维、饮用牛奶、补充钙、饮用咖啡、使用阿司匹林。请借此机会记住这些要点。

四、腺瘤会消失吗

即使切除了大肠腺瘤，数年后肠镜检查时也会发现切除位置以外的新发腺瘤。根据不同研究，美国国家息肉研究（National Polyp Study，NPS）[5] 报告新腺瘤的发现率为 32%~42%，日本临床试验 [6] 发现 46% 腺瘤患者有新的腺瘤发生。腺瘤如此频繁地发生，如果腺瘤不自然消失，那么随着年龄增长，腺瘤个数应急剧增加。然而，石井等 [7] 报告称，腺瘤患者平均腺瘤数在 30 多岁为 1.4 个，50 多岁为 2.3 个，70 多岁为 2.7 个，仅呈小幅增加。假设 40 岁时有 1 个腺瘤的患者中有 40% 每 2 年新增 1 个腺瘤，如果腺瘤没有消失，那么该患者群体在 70 岁时至少有 7 个腺瘤。由于腺瘤的发生不可能每次仅 1 个，因此计算上应新发更多腺瘤。实际上，老年人腺瘤数量并没有这么多，故可推测部分腺瘤可能已经自然消失。对家族性腺瘤性息肉病患者使用非甾体抗炎药舒林酸使腺瘤缩小或消失 [8]，也支持了腺瘤自然消失的可能性。

五、美国大肠癌现状

在美国，大肠癌的患病率和死亡率最近都在下降，2000 年以后 50 岁以上人群大肠癌患病率和死亡率分别下降了 32% 和 34%[9]。从脏器来看，大肠癌是患病率下降最多的癌症，超过了肺癌等其他癌症 [10]。如上所述，在美国，大肠癌不仅死亡率下降，而且患病率也在下降，究其原因，美国癌症协会的报告《Cancer Statistics，2016（癌症统计 2016 年）》指出，在体检中广泛使用肠镜预防性切除大肠息肉是大肠癌新发病例减少的原因之一。

根据上述 NPS 关于肠镜检查可减少大肠癌患病率的研究结果，现在美国 50 岁以上人群每 5 年就可以接受一次免费的大肠癌内镜筛查。在美国，国家层面的免费肠镜检查似乎奏效了：2010 年，59% 的 50 岁以上人群接受了大肠癌筛查，其中 56.4% 接受了内镜检查。

六、希望 10 年内得以实现的大肠癌预防策略

综上所述，大肠腺瘤是大肠癌的癌前病变这一点几乎可以肯定，而且极有可能通过切除大肠腺瘤来预防以后大肠癌的发生。

然而，为了将此作为国家政策实施，需要证明肠镜检查是安全的。与 20 年前相比，仪器有了很大进步，内镜插入技术也有所提高。从临床经验来看，穿孔并发症的发生不太会高达 1000 例中有 1 例，但仍需要通过大规模研究来证明。目前，日本消化内镜学会正在建设内镜检查结果数据库，该数据库也将统计内镜检查时的并发症，这些结果有望证明肠镜检查是极其安全的。

除了通过肠镜检查切除腺瘤，阿司匹林也被研究用于预防大肠腺瘤的发生，预计很快能实现应用。

迄今为止，防控癌症的主要公共卫生措施是针对具有相对较小风险的多数群体采取预防对策的全人群策略（population strategy），具体是推荐 40 岁以上国民接受粪便隐血检查来筛查大肠癌。随着科学进步，大肠癌风险评估变得可能，因此笔者认为我们已经进入了可以采用风险指标防控癌症的“高危策略（high-risk strategy）”时代。

基于高危策略，笔者提出下述以肠镜检查为中心，针对大肠癌风险指标的大肠癌预防策略。

基于高危策略的大肠癌预防策略（方案）

（1）30 岁左右时调查家族史，筛查林奇综合征。

（2）从 40 岁开始，每年进行粪便隐血（FOB）检查，对阳性者行肠镜检查。

（3）50 岁时，此前未接受过肠镜检查者全部接受肠镜检查，并通过单核苷酸多态性（SNPs）检查进行大肠癌风险评估。

※ 大肠癌风险评估（根据 50 岁之前肠镜检查结果切除所有发现的腺瘤，同时如下述处理）：

• 无腺瘤：低危人群。

5 年后 FOB 检查，10 年后肠镜检查。

• 腺瘤多发、高异型度腺瘤、大肠癌、1 cm 以上腺瘤病史：高危人群。

阿司匹林服用 10 年左右（75 岁之前结束）；

根据风险决定定期检查的间隔，进行定期的内镜检查和腺瘤切除。

如果国家可以采取这种基于大肠癌风险的大肠腺瘤对策，我们就可以期待日本大肠癌患病人数的减少幅度超过美国。

参考文献

[1] 日本消化器病学会ガイドライン「大腸ポリープ」. http://www.jsge.or.jp/guideline/guideline/cpgf.html

[2] 科学的根拠に基づくがん検診「がん検診ガイドライン　大腸癌」. http://canscreen.ncc.go.jp/guideline/daicyougan.html

[3] 佐藤友美, 野崎良一, 鎌田智有, 他. 大腸腺腫発生のリスクの検討–高野病院総合健診センター人間ドックの15年間の検診成績から–. 人間ドック, 2009, 24: 110–115.

[4] TERRY M B, NEUGUT A I. Cigarette smoking and the colorectal adenoma-carcinoma sequence: a hypothesis to explain the paradox. Am J Epidemiol, 1998, 147: 903–910.

[5] WINAWER S J, ZAUBER A G, O'BRIEN M J, et al. Randomized comparison of surveillance intervals after colonoscopic removal of newly diagnosed adenomatous polyps. The National Polyp Study Workgroup. N Engl J Med, 1993, 328: 901–906.

[6] ISHIKAWA H, MUTOH M, SUZUKI S, et al. The preventive effects of low-dose enteric-coated aspirin tablets on the development of colorectal tumours in Asian patients: a randomised trial. Gut, 2014, 63: 1755–1759.

[7] 石井敏博, 松山まどか, 高橋雅子, 他. 大腸腫瘍の発生と発育に関する検討—大腸腺腫の内視鏡的摘除術の適応と, 摘除後の監視—. 日消集検誌, 1995, 33: 462–468.

[8] GIARDIELLO F M, YANG V W, HYLIND L M, et al. Primary chemoprevention of familial adenomatous polyposis with sulindac. N Engl J Med, 2002, 346: 1054–1059.

[9] SIEGEL R L, MILLER K D, FEDEWA S A, et al. Colorectal cancer statistics, 2017. CA Cancer J Clin, 2017, 67: 177–193.

[10] LUBITZ C C, SOSA J A. The changing landscape of papillary thyroid cancer: epidemiology, management, and the implications for patients. Cancer, 2016, 122: 3754–3759.

（石川秀树）

内镜技师笔记

5. 让我们了解一下大肠癌筛查现状

目前，日本大肠癌患病人数（每年约 15 万例）呈上升趋势，但因大肠癌死亡的人数（每年约 5 万例）却远低于大肠癌患病人数。这表明，如果有早期发现大肠癌的方法进行早期治疗，大肠癌是完全可以治愈的疾病。

为了发现早期大肠癌，进行大肠癌筛查是很重要的。尽管日本大部分市政当局为 40 岁以上人群提供筛查费用补助，但整体筛查率只有 30% 左右，仍然很低。

说到大肠癌筛查，可能会联想到肠镜检查，但在日本，目前大肠癌筛查是通过粪便隐血检查进行的。也就是验便，确认粪便中是否有癌症出血，不会造成疼痛。如果检查结果为阳性，接下来进行肠镜检查。通过内镜检查，大约 3% 的检查阳性者会发现癌症。剩余 97% 的粪便隐血检查阳性者并未患上癌症，因此不要误解为体检阳性就等于癌症。

在筛查率较低的日本，大肠癌筛查的流程可能不太为人所知。筛查对象不是已知患病的人，而是没有症状的健康人。向没有患病的人传达体检筛查的事情可能比较困难，但今后在日本普及体检筛查是非常重要的。本书主编京都府立医科大学附属医院消化内科的吉田直久医生，通过马拉松赛事向健康人群宣传大肠癌筛查的重要性。作为与内镜检查相关的医疗工作者，如果平时意识到大肠癌筛查的重要性，也许就可以向患者传递相关信息。

（高桥俊将）

第二部分

大肠内镜病例问答 50 例

病例问答的意义

关于本书的 50 个病例，为了提供可直接用于医疗实践的经验素材，书中展示的都是内镜医生和技师在实际临床中看到的图片，不仅有非常干净漂亮的图片，还有混有血液或附着黏液的图片。

通过问答的形式，笔者希望内镜医生和技师能一起考虑诊断，助力今后的临床实践。内镜技师通过参与诊断的思考过程，可以更精准、更迅速地辅助医生完成手术。关于病例的解答，不同医院可能会有不同见解，为了重视临床实践，书中记载了负责相关病例医院的实际诊疗内容。同时，在括号内补充了笔者根据病理结果做出的判断，希望大家通过其中的差异加深理解。

本书所选病例旨在展示关西地区具有不亚于日本其他地区的高水平大肠内镜诊断能力，因此所选病例都是关西地区医生提供的。由于上述原因，书中有一些不是特别清晰的图片，希望读者见谅。

还有需要请读者理解的是，解答中的综合内镜诊断为相关医院的实际术前内镜诊断结果，会有和最终病理结果不相符的情况。

（吉田直久）

病例 1

- 60 多岁，男性。
- 在内镜治疗后的随访检查中发现直肠病灶。
- 位于下部直肠（Rb）长径 3 mm 的病灶（图 2-1-1）。

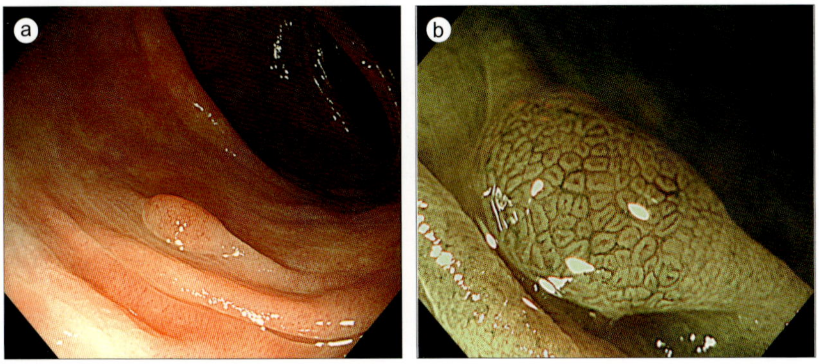

图 2-1-1 内镜检查图像

a. 白光。b. 窄带成像技术（NBI）。

问题 1 肉眼形态分类是什么？

① Ⅱa 型

② Ⅰs 型

③ Ⅰsp 型

问题 2 内镜诊断是什么？

① 增生性息肉（hyperplastic polyp）

② 无蒂锯齿状病变（sessile serrated lesion，SSL）

③ 低异型度腺瘤（low grade adenoma）

④ 高异型度腺瘤（high grade adenoma）

问题 3 治疗方案是什么？

① 不需要治疗

② 冷或热息肉切除术（cold or hot polypectomy）

③ 内镜黏膜切除术（EMR）

答案

问题 1 ② Ⅰs 型（或Ⅱa 型）

问题 2 ② 疑似 SSL

问题 3 ②冷或热息肉切除术（cold or hot polypectomy）

白光观察读片

- 病灶位于直肠，长径 3 mm，呈淡红色，无明显凹陷或不规则，较为平滑。鉴于这是第一个病例问答，笔者详细解说一下肉眼形态。根据大肠癌处理规则，大肠息肉的肉眼形态按照大肠癌的肉眼形态分类进行。Ⅰs 型（隆起型）和Ⅱa 型（表面型）的区别主要在于病灶高度，当病灶高度不超过闭合活检钳的高度（约 2.5 mm）时被归为Ⅱa 型，比闭合活检钳高时被归为Ⅰs 型。在混合型病灶中，记录肉眼形态时从最明显的部分开始，其后用“+”连接。本例的肉眼形态分类是Ⅰs 型还是Ⅱa 型较难判断，存在分歧。

NBI 放大观察读片

- 表面结构形态（surface pattern）显示略微扩张的黑点，提示为扩张腺管。
- 血管形态（vessel pattern）显示粗细均匀、均匀分布的网状结构，该表现更多地指向腺瘤或充血的增生性息肉，而非 SSL。JNET 分型较难判断是 1 型还是 2A 型。

腺管开口形态（pit pattern）观察读片

- 喷洒靛胭脂可见扩张的腺管开口（pit），一部分呈锯齿状。
- 结晶紫染色后 pit 的锯齿状表现更加明显（图 2-1-2）。

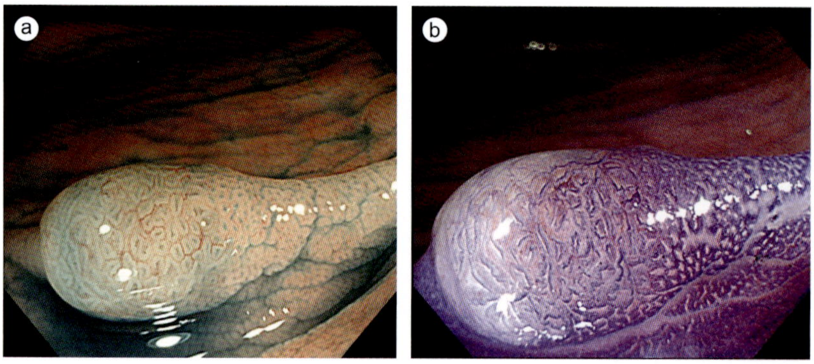

图 2-1-2 内镜检查图像

a. 喷洒靛胭脂。b. 结晶紫染色。

综合内镜诊断 疑似 SSL 的锯齿状病变

- 存在于直肠的锯齿状病变，伴有明显的腺管扩张，相比增生性息肉，更应考虑为 SSL。当然，增生性息肉有时也会伴有腺管扩张，但由于本病灶的扩张程度较大，因此更加怀疑 SSL。

- 可见网状的血管表现，需与腺瘤鉴别。由于表面结构形态（surface pattern）可见明显的扩张表现，扩张表现更应被重视，因此可以排除腺瘤。
- 综上所述，病灶不处在 SSL 好发部位的深部大肠（盲肠至横结肠），不能否定增生性息肉的可能性，故诊断为疑似 SSL，考虑为治疗的适应证。

治疗

- 如果是 SSL，就要根据有无异型增生（dysplasia）来决定是否需要进行 EMR。
- 本病灶在白光观察下没有怀疑异型的隆起或发红较强的部位，在 NBI 下没有怀疑异型的肿瘤血管，故考虑冷圈套器息肉切除术（CSP）进行诊断性治疗。
- 此外，由于小于 5 mm 的 SSL 几乎不会并发异型增生，因此癌变风险极低，也可以选择不治疗。

病理诊断

SSL，pHM0，pVM0。

- 可见上下一样粗的腺管扩张，腺底部水平方向的腺管变形占病灶整体的 10% 以上（**图 2-1-3**）。

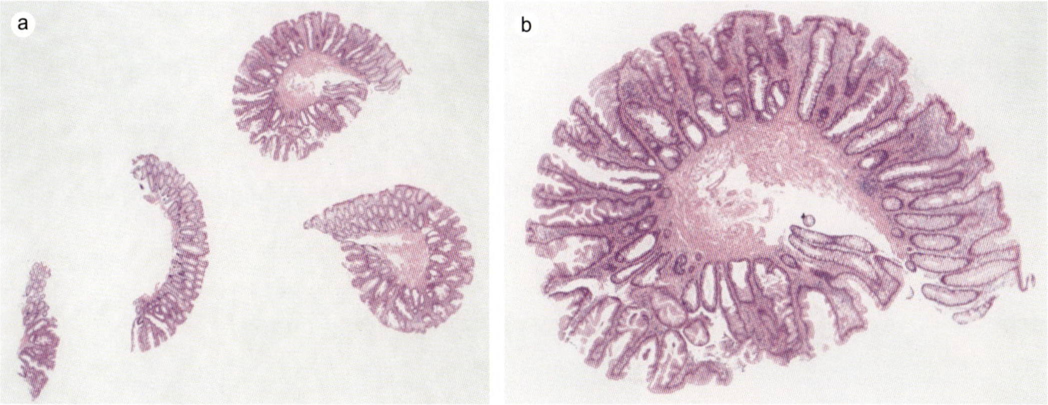

图 2-1-3　病理组织学图像

a. 放大镜图像。b. 低倍放大图像。

讨论：病例展示

不少情况下 SSL 和增生性息肉鉴别较困难。如果在 NBI 或蓝激光成像技术（BLI）下可见腺管扩张或血管扩张中的一项，就有可能是 SSL，因此本院不论病灶大小都考虑进行治疗。此外，还应结合病灶部位进行诊断和治疗。也就是说，由于 SSL 的好发部位是右侧大肠，所以即使发现左侧大肠（乙状结肠和直肠）存在仅伴有血管扩张的锯齿状病变，很多情况下也不怀疑是 SSL。

严格来说，从病理学角度看 SSL 的特征性变化出现在腺底部。像本例一样，多数病例在腺底部可见水平方向的变形，但内镜只观察黏膜表层，只能看到腺管的表层扩张。如果病灶仅在腺底部有明显变化，内镜诊断就会很困难。此外，腺管扩张也没有严格的标准，不同病理医生诊断 SSL 的标准也有可能不同。

请看实际病例。**图 2-1-4** 的病例也是位于直肠的长径 3 mm 的病灶，NBI 可见腺管扩张。该例因怀疑 SSL 而实施了 CSP，最后病理诊断为增生性息肉。其内镜表现和病例 1 没有太大差别，但病理组织学上，腺底部的表现较弱。像这样在实际临床中很难鉴别的病例并不少，对于有血管扩张或腺管扩张表现的病例，需怀疑为 SSL，目前一般是根据病灶大小决定治疗方案。

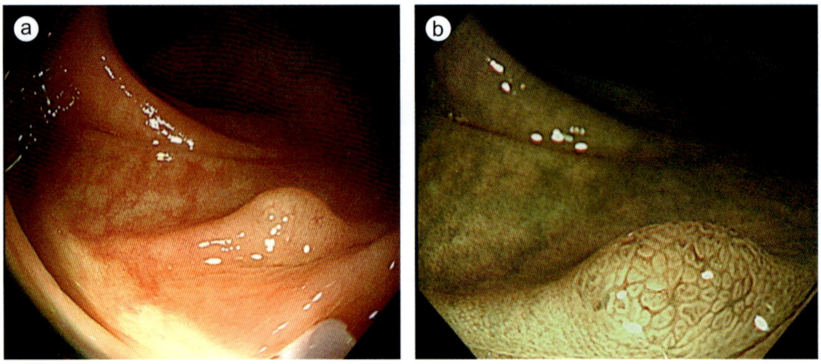

图 2-1-4 内镜检查图像
a. 白光。b. NBI。

再来看一例锯齿状病变（**图 2-1-5**）。位于横结肠长径 6 mm 的平滑的表面隆起型病灶，病灶内的口侧边缘可见稍微发红的小颗粒。通过 NBI 放大观察，发现表面结构形态（surface pattern）显示非常少量的扩张腺管，血管形态（vessel pattern）显示一部分血管粗细均匀，呈网状，因此除了考虑 SSL，腺瘤等也是需鉴别的病灶。口侧发红部分可见稍稍增粗的血管，表面结构形态（surface pattern）显示为Ⅳ型 pit 样结构，但这部分的面积极小。

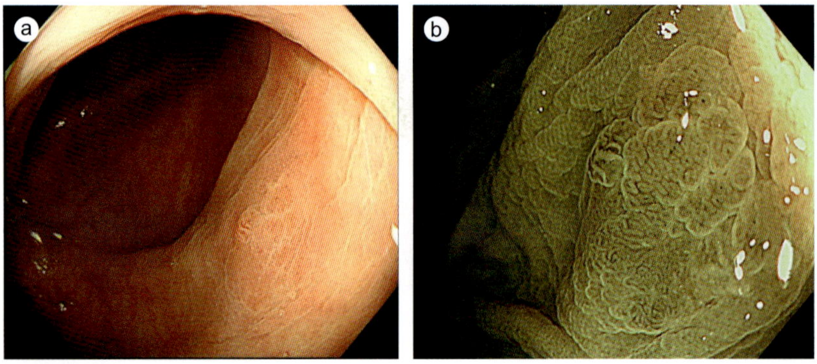

图 2-1-5 内镜检查图像
a. 白光。b. NBI。

综合诊断为 SSL，小颗粒部分虽然不能排除异型增生（dysplasia），但由于范围太小，故用 CSP 进行了治疗。病理诊断为增生性息肉。需要注意，增生性息肉也有可能伴有血管的网状表现。这个病例显示只有轻度的腺管扩张不是 SSL 的典型表现。

然而，在笔者医院，为了不遗漏 SSL 的治疗，只要在放大内镜 NBI 或 BLI 下看到腺管扩张或血管扩张，就诊断为疑似 SSL 进行治疗。报告显示，腺管扩张或血管扩张的病例中，诊断为 SSL 的灵敏度为 97%，特异度为 74%，确诊率为 89%[1]。

合并了异型增生（dysplasia）的 SSL，即无蒂锯齿状病变伴异型增生（SSLD），多可见颗粒、凹陷、发红等，如**图 2-1-6** 病例所示。在褪色调的平坦型病灶上可见发红的绒毛状（villous）隆起（箭头），该部分可见异型增生。

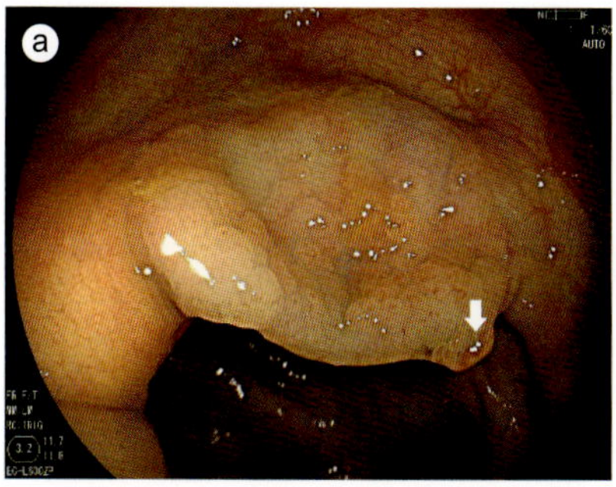

图 2-1-6　内镜检查图像

那么这个病灶又如何呢？（**图 2-1-7**）

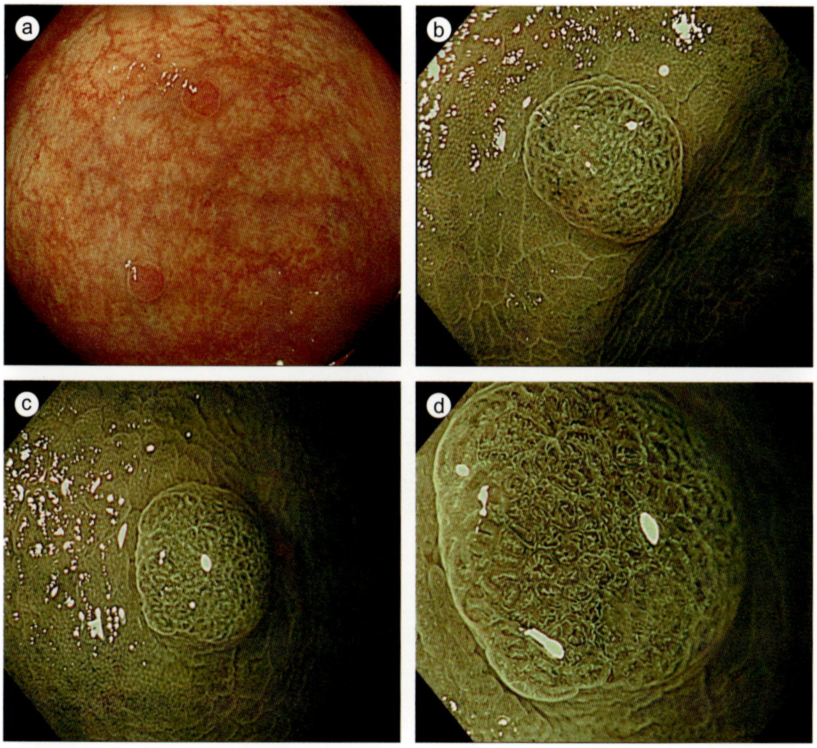

图 2-1-7　内镜检查图像

a. 白光。b. NBI（a 图上方的息肉）。c. NBI（a 图下方的息肉）。d. NBI（c 图的高倍放大）。

位于直肠 2 个长径 2 mm 的发红病灶，NBI 放大下的表面结构形态（surface pattern）中尽管有些部分腺管比较明显，但没有明显扩张，故诊断为增生性息肉。为了慎重起见，用 CSP 进行了切除，病理诊断结果也证实为增生性息肉。

以上列举了一些典型和非典型病例，有不少病例 SSL 和增生性息肉的鉴别非常困难，临床上需要引起注意。

参考文献

[1] YAMASHINA T, TAKEUCHI Y, UEDO N, et al. Diagnostic features of sessile serrated adenoma/polyps on magnifying narrow band imaging: a prospective study of diagnostic accuracy. J Gastroenterol Hepatol, 2015, 30: 117–123.

（吉田直久）

内镜技师笔记

6. 增生性息肉和 SSL 的区别

增生性息肉和无蒂锯齿状病变（SSL）都属于锯齿状息肉的范畴，在病理组织学上均可观察到腺管腔内参差不齐的锯齿状结构。SSL 还会出现腺管扩张、变形、分叉等现象。SSL 有癌变的可能性，所以需要治疗，而增生性息肉几乎不会癌变，是良性息肉，基本上不需要治疗。两者在一定程度上可通过内镜检查鉴别，但有时会有内镜诊断困难的病例，比如腺管扩张不太明显的 SSL，或腺管扩张比较明显的增生性息肉。此时考虑到不治疗 SSL 带来的风险，会进行诊断性治疗。此外，SSL 在癌变过程中，有时会伴异型增生，即无蒂锯齿状病变伴异型增生（SSLD），其诊断很重要。因为 SSL 和增生性息肉常会呈褪色调（白色调），所以在协助术者切除此类息肉时，与术者一起鉴别是否是 SSL 会使内镜工作更加顺利。

（高桥俊将）

病例 2

- 50 多岁，男性。
- cStage Ⅰ 的胃癌患者术前进行大肠内镜检查，发现了位于乙状结肠的病灶。
- 位于乙状结肠长径 20 mm 的病灶（图 2-2-1）。

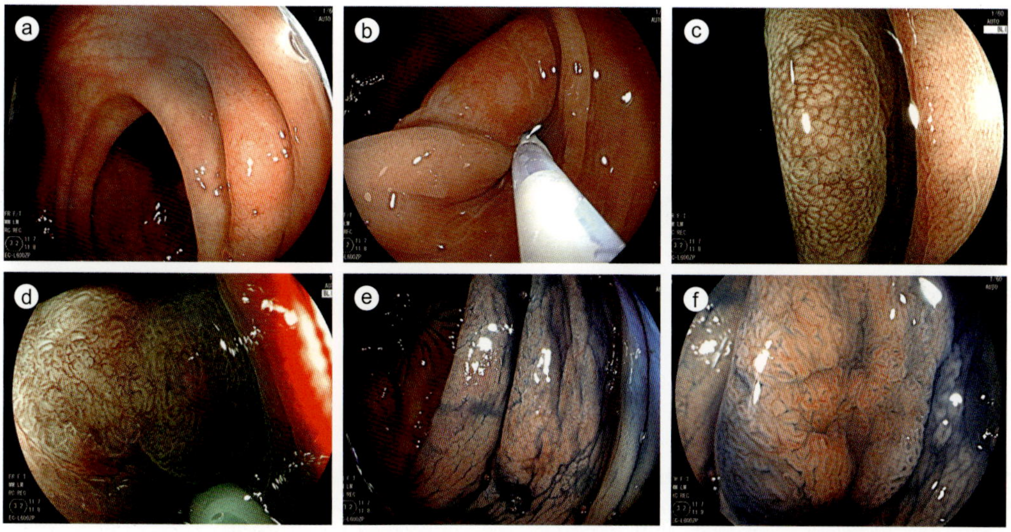

图 2-2-1　内镜检查图像

a、b. 白光。c. 蓝激光成像技术（BLI）（病灶右侧肛侧）。d. BLI（病灶左侧肛侧）。e、f. 喷洒靛胭脂。

问题 1　肉眼形态分类是什么？

① Ⅱa 型

② Ⅱc 型

③ Ⅱa + Ⅱc 型

④ Ⅰs 型

问题 2　内镜诊断是什么？

① 增生性息肉，无蒂锯齿状病变（SSL）

② 低异型度腺瘤

③ 高异型度腺瘤，腺癌（Tis~T1a）

④ 腺癌（T1b 以深）

⑤ 其他

问题 3　治疗方案是什么？

① 随访

② 息肉切除术［包括冷圈套器息肉切除术（CSP）］

③ 内镜黏膜切除术（EMR）

④ 内镜黏膜下剥离术（ESD）

⑤ 外科切除

答案

问题 1 ① Ⅱa 型

问题 2 ② SSL 伴黏膜内癌

问题 3 ② ESD

白光观察读片

- 位于乙状结肠长径 20 mm 的发红平坦隆起型病灶，表面有光泽且平滑。肿瘤表面有稍稍发红的地方。

BLI 放大观察读片

- 病灶右侧肛侧和中央的表面结构形态（surface pattern）呈圆形或轻度扩张，血管形态（vessel pattern）呈扩张及弥漫性茶色。病灶左侧肛侧的表面结构形态（surface pattern）呈不规则且边缘明显，血管形态（vessel pattern）呈粗细不同，为 JNET 2B 型，诊断为 SSL 伴有肿瘤性变化（**图 2-2-2**）。

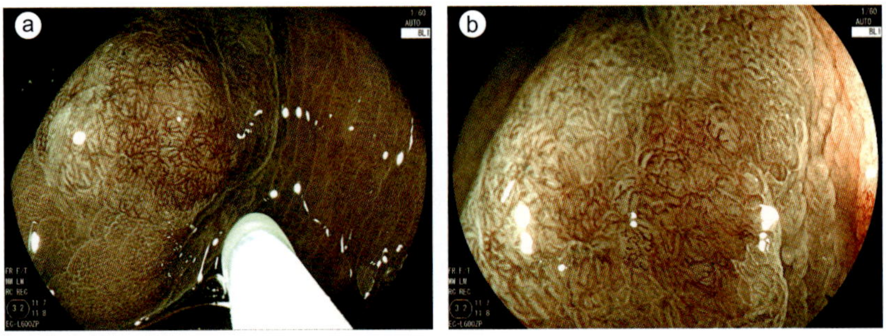

图 2-2-2 BLI 放大观察（肿瘤性变化的部分）

腺管开口形态（pit pattern）观察读片

- **图 2-2-3** 的黄框中可见符合 SSL 的锯齿状腺管开口（pit）。**图 2-2-3** 的蓝框中可见极小区域不规则的 V_I 轻度不规则，该部和 BLI 看到的不规则部一致。

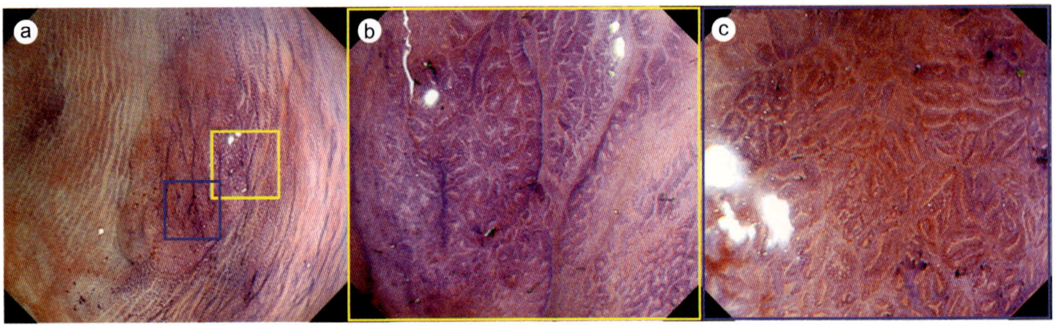

图 2-2-3 不同日期拍摄的内镜图片

a. 放大观察黄框部和蓝框部。b. a 图的黄框部放大图像。c. a 图的蓝框部放大图像。

综合内镜诊断 SSL 伴黏膜内癌

治疗

- 在本例中，由于术前考虑到病灶内合并癌症的可能，诊断为需要一次性完整切除的 SSL，故选择 ESD 行一次性完整切除（操作时间 35 分钟）。

病理诊断

tub1 in SSL，pTis，ly0，v0，pHM0，pVM0。

- 可见锯齿状腺管的扩张及分叉，诊断其整体病灶（即癌的背景病灶）为 SSL。其中可见部分异型腺管，诊断该部为癌。癌变部位以外还可见两处伴有异型增生（dysplasia）的黏膜内癌（**图 2-2-4**）。

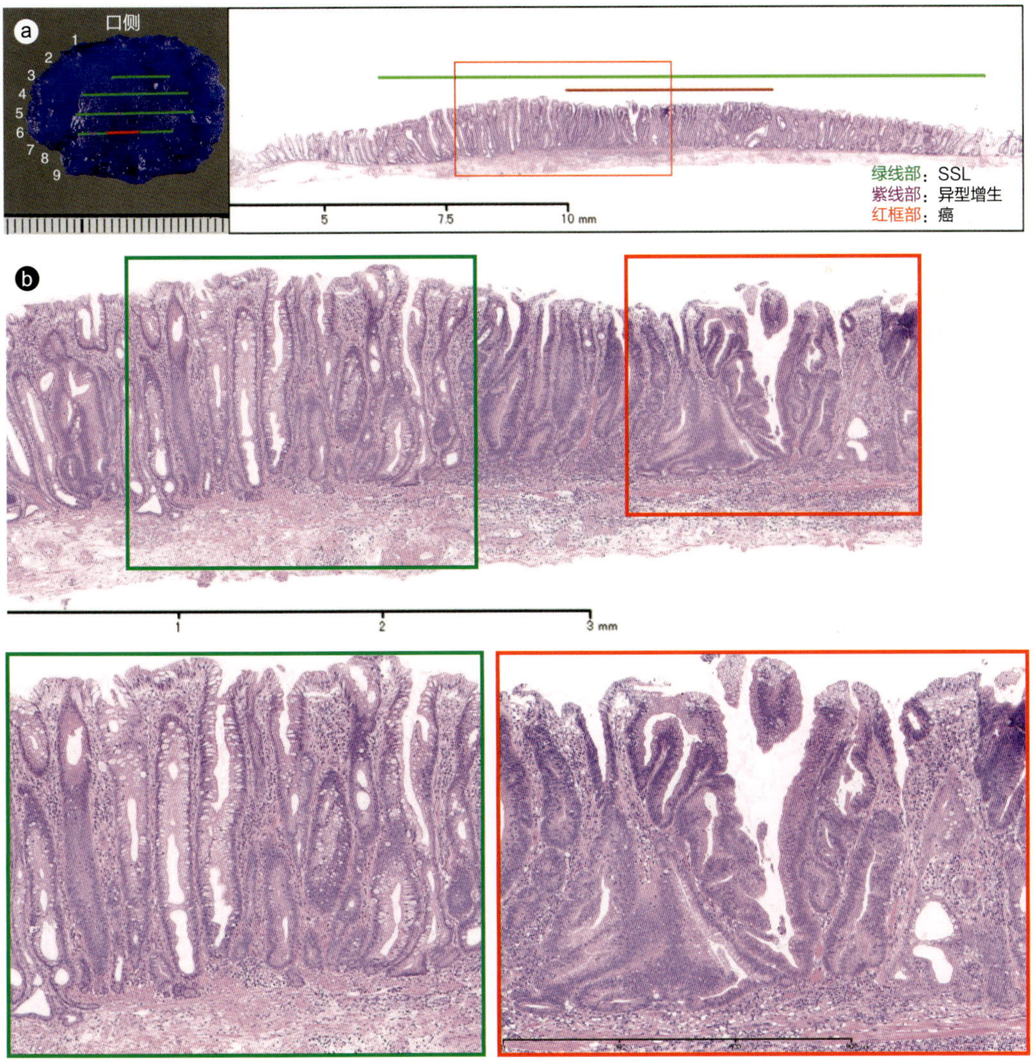

图 2-2-4 病理组织学图像

a. 标本复原图和 #6 切片的放大镜图像。b. 红框部的中倍放大图像，以及癌变部位的高倍放大图像。

免疫组化染色（图 2-2-5，表 2-2-1）

- 分子解析（日本岩手医科大学病理诊断科菅井有老师友情提供）
  - DNA 甲基化状态：高甲基化状态（CIMP-high）。
  - 微卫星不稳定性（microsatellite instability，MSI）：无法判定。
- 综上所述，背景病灶是非典型的 SSL。

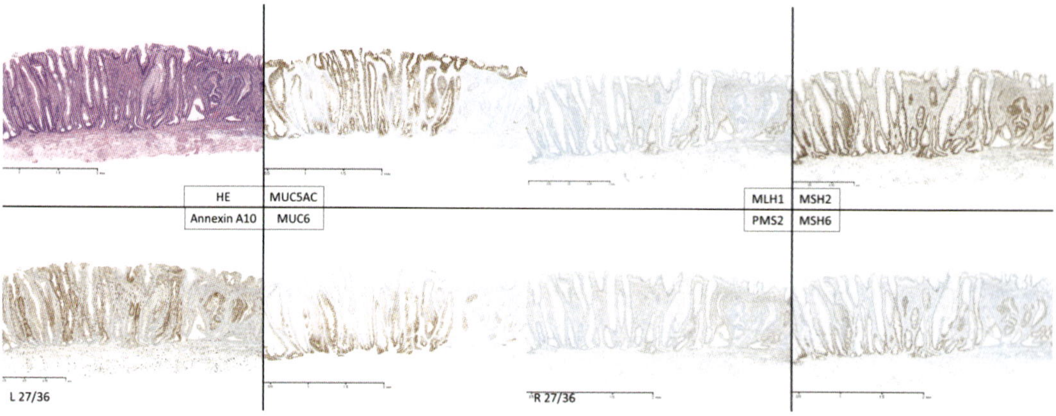

图 2-2-5 癌及异型增生部分的免疫组化染色

表 2-2-1 各部位免疫组化染色结果

部位	Annexin A10	MUC2	MUC5AC	MUC6	MLH1/PMS2	MSH2/MSH6
无异型增生的 SSL 部分	−	+	+	+（底部）	+	+
有异型增生但不是癌的 SSL 部分	+/−	+	+	+（底部到中间）	+/−	+
癌变部位	+	−/+	−	−/+	−	+

本例要点

- 位于乙状结肠平坦型病灶，白光下没有明显怀疑恶性的表现，可能会被诊断为增生性息肉。然而，如果能注意到病灶区域轻微的色调不均匀，就应意识到除了用白光进行诊断，还需要进一步行放大观察。此外，在用亮 BLI（BLI-bright）模式接近观察病灶时，如果能注意到病灶下方有茶色稍深的部位，就可以怀疑是肿瘤性病变，提示需对该部位进行放大观察。
- 像本例一样的锯齿状病变伴恶变的病例并不少，因此需要慎重地进行内镜观察。恶性部分多表现为隆起，但也有像本例一样只有细微色调变化的情况，因此图像增强模式的观察是有用的。在欧美，黏膜内癌一般被诊断为高级别异型增生（high grade dysplasia），故本例也可以被诊断为伴有异型增生的 SSL（SSLD）。

（吉田直久）

诀窍 使用内镜专用镜头清洗液获得良好的内镜画面

由富士胶片公司、Nagase 医药品公司[①]及京都府立医科大学消化内科吉田直久老师共同开发的镜头清洗液 cleash®，使用对人体安全的表面活性剂，经基础实验证明了其有防水滴和防雾效果。临床使用报告显示，在大肠 ESD 中使用 cleash® 和使用其他清洗液相比，镜头变脏的概率为 14.1% vs. 33.0%，镜头显著变脏的概率为 2.1% vs. 8.7%[1]，明显降低。

使用方法是如图 2-2-6 所示的三种方法，检查和治疗一般联用 ① 和 ②。治疗中尽管使用了 ① 和 ②，但镜片还是被弄脏时可用③来补救。

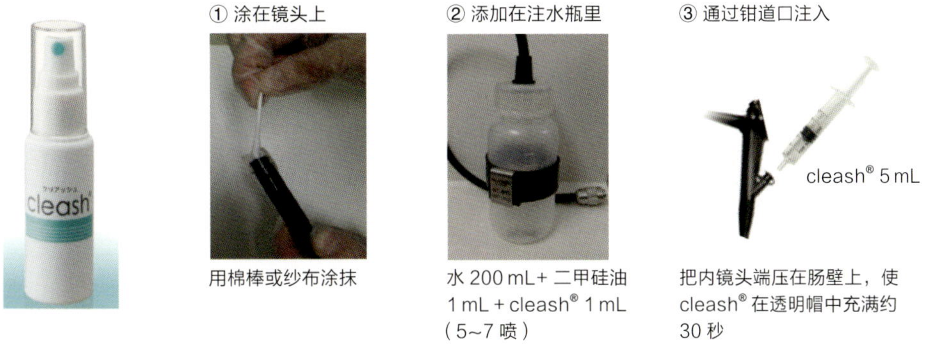

图 2-2-6 cleash® 的使用方法

通过这些使用方法，在上、下消化道常规检查和 ESD 中可以进一步减轻水滴和污垢的附着，内镜医生可以切实感受到内镜画面始终保持干净[2]（图 2-2-7）。为了保持良好的内镜视野，建议考虑使用 cleash®。

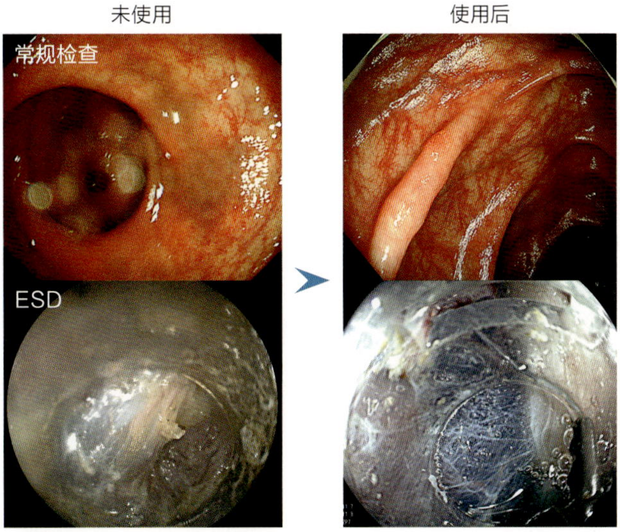

图 2-2-7 cleash® 的效果

通过使用 cleash®，镜片上的水滴和污垢消失，发现了小息肉，在良好的视野下施行 ESD。

① 该公司于 2022 年被 Shionogi 医药公司兼并。——译者注

参考文献

[1] YOSHIDA N, NAITO Y, HIROSE R, et al. Risk of lens cloudiness during colorectal endoscopic submucosal dissection and ability of a novel lens cleaner to maintain and restore endoscopic view. Dig Endosc, 2015, 27: 609-617.

[2] YOSHIDA N, NAITO Y, YASUDA R, et al. A novel lens cleaner to prevent water drop adhesions during colonoscopy and esophagogastroduodenoscopy. Endosc Int Open, 2017, 5: E1235-E1241.

（高桥俊将）

内镜技师笔记

7. 为什么必须治疗 SSL

SSL 是有癌变可能性的一种锯齿状息肉。SSL 的癌变率根据不同研究有较大差异，为 1.5%~20%。已知 SSL 和腺瘤一样会随着病灶变大，逐渐出现异型增生（dysplasia），其癌变率也会变高。因为 10 mm 及以上的 SSL 伴有异型增生和癌变的概率升高，所以通常对 10 mm 及以上的 SSL 进行治疗。即使小于 10 mm 的 SSL 也有癌变的可能，故我院不论大小，只要内镜怀疑为 SSL，就将其切除。

（高桥俊将）

病例 3

- 70 多岁，男性。
- 横结肠癌外科切除后第 3 年随访，内镜检查发现位于乙状结肠的病灶。
- 位于乙状结肠长径 10 mm 的病灶（**图 2-3-1**）。

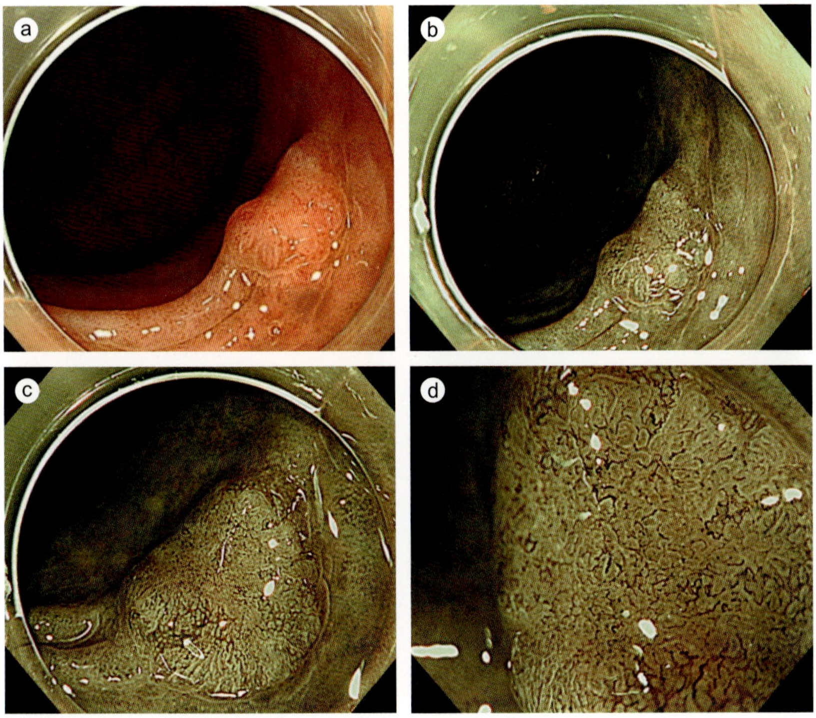

图 2-3-1　内镜检查图像

a. 白光。b~d. 窄带成像技术（NBI）。

问题 1　肉眼形态分类是什么？

① Ⅱa 型
② Ⅱc 型
③ Ⅱa + Ⅱc 型
④ Ⅰs 型

问题 2　内镜诊断是什么？

① 增生性息肉，无蒂锯齿状病变（SSL）
② 低异型度腺瘤
③ 高异型度腺瘤，腺癌（Tis~T1a）
④ 腺癌（T1b 以深）
⑤ 其他

问题 3　治疗方案是什么？

① 随访
② 息肉切除术［包括冷圈套器息肉切除术（CSP）］
③ 内镜黏膜切除术（EMR）
④ 内镜黏膜下剥离术（ESD）
⑤ 外科切除

答案

问题 1 ③ Ⅱa + Ⅱc 型

问题 2 ③ Tis 或 T1a

问题 3 ③ EMR（预切开 EMR）

白光观察读片

- 尽管肿瘤长径只有 10 mm，但中心可见凹陷。凹陷的深度尚未达到提示是明显浸润的程度，该部位也未见粗糙的黏膜。

NBI 放大观察读片

- 表面结构形态（surface pattern）呈不规则的多边形，其边缘没有不清晰，且不规则程度不高。血管形态（vessel pattern）可见粗细不同，呈不均匀分布，诊断为 JNET 2B 型。

综合内镜诊断 黏膜内癌或 T1a

治疗

- 怀疑为黏膜内癌，一般会想到常规 EMR 可能抬举不良，但肿瘤直径太小不需要 ESD，故选择预切开 EMR（precutting EMR）进行治疗。治疗使用 0.13% 透明质酸钠局部注射，中间部分稍稍有些抬举不充分，但整体抬举效果尚可。用圈套器头端在口侧切开一部分后，用预切开 EMR 施行了一次性完整切除（操作时间 5 分钟）（图 2-3-2）。

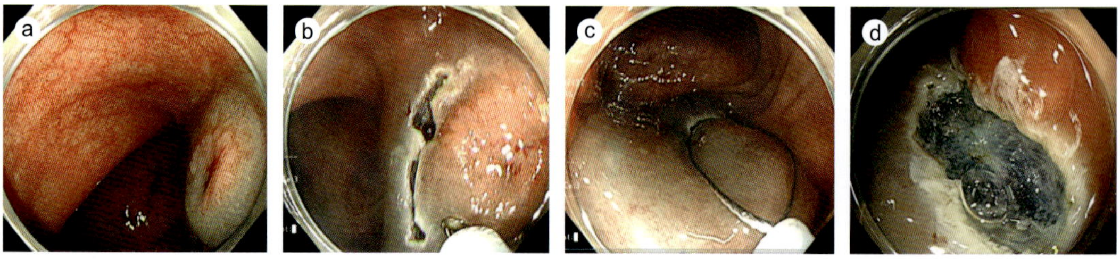

图 2-3-2 预切开 EMR

病理诊断

tub1，pTis，ly0，v0，HM0，VM0。

- 隆起部及凹陷处均无腺瘤成分，均为高分化腺癌（**图 2-3-3**）。

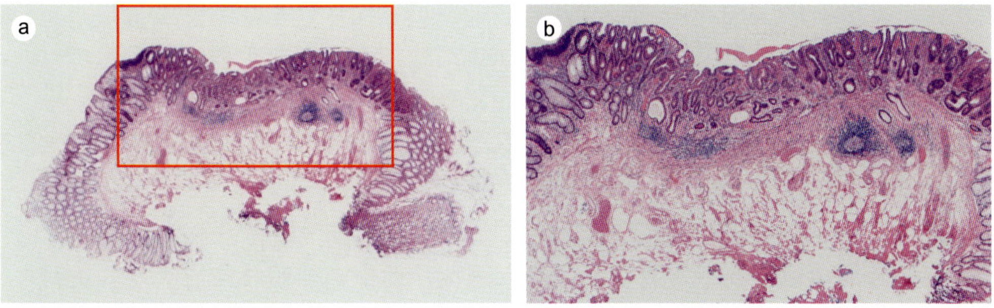

图 2-3-3 病理组织学图像
a. 放大镜图像。b. 低倍放大图像。

（吉田直久）

内镜技师笔记

8. 助手也应知晓的预切开 EMR 手法

进行 EMR 时，将病灶周围的部分黏膜或全部黏膜切开后再用圈套器切除的手法称为预切开（precutting EMR）。在切开的基础上追加剥离，使圈套器切除更加容易的手法称为混合 ESD（hybrid ESD）。

病例 3 的病灶是凹陷型病灶，采用常规 EMR 有可能圈套器打滑，所以选择了进行部分黏膜切开的预切开 EMR。如果这样还不能顺利切除，就要追加全周切开。

预切开 EMR 是将圈套器头端伸出 2~3 mm 进行切开，因此护理人员必须进行长度调节。市面上还有一种特殊的圈套器（SOUTEN，KANEKA 公司），其刀尖上带有一个盘状突起，可以进行更精准的切开。在预切开 EMR 中，当内镜扭转角度和大小扳钮角度发生变化时，从头端伸出的圈套器长度多会随着发生变化，需要特别注意。尽管肠管壁因局部注射液而膨隆，但在操作过程中，如果圈套器头端伸出过长，就有可能造成通电后穿孔或出现术后出血。因此，助手必须始终注意观察并进行微调。

图 2-3-4 展示了 Dualoop M 圈套器头端伸出 3 mm 的状态，操作的大致目标是圈套器伸出的最窄部位与外套管头端位置一致，助手应以此为基准进行微调。

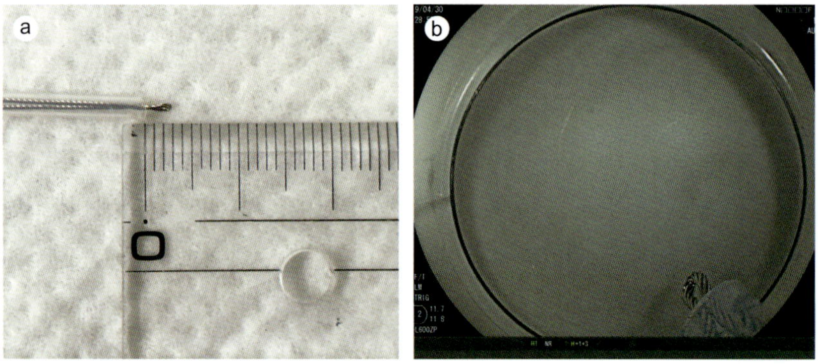

图 2-3-4 Dualoop M 圈套器头端伸出 3 mm 的状态

a. 头端从外套管伸出 3 mm 状态下的圈套器。

b. 内镜画面所见。

（高桥俊将）

病例 4

- 50 多岁，男性。
- 大肠内镜黏膜下剥离术（ESD）后的随访检查中发现位于横结肠的病灶。
- 位于横结肠长径 3 mm 的病灶（图 2-4-1）。

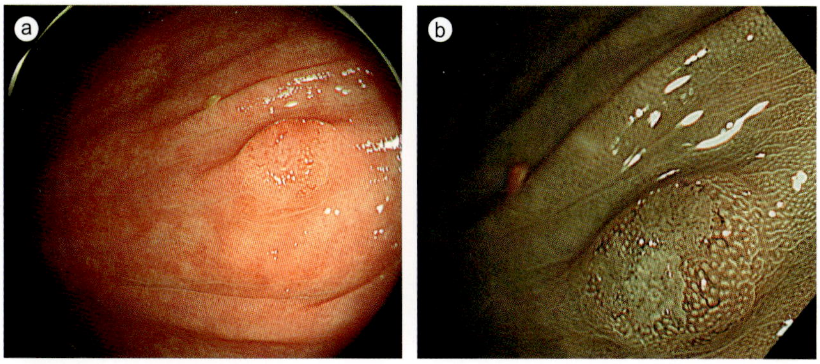

图 2-4-1 内镜检查图像
a. 白光。b. 窄带成像技术（NBI）。

问题 1 肉眼形态分类是什么？

① Ⅱa 型
② Ⅱc 型
③ Ⅱa + Ⅱc 型
④ Ⅰs 型

问题 2 内镜诊断是什么？

① 增生性息肉，无蒂锯齿状病变（SSL）
② 低异型度腺瘤
③ 高异型度腺瘤，腺癌（Tis~T1a）
④ 腺癌（T1b 以深）
⑤ 其他

问题 3 治疗方案是什么？

① 随访
② 息肉切除术［包括冷圈套器息肉切除术（CSP）］
③ 内镜黏膜切除术（EMR）
④ 内镜黏膜下剥离术（ESD）
⑤ 外科切除

答案

问题 1 ② Ⅱc 型

问题 2 ③ 疑似高异型度腺瘤（病理诊断结果为 Tis）

问题 3 ② CSP（根据病理诊断结果应行 ③ EMR）

白光观察读片

- 位于横结肠长径 3 mm 的发红病灶，色调呈不均匀发红，表面可见凹凸不平。仔细观察病灶怀疑有凹陷。考虑隆起部为反应性增生，故诊断肉眼形态分类为Ⅱc 型，但也可以诊断为Ⅱa + Ⅱc 型。

NBI 放大观察读片

- 凹陷看起来更明显，在凹陷周边隆起部位可见圆形表面结构形态（surface pattern）和包围其的网状血管形态（vessel pattern），诊断该部位为充血的正常黏膜（图 2-4-2）。
- 凹陷内表面结构形态（surface pattern）不清晰且可见明显的不规则，血管形态（vessel pattern）呈粗细不同且不呈网状，诊断为 JNET 2B 型。

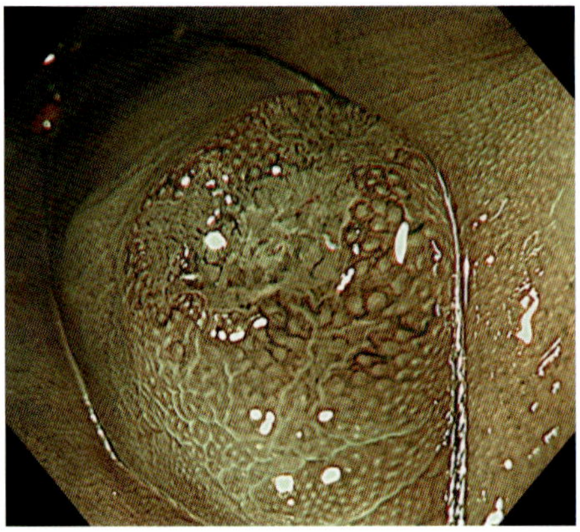

图 2-4-2 NBI 图像

综合内镜诊断 黏膜内癌

治疗

- 虽然在 NBI 下看到了不规则表现，但因病灶小而不慎选择了 CSP。

病理诊断（图 2-4-3）

tub2，pTis，ly0，v0，pHM0，pVM1。

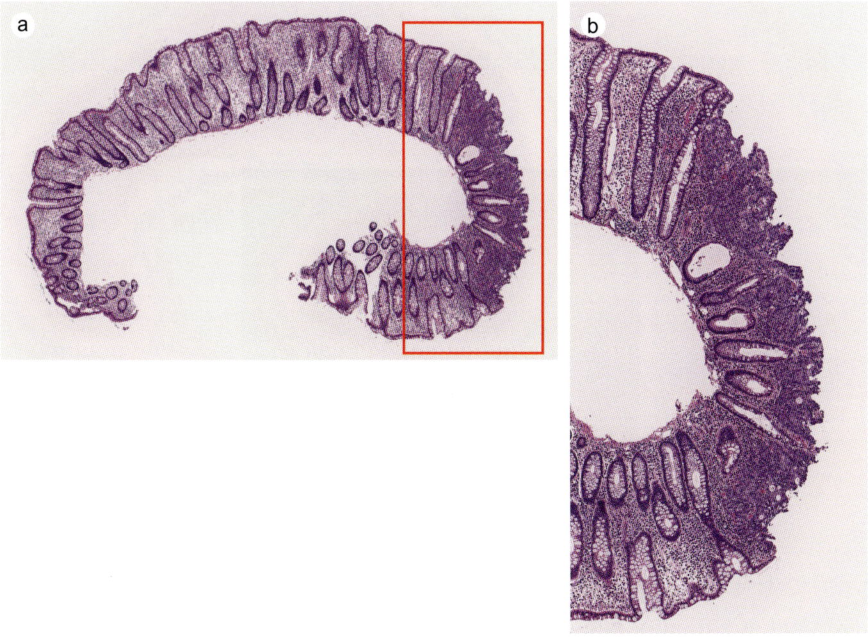

图 2-4-3 病理组织学图像

a. 放大镜图像。b. 低倍放大图像。

本例病程

- 深部切端阳性，但由于标本是 CSP 标本，无法判断是否有真正的肿瘤残留，故选择进行慎重的随访。
- 3 个月后内镜检查未见复发，36 个月后内镜检查也未见复发。之后也要定期进行内镜随访。如果当初进行 EMR 治疗，切端必然为阴性。这个病例值得反思。

讨论：病例展示

这里展示数例相似的病例，均可见不规则表现，与癌或高异型度腺瘤的鉴别较困难。**图 2-4-4** 是位于横结肠长径 3 mm 稍微凹陷的病灶，NBI 接近观察可见比较均匀的网格状（network pattern），但放大时表面结构形态（surface pattern）呈极轻度的不规则。鉴于极轻度的不规则，实施了 CSP，但病理诊断为低异型度腺瘤。

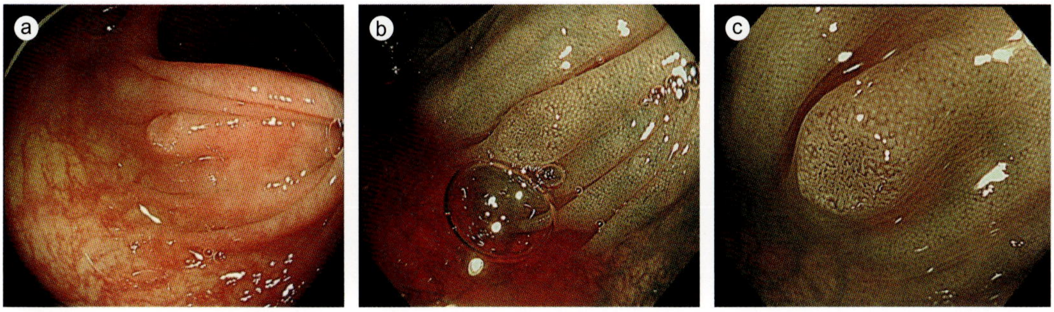

图 2-4-4 内镜检查图像

a. 白光。b、c. NBI。

下一例是位于横结肠长径 3 mm 的病灶，远景白光观察看起来是规则的，但 NBI 放大后可见不规则（**图 2-4-5**）。鉴于该病例是透析患者且服用了华法林，不得已选择进行 CSP，病理诊断为高异型度腺瘤。

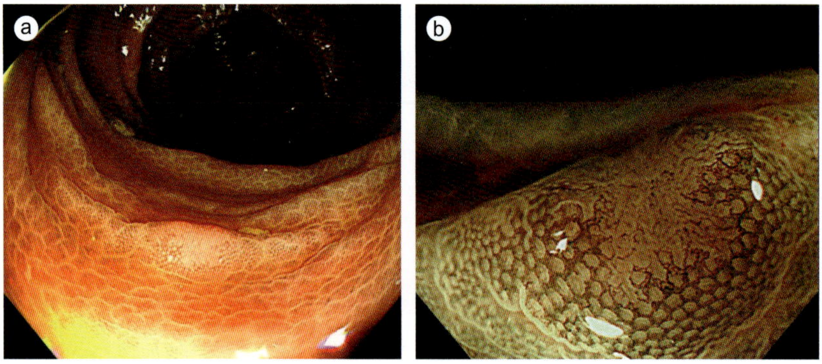

图 2-4-5 内镜检查图像
a. 白光。b. NBI。

图 2-4-6 所示为位于升结肠长径 5 mm 的表面隆起型病灶，在 NBI 观察时发现了病灶，并进一步进行了低倍放大观察，可见规则和不规则结构之间的边界线（boarder line）。在进行 CSP 时，白光下观察病灶很平滑未见不规则。病理诊断为高异型度腺瘤。

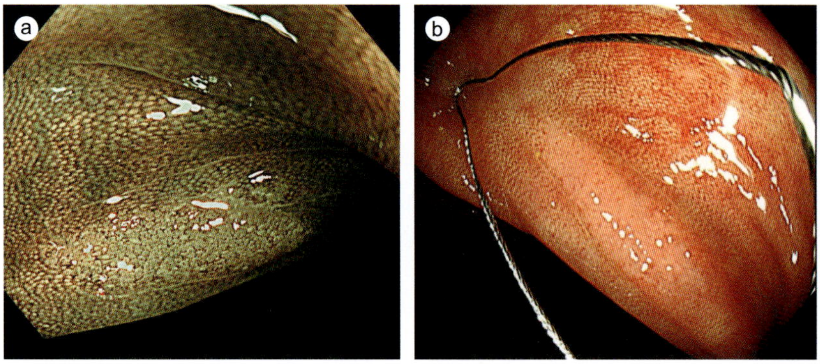

图 2-4-6 内镜检查图像
a. NBI。b. 白光。

图 2-4-7 所示为位于盲肠长径 8 mm 的表面隆起型病灶，这也是在 NBI 下发现的病灶，白光观察可见表面凹凸不平。NBI 放大观察表面结构形态（surface pattern）呈规则的Ⅳ型腺管开口（pit）样，血管形态（vessel pattern）不可见。

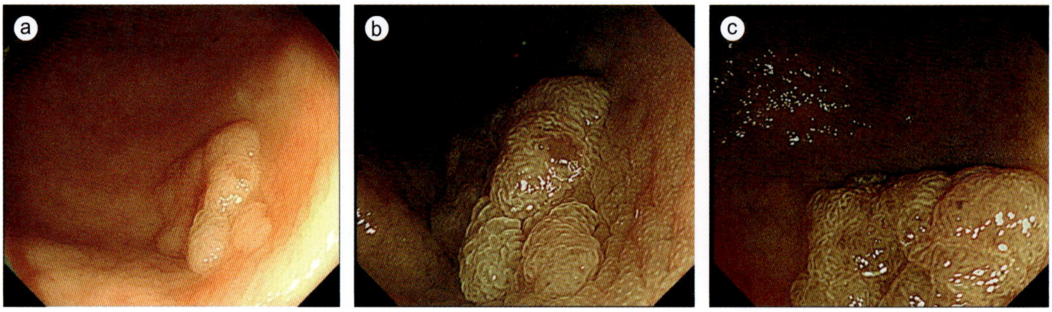

图 2-4-7 内镜观察图像
a. 白光。b、c. NBI。

鉴于患者为 80 岁高龄，且放大内镜显示规则纹理，基于放大内镜表现选择进行 CSP。然而，术后病理诊断为黏膜内癌，tub1，pTis，HM（Ca0，Adl），pVM0。水平切端呈阳性，但由于标本来自 CSP，无法确定是否有肿瘤残留，故选择了随访。3 个月后内镜检查未见复发，24 个月后内镜检查也未见复发。

与上述病例相反，也有不规则表现的低异型度腺瘤。**图 2-4-8** 所示为位于升结肠长径 2 mm 的表面隆起型病灶，白光观察表面有轻微凹凸不平，NBI 放大下表面结构形态（surface pattern）和血管形态（vessel pattern）也均呈不规则。考虑癌或高异型度腺瘤的可能性大，进行了 EMR，但病理诊断为低异型度腺瘤。

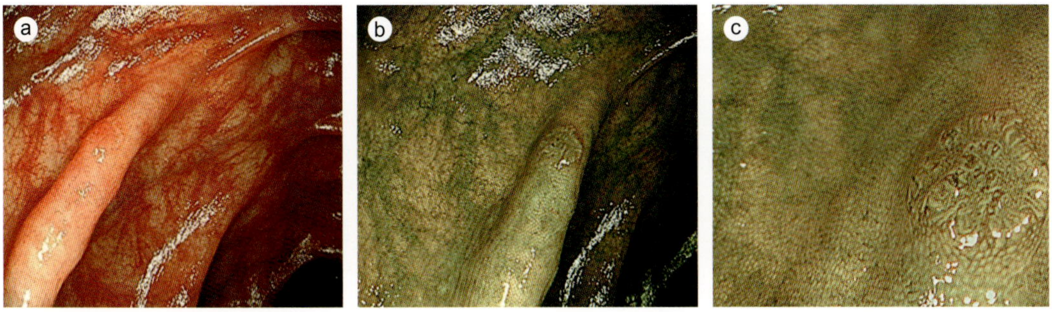

图 2-4-8　内镜观察图像
a. 白光。b、c. NBI。

如上所示，JNET 分型中规则的 2A 型有可能是癌病灶，而不规则的 2B 型，也有可能是轻中度的异型腺瘤。最重要的是，千万不要用 CSP 治疗腺癌（T1）。鉴于诊断准确度不是 100%，有时会出现黏膜内癌被 CSP 切除。为了尽可能减少这种概率，对于确实存在不规则的病灶，应避免草率选择 CSP，仔细观察是否有不规则区域是很重要的。此外，不必要的 EMR 也存在各种风险，一定要筛选出适宜用更安全的 CSP 进行治疗的病例。为此，所有病例都应尽可能使用放大内镜进行检查。

（吉田直久）

内镜技师笔记

9. CSP 中使用哪种圈套器

圈套器有很多种类，展开时的形状、金属丝粗细、编织方法、软硬等均有各种差异。EMR 使用电力切除组织，而 CSP 使用物理力量切除组织，金属丝越细越锋利越容易切割。越硬的圈套器越容易压住病灶，滑动会变少。有时术者的偏好也会不同，但多认为硬的细的圈套器是理想的 CSP 器械。本院使用的 CSP 专用圈套器有 US 内镜公司的 Exacto、波士顿科学公司的 Captivator COLD 和奥林巴斯的 Snare Master Plus。

（高桥俊将）

病例 5

- 80 多岁，男性。
- 在大肠内镜筛查中发现位于乙状结肠的病灶。
- 位于直肠乙状部（Rs）长径 10 mm 的病灶（图 2-5-1）。

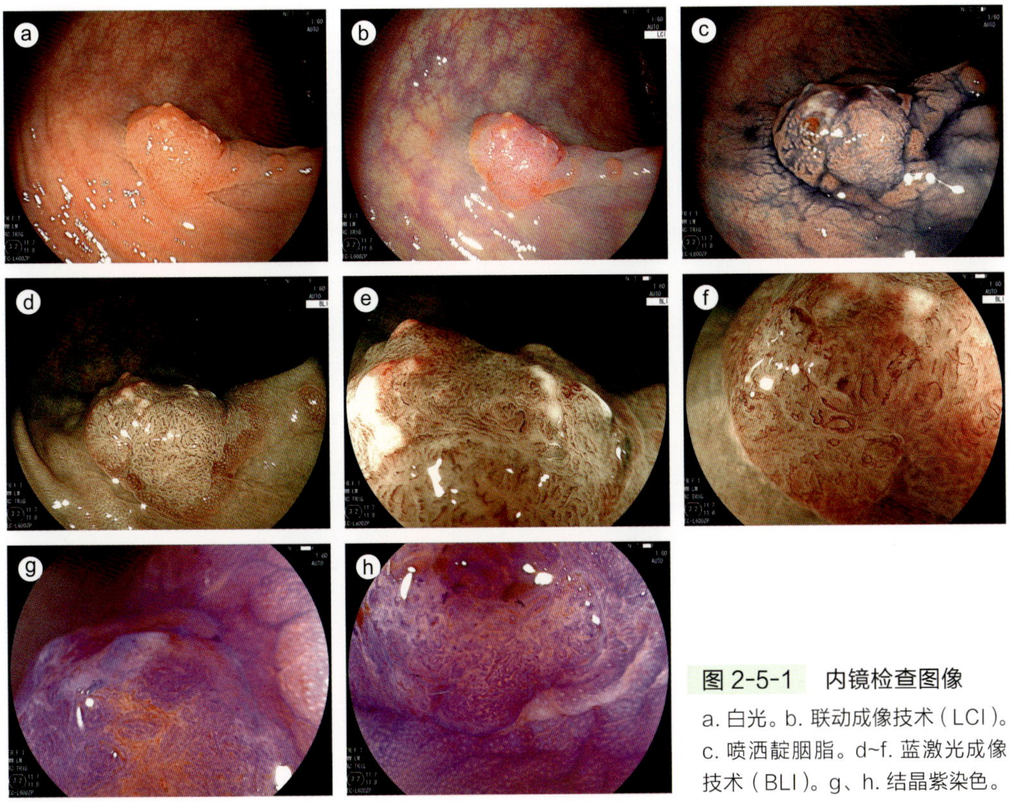

图 2-5-1 内镜检查图像

a. 白光。b. 联动成像技术（LCI）。c. 喷洒靛胭脂。d~f. 蓝激光成像技术（BLI）。g、h. 结晶紫染色。

问题 1 肉眼形态分类是什么？

① Ⅱa 型

② Ⅱc 型

③ Ⅰs + Ⅱc 型

④ Ⅰs 型

问题 2 内镜诊断是什么？

① 增生性息肉，无蒂锯齿状病变（SSL）

② 低异型度腺瘤

③ 高异型度腺瘤，腺癌（Tis~T1a）

④ 腺癌（T1b 以深）

⑤ 其他

问题 3 治疗方案是什么？

① 随访

② 息肉切除术［包括冷圈套器息肉切除术（CSP）］

③ 内镜黏膜切除术（EMR）

④ 内镜黏膜下剥离术（ESD）

⑤ 外科切除

答案

问题 1 ③ Ⅰs + Ⅱc 型

问题 2 ④ T1b

问题 3 ④ ESD：根据患者期望及年龄选择（按病理诊断结果应行⑤外科切除）

白光观察读片

- 位于直肠乙状部（Rs）长径 10 mm 发红的中央伴有凹陷的隆起型病灶。充气后伸展状况良好，但凹陷处有粗糙的黏膜并附着黏液。

BLI 放大观察读片

- 在凹陷部分，表面结构形态（surface pattern）可见边缘不清晰的显著不规则的 V_I 型腺管开口（pit），部分可见结构破坏，血管形态（vessel pattern）呈粗细不同，部分区域可见粗血管，诊断为 JNET 2B + 3 型。

腺管开口形态（pit pattern）观察读片

- 可见边缘不清晰和不规则的 V_I 型 pit。虽然受黏液造成的染色不良的影响，但也可见一部分呈 V_N 型 pit。

综合内镜诊断 黏膜下层高度浸润癌

治疗

- 本例怀疑是黏膜下层高度浸润癌（T1b），但由于病灶位于直肠，且患者希望接受内镜治疗，以诊断性治疗为目的，采用 ESD 行一次性完整切除（操作时间 30 分钟）。

病理诊断（图 2-5-2）

tub1>pap，pT1b，深度 2000 μm，ly0（D2-40），v0（EHE），BD1，pHM0，pVM0。

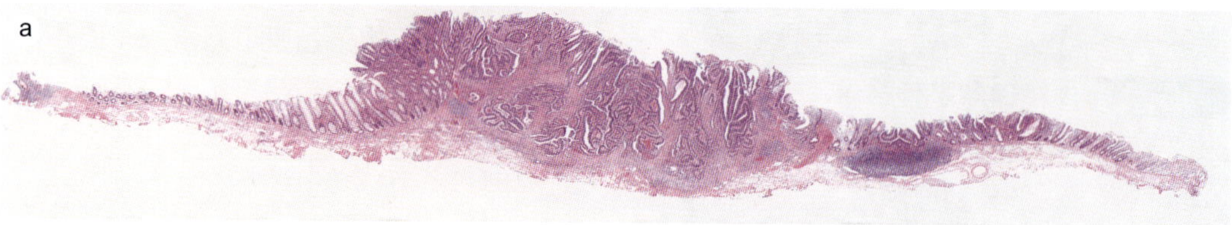

图 2-5-2 病理组织学图像

a. 放大镜图像。b. 低倍放大图像。

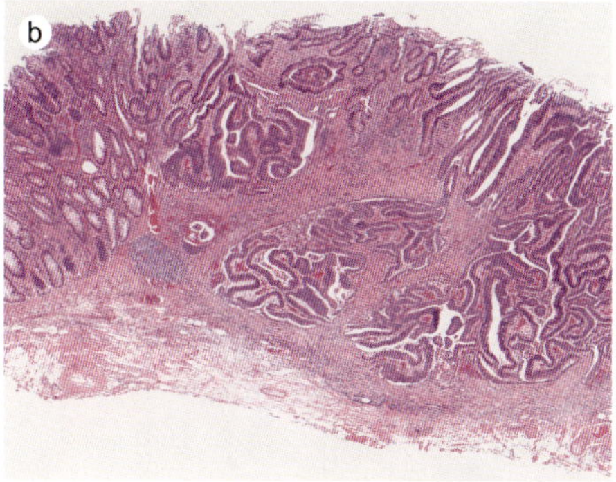

图 2-5-2 （续）

LED 内镜图像（同一病例）

- 使用 2018 年起在日本发售的非放大 LED 内镜 EC-6600P（富士胶片公司）得到的图像（图 2-5-3），比使用激光光源的内镜图像更明亮。
- 在非放大观察模式下，通过该内镜的近距离观察功能也可观察表面结构或微血管，据此诊断病灶为 JNET 2B 型和部分 3 型。

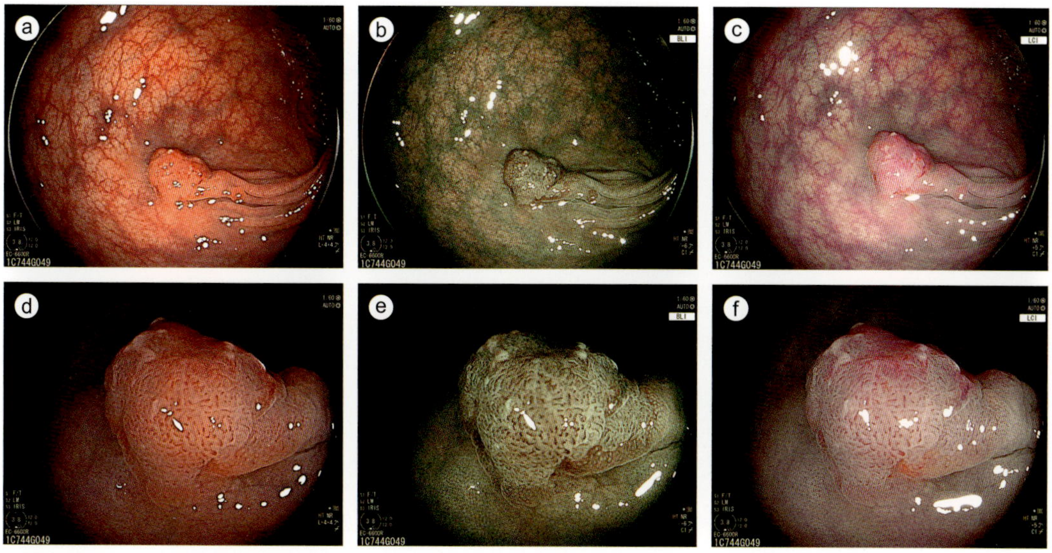

图 2-5-3 内镜检查图像（LED）

a、d. 白光。b、e. BLI。c、f. LCI。

（土肥统）

内镜技师笔记

10. 给老年人做内镜治疗需注意什么

2019 年统计显示，日本 65 岁以上老年人为 3588 万人，占总人口的 28.4%，80 岁以上老年人为 1125 万人，占总人口的 8.9%。与老龄化趋势相呼应，以老年人为对象的内镜操作也在增加。由于许多老年患者全身状态不佳或合并其他疾病，所以在内镜检查和治疗中，需要比非老年患者更加注意。不少老年患者口服抗血小板药和抗凝药，在治疗前需要和医生确认用药，并做好准备，以便在治疗过程中出血时能够及时应对。对老年人使用与普通人群相同剂量的镇静药可能导致过度镇静，故监测意识及呼吸循环系统也非常重要，需要助手特别关注。特别是 80 岁以上患者跌倒的风险很高，要注意其进出内镜室的过程。

关于解痉剂，由于 80 岁以上患者可能患有未被诊断的心脏疾病，原则上不使用丁溴东莨菪碱。

（高桥俊将）

诀窍

大肠 ESD 的 ClutchCutter 操作诀窍

剪刀型器械 ClutchCutter（富士胶片公司）[1-3] 有两种尺寸，即短型（short type）（3.5 mm）和长型（long type）（5.0 mm）。现在不管是上消化道 ESD 还是大肠 ESD，3.5 mm 的 ClutchCutter 由于更容易旋转，所以主要使用这个型号。剪刀形状呈特征性的锯齿状，具有旋转功能，可以自由改变抓持方向，对准需要切开的方向很方便（**图 2-5-4**）。无须进行复杂的内镜操作，就可以通过该器械抓住并牵引组织进行切开和剥离。从标记到切开黏膜、剥离、止血及术后溃疡底部处理，只需这一个器械就能完成。通过反复进行抓住病灶并压迫→牵引→通电的基本操作，能完成切开剥离。此外，ClutchCutter 的锯齿形状，便于像止血钳一样进行凝固止血操作，术中出血控制非常容易 [2, 3]。

高频电刀使用的是爱尔博公司的 VIO3 和 VIO300D，局部注射液是透明质酸钠溶液（MucoUp，波士顿科学日本公司）和生理盐水的 1：1 混合溶液。此外，作为治疗的选项之一，可以选择联用 S-O clip 的口袋法（pocket-creation method, PCM），其中作为牵拉工具的是 S-O clip（ZEON 医疗公司）[4]。

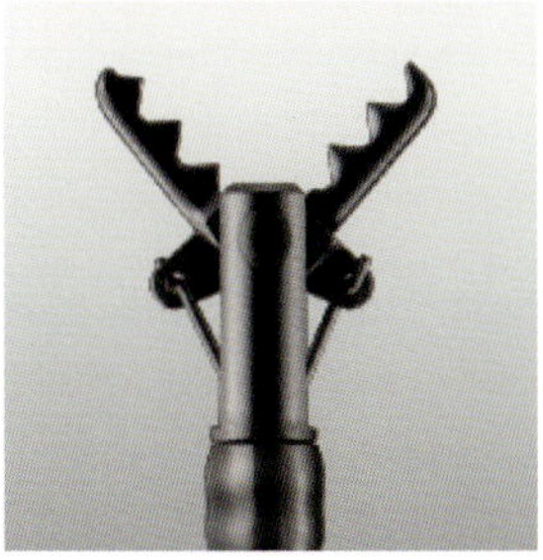

图 2-5-4 ClutchCutter 的结构

短型（short type）（3.5 mm）锯齿状，外侧有绝缘涂层。

ClutchCutter 无论从哪里都可以自由开始全周切开（不需要预切开）。基本上从肛侧先用 ClutchCutter 切开半周左右黏膜后，再进行剥离。切开周围黏膜时，只要充分抓住组织切开，就能正好以合适的深度切开（**图 2-5-5a、b**）。当黏膜打滑怎么也抓不住组织时，可以在打开 ClutchCutter 的状态下，用内镜电切模式（Endocut mode）通电，就能挂住黏膜，从而抓住组织，这个方法（open-cut method, OCM）可以在黏膜打滑或有高度纤维化无法抓住组织时使用（**图 2-5-5c、d**）。切开后，一旦潜入黏膜下层，剥离就能容易地进行。抓住组织，用强制电凝（forced coagulation）模式电凝后，一边向跟前轻轻拉动 ClutchCutter，一边用内镜电切模式剥离。

切开黏膜或黏膜下层可见粗血管时，先用强制电凝模式进行预电凝（pre-coagulation），此时快速踩数次踏板（rapid step）进行数次电凝后，用内镜电切模式切开，就不会出血（**图 2-5-5e、f**）。即使在已经出血的情况下，观察到出血的血管后，也可抓住该血管进行柔和电凝（soft coagulation）或强制电凝来止血。

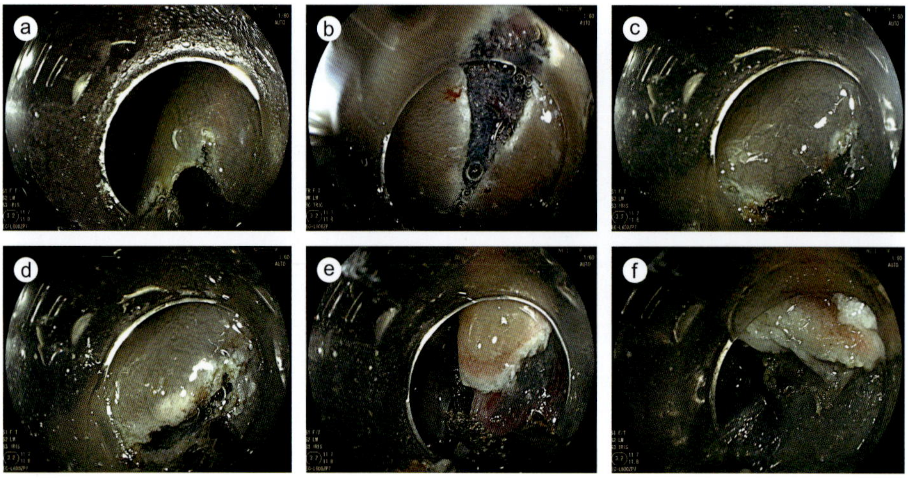

图 2-5-5 ClutchCutter 手法的图像

快速踩板法（rapid step）：间歇性地数次快速踩通电踏板，每次间隔约 0.5 秒进行电凝的方法。针对中等粗细以下的血管，这个方法可使血管壁不破裂，而是逐渐凝固，这样就可以不出血地切断血管。这个方法不需要把电凝模式调成柔和电凝进行血管处理，而是与剥离操作使用相同的电凝模式，通过改变踩踏板的方式来处理血管，可以节省操作时间，非常有效。用强制电凝模式数次电凝后的血管，只要用内镜电切模式 I 就可以很顺利地切断。

在笔者等最近的大肠 ESD 研究中，特别是在非熟练术者操作时，ClutchCutter 与 FlushKnife 相比，操作时间明显短（52 min vs. 67 min，P=0.038），并且 ClutchCuter 和 S-O clip 联用与单独使用 ClutchCutter 相比，能显著缩短操作时间（42 min vs. 65 min，P=0.036），报告显示，ClutchCutter 是适合非熟练术者安全、顺利地进行 ESD 的设备之一[5]。

参考文献

[1] AKAHOSHI K, AKAHANE H, MURATA A, et al. Endoscopic submucosal dissection using a novel grasping type scissors forceps. Endoscopy, 2007, 39: 1103-1105.

[2] DOHI O, YOSHIDA N, NAITO Y, et al. Efficacy and safety of endoscopic submucosal dissection using a scissors-type knife with prophylactic over-the-scope clip closure for superficial non-ampullary duodenal epithelial tumors. Dig Endosc, 2020, 32: 904-913.

[3] DOHI O, YOSHIDA N, TERASAKI K, et al. Efficacy of ClutchCutter for standardizing endoscopic submucosal dissection for early gastric cancer: a propensity score-matched analysis. Digestion, 2019, 100: 201-209.

[4] SAKAMOTO N, OSADA T, SHIBUYA T, et al. The facilitation of a new traction device（S-O clip）assisting endoscopic submucosal dissection for superficial colorectal neoplasms. Endoscopy, 2008, 40: E94-95.

[5] INOUE K, YOSHIDA N, DOHI O, et al. Effects of the combined use of a scissor-type knife and traction clip on endoscopic submucosal dissection for colorectal tumors: a propensity score-matched analysis. Endosc Int Open, 2021, 9: E1617-E1626.

（土肥统）

病例 6

- 80 多岁，女性。
- 大肠腺瘤内镜治疗后随访下消化道，内镜检查发现左侧横结肠前次用冷圈套器息肉切除术（CSP）分次切除治疗后的位置上出现了复发病灶（前次病灶病理为低异型度腺瘤）。
- 位于左侧横结肠长径 12 mm 的病灶（**图 2-6-1**）。

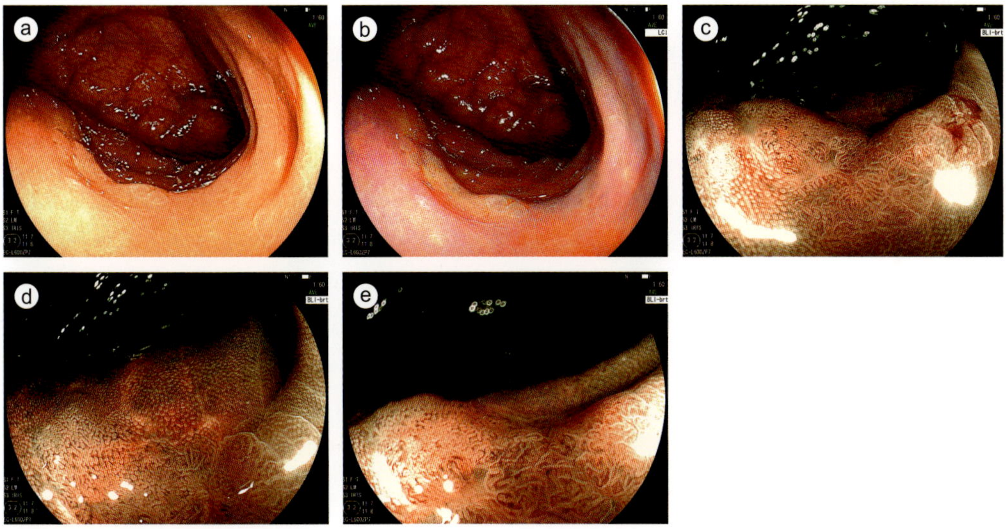

图 2-6-1 内镜检查图像

a、d. 白光。b. 联动成像技术（LCI）。c~e. 蓝激光成像技术（BLI）。

问题 1 肉眼形态分类是什么？

① Ⅱa 型

② Ⅱb 型

③ Ⅱc 型

④ Ⅰs 型

问题 2 内镜诊断是什么？

① 增生性息肉，无蒂锯齿状病变（SSL）

② 低异型度腺瘤

③ 高异型度腺瘤，腺癌（Tis~T1a）

④ 腺癌（T1b 以深）

⑤ 其他

问题 3 治疗方案是什么？

① 随访

② 息肉切除术［包括冷圈套器息肉切除术（CSP）］

③ 内镜黏膜切除术（EMR）

④ 内镜黏膜下剥离术（ESD）

⑤ 外科切除

答案

问题 1 ① Ⅱa 型

问题 2 ③ 疑似高异型度腺瘤（病理诊断结果为 ② 低异型度腺瘤）

问题 3 ④ ESD

白光观察读片

- 位于左侧横结肠长径 12 mm 的稍褪色调的表面隆起型病灶。表面平滑，没有粗糙黏膜和深凹陷。周围可见前次治疗的瘢痕引起的牵拉。

BLI 放大观察读片

- 病灶肛侧树枝状整齐的表面结构形态（surface pattern）和边缘清晰极少不规则的表面结构形态（surface pattern）混合在一起，血管形态（vessel pattern）也呈不均匀分布。
- 病灶口侧可见圆形腺管开口（pit）样结构的表面结构形态（surface pattern）和粗细不同的血管形态（vessel pattern）。不规则部分虽然不多但仍存在，故诊断为 JNET 2B 型。

综合内镜诊断 内镜治疗后瘢痕处复发的高异型度腺瘤

治疗

- 本例诊断为内镜治疗后复发的腺瘤，怀疑高度纤维化，选择 ESD 进行了一次性完整切除。
- CluchCutter 切开全周黏膜后，在肛侧夹上 S-O clip，得到良好的剥离面，从肛侧进行整块剥离（图 2-6-2）。
- 术中只发现轻度纤维化（操作时间 19 分钟）。

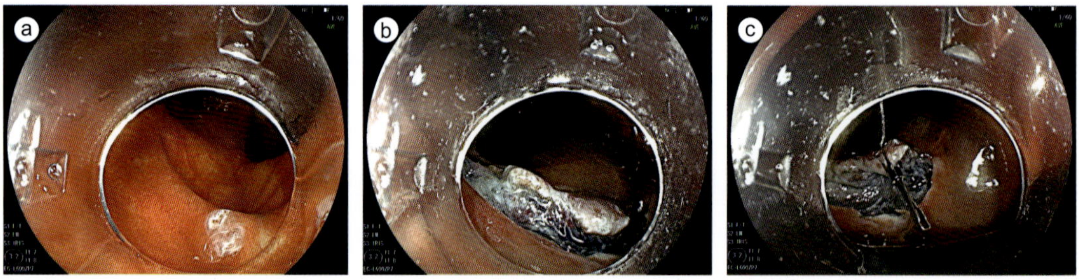

图 2-6-2 内镜治疗图像

a. 治疗前。b. 全周切开。c. 用 S-O clip 牵引。d. 黏膜下层。e. 剥离。f. 一次性切除。g. 病理复原图。
本例未见需积极怀疑癌的不规则形态，病灶 12 mm，也可考虑用水下 EMR（underwater EMR）切除。最终决定治疗方案时也需考虑医院技术水平和惯用手法。

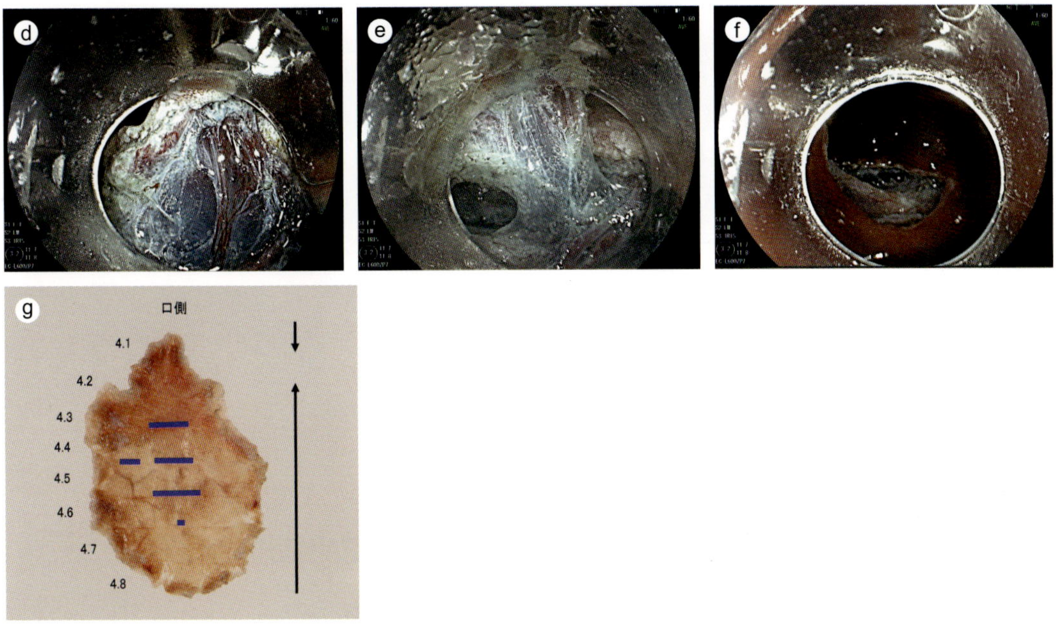

图 2-6-2　（续）

病理诊断（图 2-6-3）

低异型度腺瘤，pHM0，pVM0。

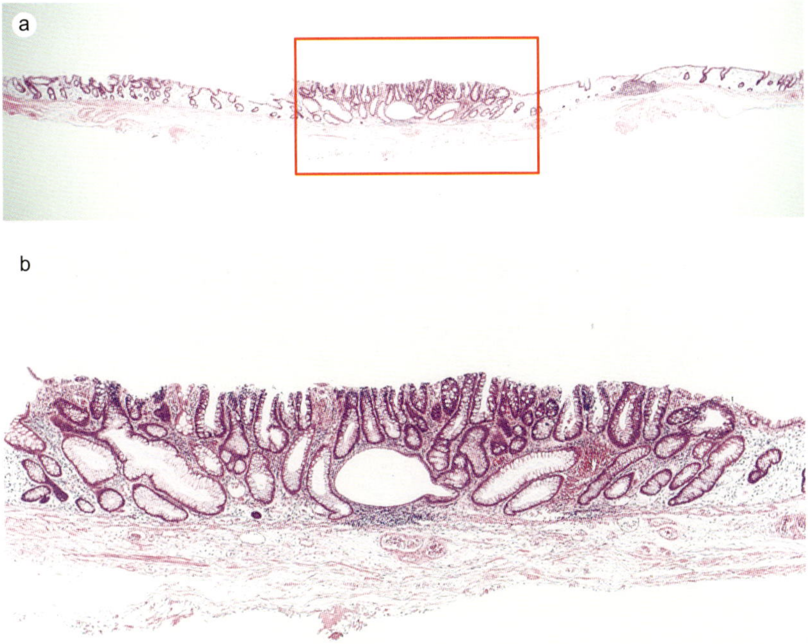

图 2-6-3　病理组织学图像

a. 放大镜图像。b. 低倍放大图像。

内镜可见不规则，怀疑是高异型度腺瘤，但病理显示腺管异型不强，诊断为低异型度腺瘤。

本例要点

- 在本例中，由于患者高龄，对左侧横结肠长径 14 mm 的腺瘤采用了分次 CSP，切除后 6 个月后复发。怀疑高度纤维化，因而实施 ESD。
- 放大观察可见轻微的不规则，不能否定高异型度腺瘤的可能性，但是对于极轻度的不规则表现，诊断结果是低异型度腺瘤的情况也并不少，故需在知情同意和决定治疗方案时特别注意。
- 进行内镜治疗时，应充分注意分次切除的复发风险。

（北江博晃）

内镜技师笔记

11. 病理检查切端阳性时选择随访的情况

在内镜治疗后的病理检查中出现切端阳性的情况并不少见。此后选择外科手术还是追加内镜治疗，抑或是随访，要根据病灶是不是癌、阳性的是水平切端还是垂直切端等来决定。黏膜下层癌的垂直切端呈阳性时，即使追加内镜治疗，完全切除的可能性也很低，这被认为是外科手术的绝对适应证。当出现水平切端阳性，这通常是由对切除标本的热凝固而造成的，实际上残留在肠内的病灶会很少。如果是良性病灶（腺瘤或 SSL 等），在临床上不会太介意，但如果是黏膜内癌，则需严格随访，一般都会短期内进行内镜随访。

（高桥俊将）

病例 7

- 70 多岁，男性。
- 2016 年，对横结肠 0 - Ⅱa 型多个病灶用冷圈套器息肉切除术（CSP）分次切除，其后仅回收了部分标本，病理结果是黏膜内癌（cancer in adenoma），切端不详。
- 随访下消化道内镜检查中发现位于横结肠的病灶。
- 位于横结肠长径 8 mm 的隆起型病灶（图 2-7-1）。

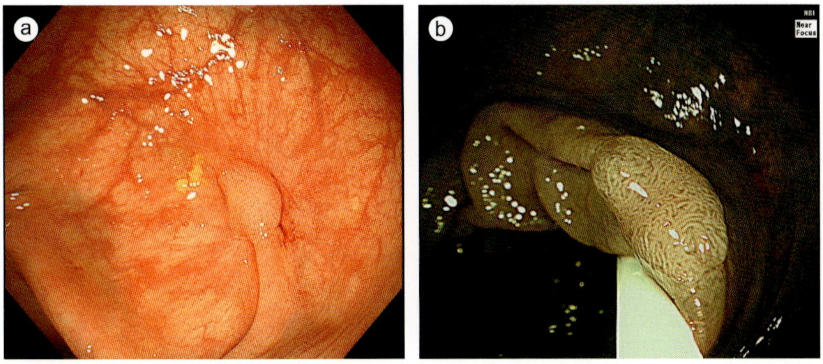

图 2-7-1 内镜检查图像

a. 白光。b. 窄带成像技术（NBI）。

问题 1 肉眼形态分类是什么？

① Ⅱa 型
② Ⅰs 型
③ Ⅰp 型

问题 2 内镜诊断是什么？

① 增生性息肉，无蒂锯齿状病变（SSL）
② 低异型度腺瘤
③ 高异型度腺瘤，腺癌（Tis~T1a）
④ 腺癌（T1b 以深）
⑤ 其他

问题 3 治疗方案是什么？

① 随访
② 息肉切除术［包括冷圈套器息肉切除术（CSP）］
③ 内镜黏膜切除术（EMR）
④ 内镜黏膜下剥离术（ESD）
⑤ 外科切除

答案

问题 1 ② Ⅰs 型

问题 2 ② 低异型度腺瘤

问题 3 ② CSP

白光观察读片

- 长径 8 mm 的表面平滑的隆起型病灶，周围有前次内镜治疗引起的牵拉。

NBI 放大观察读片

- 表面结构形态（surface pattern）呈从树枝状到管状的规则纹理，血管形态（vessel pattern）未见粗细不同，分布均匀。

治疗

- 从病程考虑为恶性病灶治疗后复发，但病灶放大观察呈腺瘤表现，且肿瘤直径小于 10 mm，瘢痕不明显，故再次选择 CSP 实施了一次性完整切除（**图 2-7-2**）。

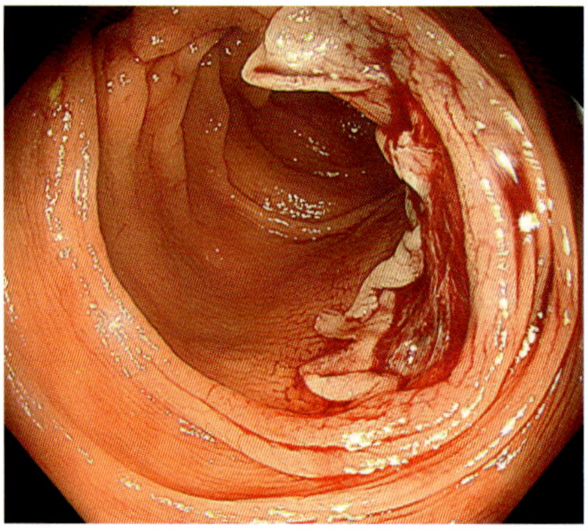

图 2-7-2 内镜治疗后

病理诊断（图 2-7-3）

管状腺瘤伴中度异型，pHMX，pVM0。

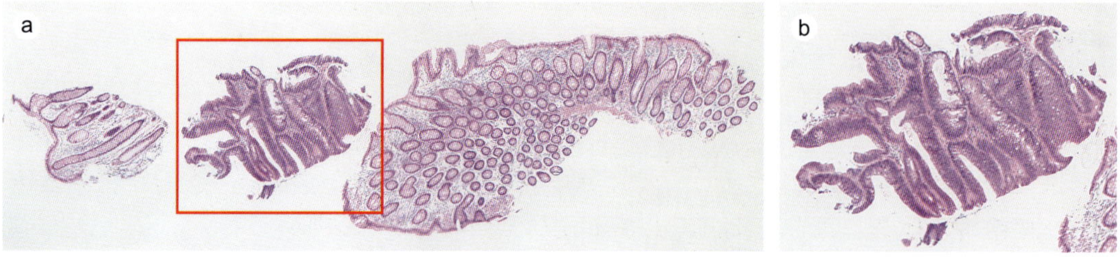

图 2-7-3 病理组织学图像

a. 放大镜图像。b. 低倍放大图像。

本例病程

- 复发病灶切除后标本的病理学水平切端不详，但因其为良性病灶，故选择了随访。3 个月后内镜检查未见复发，之后每年进行一次内镜检查，24 个月后内镜检查也未见复发。

讨论：病例展示

再给大家看一例 CSP 后复发病例的治疗。长径 10 mm 的表面隆起型病灶，NBI 放大可见轻度的不规则和规则之间的边界线（boarder line），诊断为低异型度腺瘤，施行了 CSP（**图 2-7-4**）。

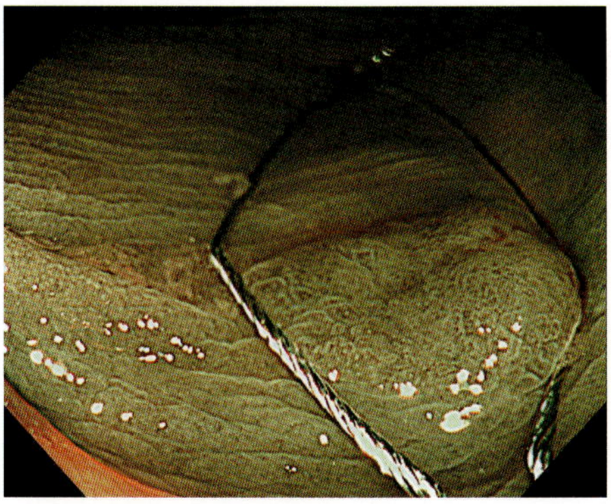

图 2-7-4　NBI 图像

初次治疗的 NBI 图像。

病理诊断是低异型度腺瘤，但因标本断裂，无法判断切端。12 个月后随访内镜检查，发现该部位有 5 mm 左右的复发病灶（**图 2-7-5**）。

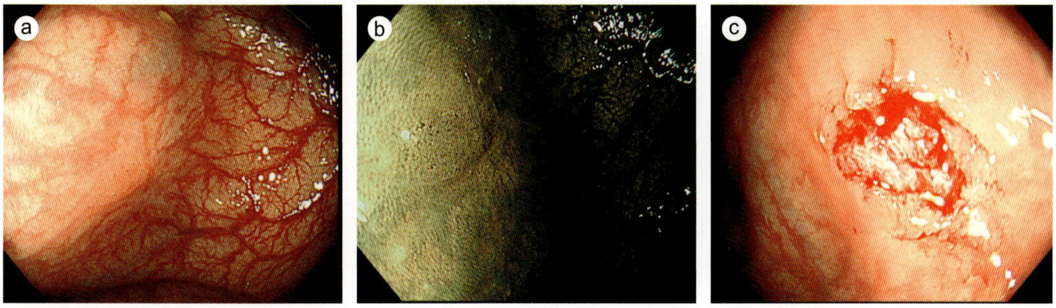

图 2-7-5　内镜检查图像

a. 白光。b. NBI。c. CSP 之后。

病灶是小于 10 mm 的复发病灶，且可见规则和不规则之间的边界线，诊断为低异型度腺瘤，瘢痕也不明显，因此再次进行 CSP 并实施了一次性完整切除。

病理诊断为低异型度腺瘤，切端不详。

24 个月内镜检查未见明显复发。

本例要点

- 一般来说，对于 EMR 后复发，如果复发病灶是良性的且较小，多选择 EMR 或息肉切除术，如果复发病灶是恶性的或较大，则多选择 ESD。最近普及开展的 CSP 治疗后瘢痕大多不如 EMR 显著，如果复发病灶为良性且不到 10 mm，也是可以用 CSP 再次治疗的，本院一般对这种病灶优先选择 CSP 并随访。目前已经进行了 40 多例，全部病例随访时间超过 24 个月，再次复发率为 2.5%，效果良好[1]。我们的研究显示，CSP 后病灶小于 10 mm 时复发率为 1.4%，病灶 10~14 mm 时复发率为 5.4%，病理切端阳性是危险因子。做随访内镜检查时，对 CSP 后瘢痕也要尽量仔细观察。

参考文献

[1] MURAKAMI T, YOSHIDA N, YASUDA R, et al. Local recurrence and its risk factors after cold snare polypectomy of colorectal polyps. Surg Endosc, 2020, 34: 2918–2925.

（中野贵博）

内镜技师笔记

12. EMR 复发的危险因子

在 EMR 中，治疗对象的肿瘤直径越大，分片 EMR（PEMR）的分次片数越多，局部复发就越多。大的圈套器虽然有用，但是使用起来不方便。对于大的肿瘤，使用小的圈套器可能会造成分次切除，所以必须慎重选择圈套器。一次性完整切除后的复发率为 1%~2%，但有报告指出，4 片及以上的多片切除后的复发率为 20%~30%。如果存在复发的可能性，会不得不要求患者接受多次内镜检查，这会造成患者负担。EMR 后一旦复发，治疗不得不考虑 ESD，甚至外科手术等，所以希望尽可能一次性完整切除。还有，CSP 的复发率也有 1%~5%。

（高桥俊将）

病例 8

- 60 多岁，男性。
- 因粪便隐血阳性行下消化道内镜检查，发现横结肠病灶。
- 位于横结肠长径 3 mm 的隆起型病灶（**图 2-8-1**）。

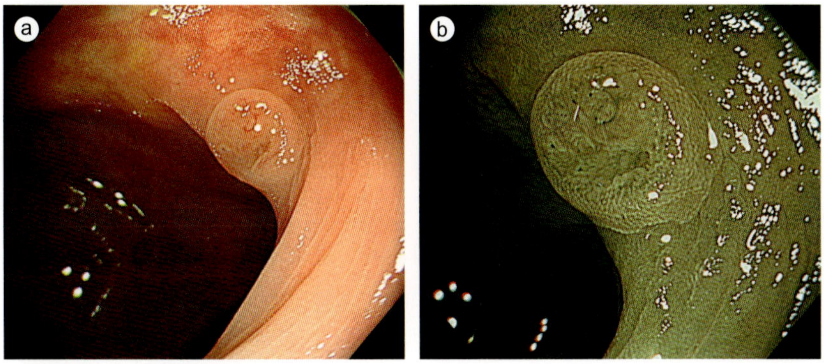

图 2-8-1 内镜检查图像
a. 白光。b. 窄带成像技术（NBI）。

问题 1 肉眼形态分类是什么？

① Ⅱa 型
② Ⅱa + Ⅱc 型
③ Ⅱc 型
④ Ⅰs 型

问题 2 内镜诊断是什么？

① 增生性息肉
② 无蒂锯齿状病变（SSL）
③ 低异型度腺瘤
④ 高异型度腺瘤 /Tis

问题 3 治疗方案是什么？

① 随访
② 息肉切除术［包括冷圈套器息肉切除术（CSP）］
③ 内镜黏膜切除术（EMR）
④ 内镜黏膜下剥离术（ESD）
⑤ 外科切除

答案

问题 1 ② Ⅱa + Ⅱc 型

问题 2 ② SSL 但存在异型增生（dysplasia）的可能性

问题 3 ③ EMR

白光观察读片

- 伴有中央凹陷的长径 3 mm 的扁平隆起型病灶，肉眼形态为Ⅱa + Ⅱc 型。

NBI 放大观察读片

- 可见呈现为扩张黑点的腺管扩张表现，以及不形成网状的粗径血管，诊断为 JNET 1 型。
- 凹陷部分的表面结构形态（surface pattern）比较不清晰，血管形态（vessel pattern）可见血管增生比较明显，加上白光观察的表现，考虑为 SSL 伴异型增生（dysplasia）（图 2-8-2）。

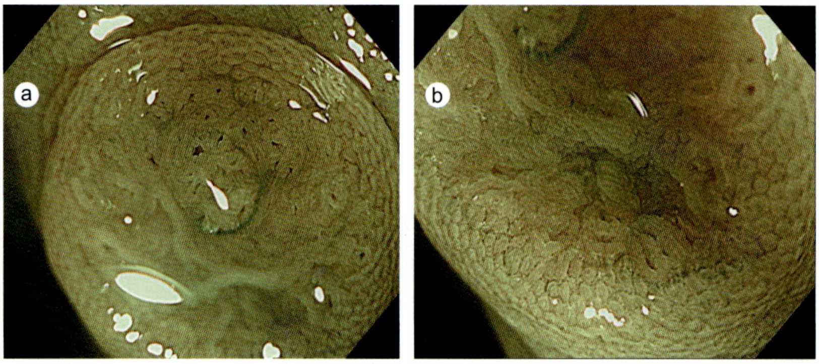

图 2-8-2 NBI 图像

治疗

- SSL + 异型增生（dysplasia）：怀疑无蒂锯齿状病变伴异型增生（SSLD）而选择了 EMR。

病理诊断（图 2-8-3）

SSL 伴异型增生［内翻性生长（+ inverted growth）］，pHM0，pVM0。

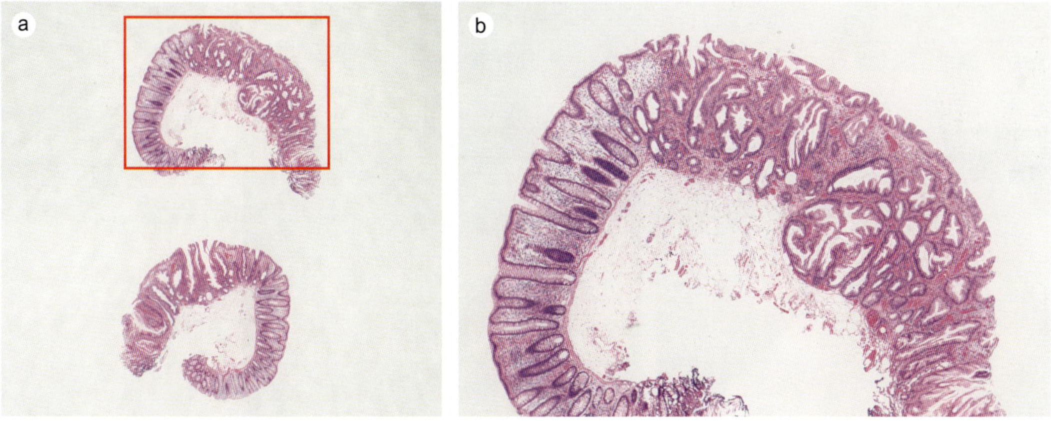

图 2-8-3 病理组织学图像

a. 放大镜图像。b. 低倍放大图像。

讨论：病例展示

在实际临床中，小于 5 mm 的小 SSL 也不在少数，有时会给诊断带来困扰，因此在此介绍几例病例。

图 2-8-4 所示为位于横结肠 2 mm 的 SSL，NBI 放大观察，因病灶表面附着黏液，故仅可见少许腺管扩张。

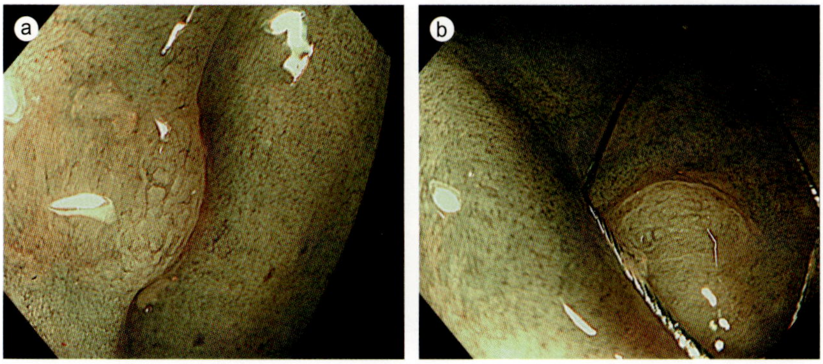

图 2-8-4 内镜检查图像

a、b. NBI。

图 2-8-5 所示为 3 mm 的升结肠病灶，如果用白光观察，很难判断是增生性息肉还是 SSL。蓝激光成像技术（BLI）放大观察可见血管扩张和腺管扩张，可以诊断为 SSL。

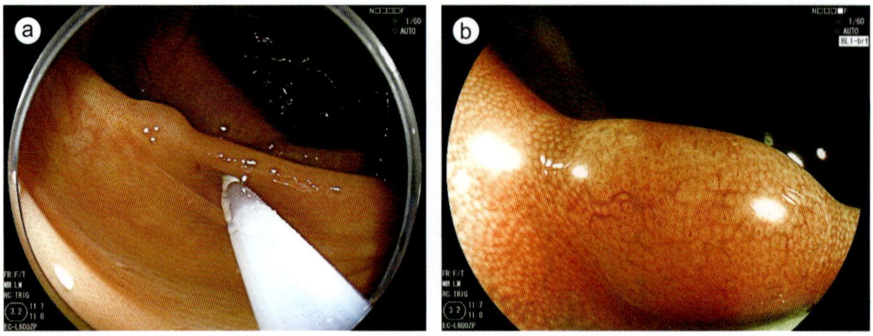

图 2-8-5　内镜检查图像
a. 白光。b. BLI。

图 2-8-6 所示为 4 mm 的 SSL，伴有网状血管，与腺瘤鉴别困难。表面结构形态（surface pattern）呈圆形扩张，血管形态（vessel pattern）未见腺瘤的特征性蛇形弯曲，比较平直，可以诊断为 SSL。

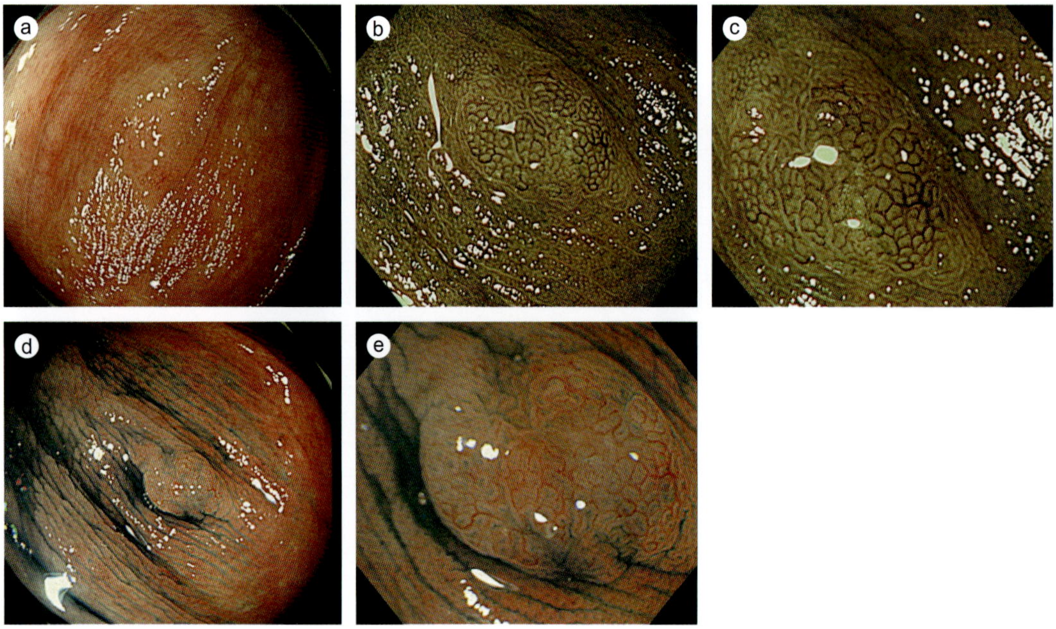

图 2-8-6　内镜检查图像
a. 白光。b、c. NBI。d、e. 喷洒靛胭脂。

这些病灶呈现网状血管形态（vessel pattern），是必须与腺瘤或 SSL 伴异型增生（dysplasia）进行鉴别的病灶。白光下异型增生部多发红或隆起。此外，在 NBI 或 BLI 下可见肿瘤性血管分布呈均匀及不均匀混合的网状血管形态（vessel pattern）。

图 2-8-7 所示为 SSL 伴异型增生的病例。位于盲肠长径 25 mm 的褪色调平坦隆起型病灶，表面有光泽且平滑。未见很深的凹陷或粗糙黏膜。在 NBI 放大观察下，可见黏液附着，并可见扩张血管和锯齿状腺管开口（pit）样结构，虽有少许网状形状，但仍诊断为 SSL。

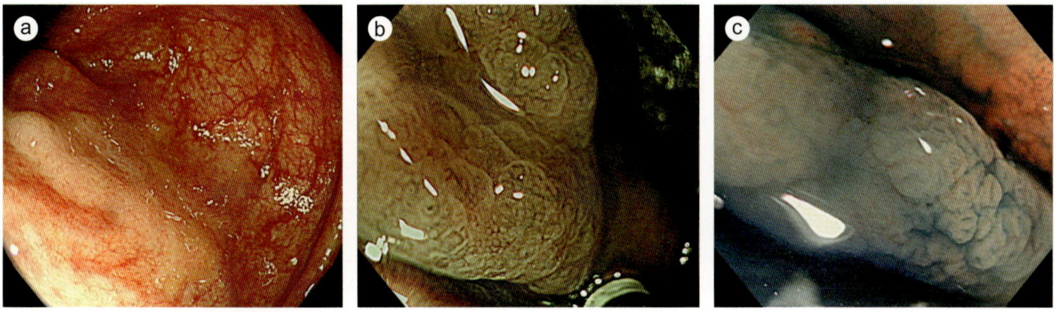

图 2-8-7　内镜检查图像

a. 白光。b. NBI。c. 喷洒靛胭脂。

由于怀疑病灶伴异型增生，用 ESD 进行了一次性完整切除（操作时间 43 分钟）。在切除后的放大观察中，可见网状血管密集的区域（**图 2-8-8b** 红箭头）。血管密集的部位可见异型腺管，故病理诊断为 SSLD。本例中，与背景扩张的锯齿状腺管相比，具有密集网状血管的区域可见高低无差异的管状腺瘤。即使在白光观察中，病灶未见发红、颗粒及凹陷且比较平滑，但若发现有网状血管的区域，也应怀疑合并异型增生。

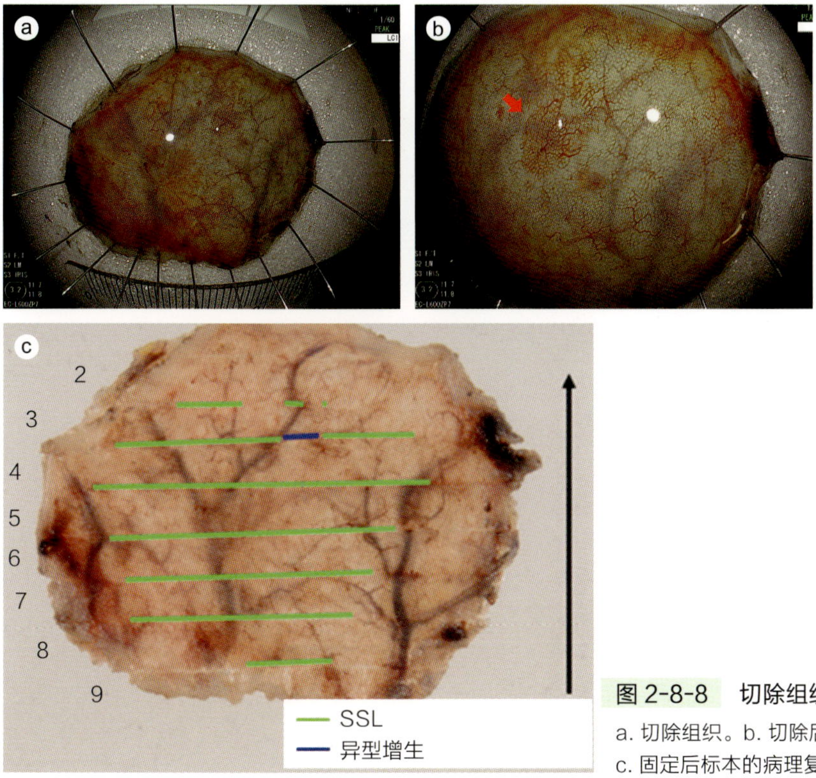

图 2-8-8　切除组织图像

a. 切除组织。b. 切除后的放大图像。
c. 固定后标本的病理复原图。

图 2-8-9 所示为通过放大 BLI 诊断为 SSL 伴异型增生的病例。对长径 20 mm 的升结肠 SSL，通过 BLI 放大观察发现肿瘤性血管，诊断为异型增生。

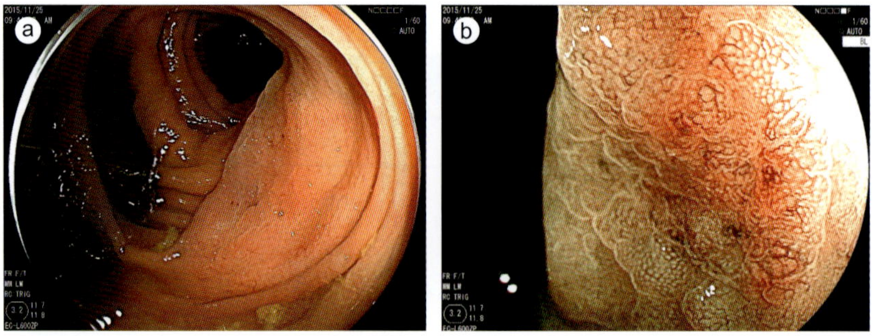

图 2-8-9 内镜检查图像

a. 白光。b. BLI。

（吉田直久）

内镜技师笔记

13. 虽小但恶性程度很高的凹陷型病灶

大肠息肉多是隆起型或表面隆起型病灶，凹陷型病灶非常罕见，肉眼形态分类标记为Ⅱc 型，和表面隆起型病灶同时出现时标记为Ⅱa + Ⅱc 型。由于凹陷型病灶在大小较小的阶段也有向黏膜下层深部浸润的倾向，因此在诊断和治疗上需要比隆起型病灶更加注意，需通过 EMR 或 ESD 进行一次性完整切除。

（高桥俊将）

病例 9

- 80 多岁，男性。
- EMR 后随访进行大肠内镜检查，发现了横结肠病灶。
- 位于横结肠长径 8 mm 的病灶（图 2-9-1）。

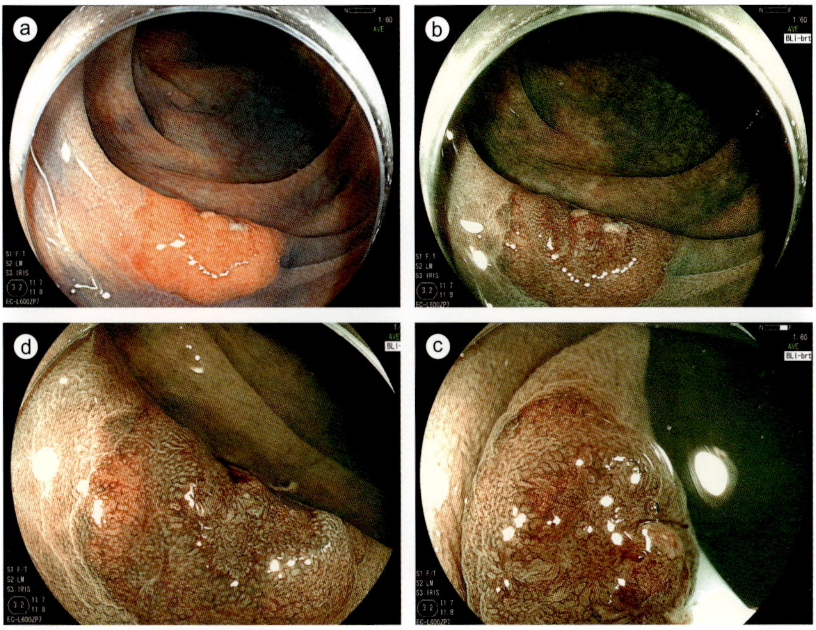

图 2-9-1 内镜检查图像

a. 白光。b～d. 蓝激光成像技术（BLI）。

问题 1 肉眼形态分类是什么？

① Ⅰs 型
② Ⅱa 型
③ Ⅱa + Ⅱc 型
④ Ⅱc 型

问题 2 内镜诊断是什么？

① 增生性息肉，无蒂锯齿状病变（SSL）
② 低异型度腺瘤
③ 高异型度腺瘤，腺癌（Tis～T1a）
④ 腺癌（T1b 以深）
⑤ 其他

问题 3 治疗方案是什么？

① 随访
② 息肉切除术［包括冷圈套器息肉切除术（CSP）］
③ 内镜黏膜切除术（EMR）
④ 内镜黏膜下剥离术（ESD）
⑤ 外科切除

答案

问题 1 ③ Ⅱa + Ⅱc 型

问题 2 ④ 疑似腺癌（T1b）（病理诊断结果为 ③ Tis）

问题 3 ③ EMR

白光观察读片

- 位于横结肠长径 8 mm 的Ⅱa + Ⅱc 型病灶。凹陷面较浅，其表面可见凹凸不平。整体伸展性良好。

NBI 放大观察读片

- 凹陷部分的表面结构形态（surface pattern）整体可见明显的不规则，其中部分结构不清晰。血管形态（vessel pattern）可见粗血管的中断。
- 边缘隆起部可见肿瘤性和非肿瘤性结构混合存在。

  诊断为 JNET 3 型。

腺管开口形态（pit pattern）观察读片

- 边缘隆起部可见正常和不规则的腺管开口（pit）混合。凹陷部表面结构整体表现为高度不规则和无构造。也需考虑到糜烂导致染色不良的可能性。
- 在 BLI + 结晶紫染色模式下，观察结晶紫染色不良部分。如果该部分显示为粗径血管及无血管，就可以诊断为结构破坏，并怀疑为 T1b。
- 然而，当肿瘤表面的炎症（糜烂等）过于明显，往往难以判断。根据本例的表现，不能排除炎症的可能性，因此不能确定诊断（图 2-9-2）。

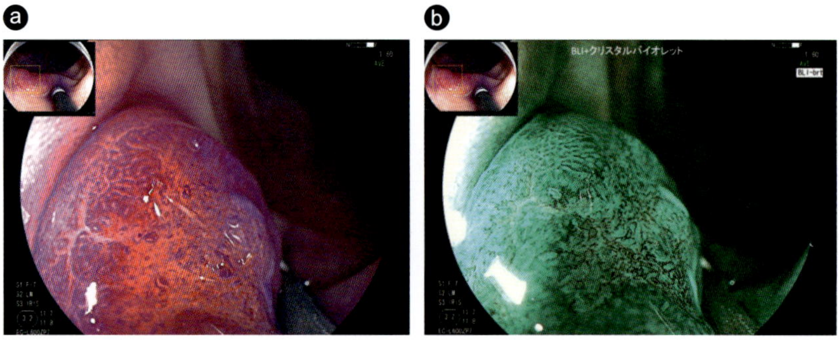

图 2-9-2 内镜检查图像

a. 结晶紫染色。b. 结晶紫染色 + BLI。

综合内镜诊断 腺癌（T1b），或凹陷部分为伴有糜烂的黏膜内癌

治疗

- 以诊断性治疗为目的进行了预切开 EMR（precutting EMR）。

病理诊断（图 2-9-3）

tub1，pTis，ly0，v0，pHM0，pVM0。

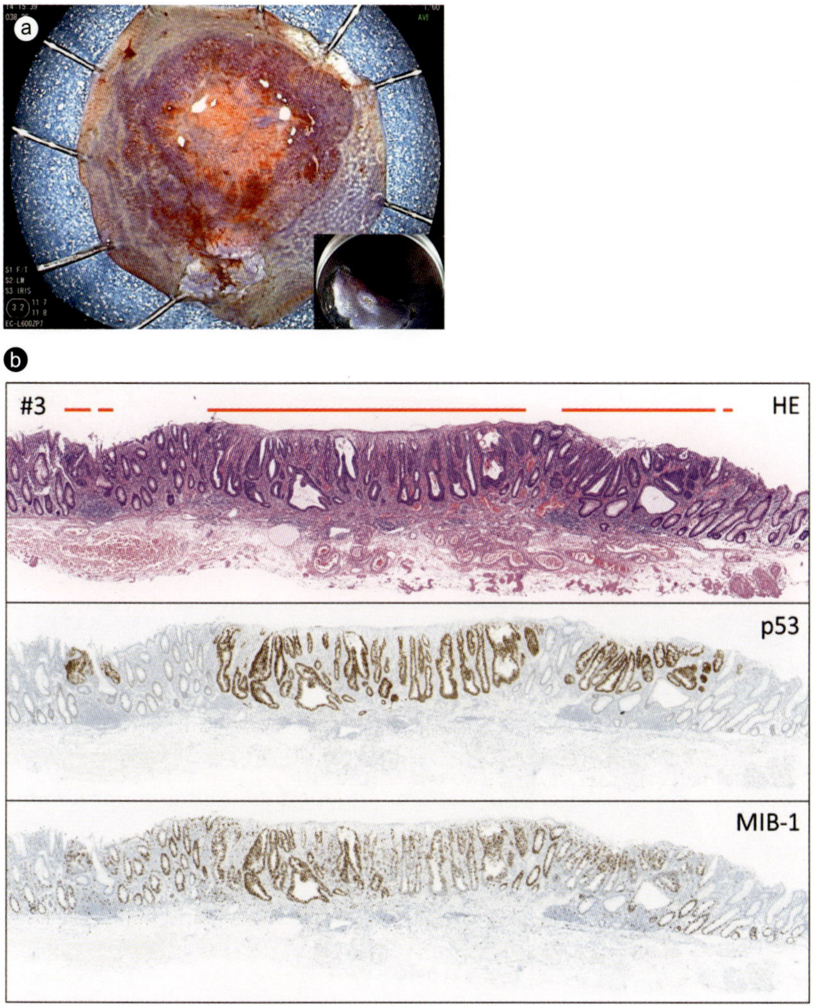

图 2-9-3　病理组织学图像

a. 切除后的组织像。b. 低倍放大图像。c、d. 与内镜的对比。e. 放大镜像。f. 病理复原图。
（由日本新潟大学医学部临床病理学专业味冈洋一老师提供）

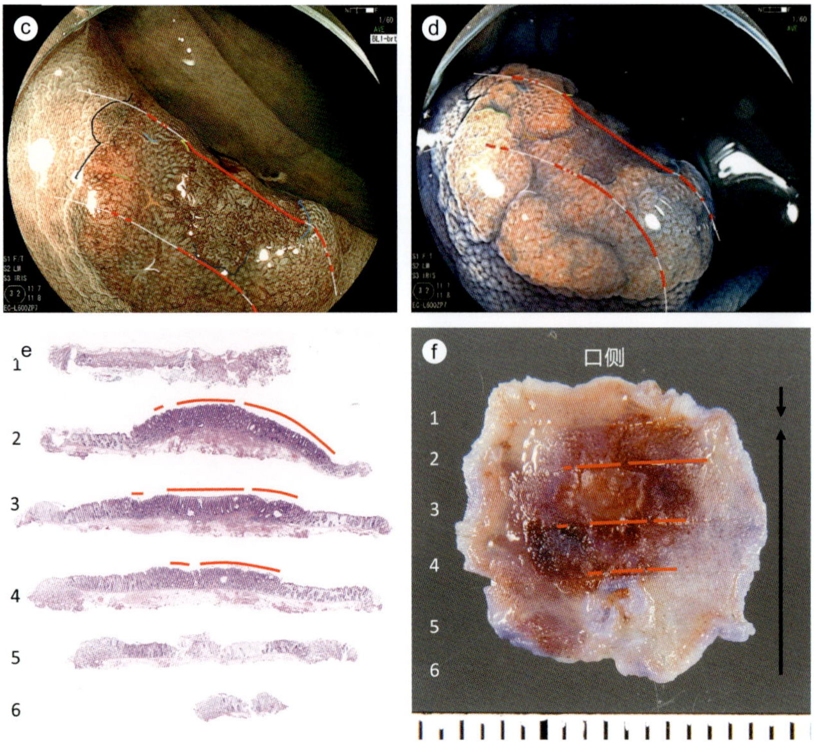

图 2-9-3

（本例在 2019 年 1 月的早期胃癌研究会上展示过）

本例要点

- 白光观察只可见轻度凹陷，未见浸润表现，但放大观察怀疑有显著的不规则或结构破坏的表现，诊断很困难。最后结果显示是由于病灶表面糜烂的影响，呈现了这样的放大内镜表现。
- 因放大内镜表现而困扰的情况下，需结合白光表现进行综合判断。

（吉田直久）

内镜技师笔记

14. ESD 病灶活检的意义

活检是在怀疑病灶是癌或无法确诊时进行的，但活检只能得到部分组织的性质信息。对于腺瘤和癌的混合病灶，癌部分不进行活检的话，就不能得到癌的诊断。此外，癌的浸润深度也无法通过只采集表层的活检来判断。因此，对于大肠肿瘤，能够整体进行深度诊断的内镜诊断更应重视，本院几乎不进行活检，直接进行治疗。

（高桥俊将）

病例 10

- 60 多岁，男性。
- 因腹泻原因待查行大肠内镜检查，发现位于乙状结肠的病灶。
- 位于乙状结肠长径 30 mm 的病灶（图 2-10-1）。

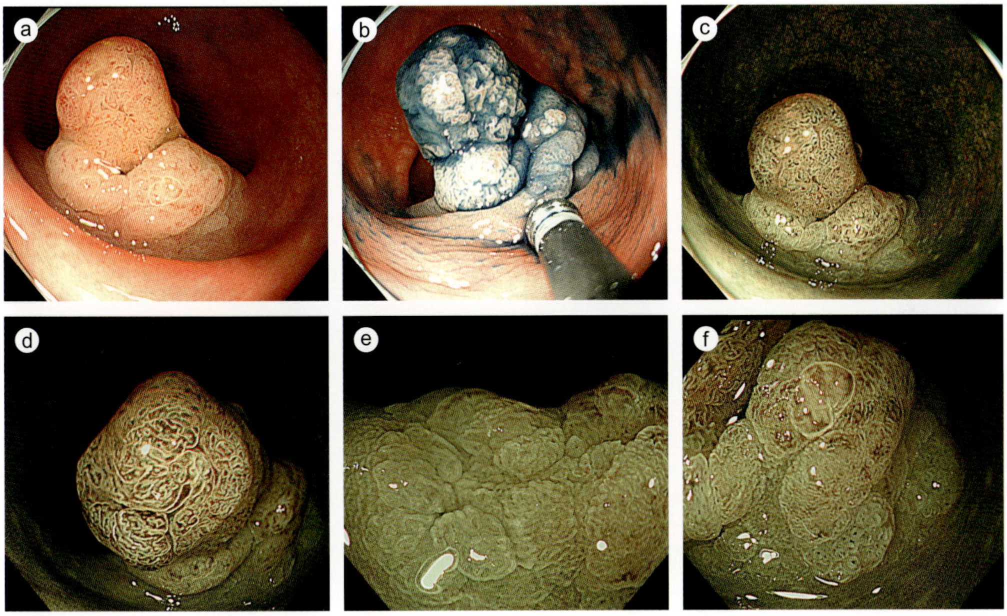

图 2-10-1 内镜检查图像

a. 白光。b. 喷洒靛胭脂。c. 窄带成像技术（NBI）。d. NBI（结节部分）。e、f. NBI（平坦部分）。

问题 1 肉眼形态分类是什么？

① Ⅰs 型

② Ⅱa 型

③ Ⅰs + Ⅱa 型

④ Ⅱa + Ⅰs 型

问题 2 内镜诊断是什么？

① 增生性息肉，无蒂锯齿状病变（SSL）

② 低异型度腺瘤

③ 高异型度腺瘤，腺癌（Tis~T1a）

④ 腺癌（T1b 以深）

⑤ 其他

问题 3 治疗方案是什么？

① 随访

② 息肉切除术［包括冷圈套器息肉切除术（CSP）］

③ 内镜黏膜切除术（EMR）

④ 内镜黏膜下剥离术（ESD）

⑤ 外科切除

答案

问题 1 ④ Ⅱa + Ⅰs 型

问题 2 ⑤ SSL 伴异型增生（dysplasia）

问题 3 ④ ESD

白光观察读片

- 位于乙状结肠长径 30 mm 的表面隆起型病灶，其左侧伴有结节。
- 结节部呈发红的绒毛状（villous）结构，平坦部表面平滑。表面型病灶部分占了整体病灶的一半以上，故肉眼形态为Ⅱa + Ⅰs 型。

NBI 放大观察读片

- 结节部表面结构形态（surface pattern）为绒毛状Ⅳ型腺管开口（pit）样结构，血管形态（vessel pattern）呈弥漫性茶褐色。
- 平坦部表面结构形态（surface pattern）为类圆形 pit 样结构，可见有些 pit 较大。

腺管开口形态（pit pattern）观察读片（图 2-10-2）

- 黄框部可见边缘为锯齿状的绒毛状Ⅳ型 pit。
- 绿框部为星芒状、锯齿状 pit。

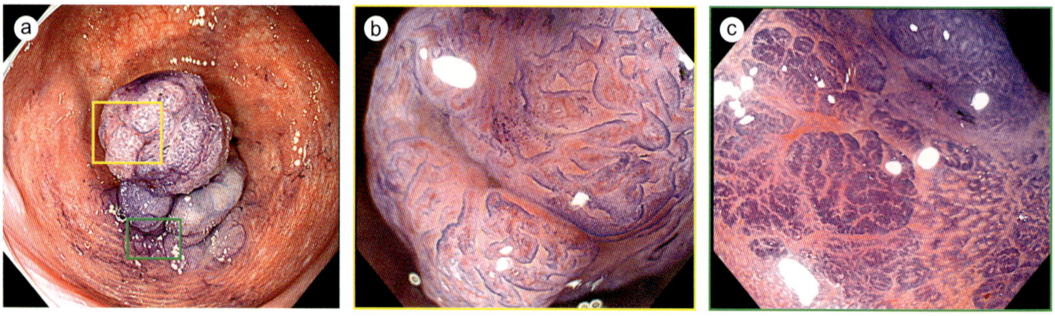

图 2-10-2 内镜检查图像

a. 结晶紫染色。b. 放大图像（黄框部）。c. 放大图像（绿框部）。

综合内镜诊断 SSL 伴异型增生

治疗

- 本例肿瘤长径为 30 mm，存在于皱襞上，为进行一次性完整切除实施了 ESD（操作时间 38 分钟）（图 2-10-3）。

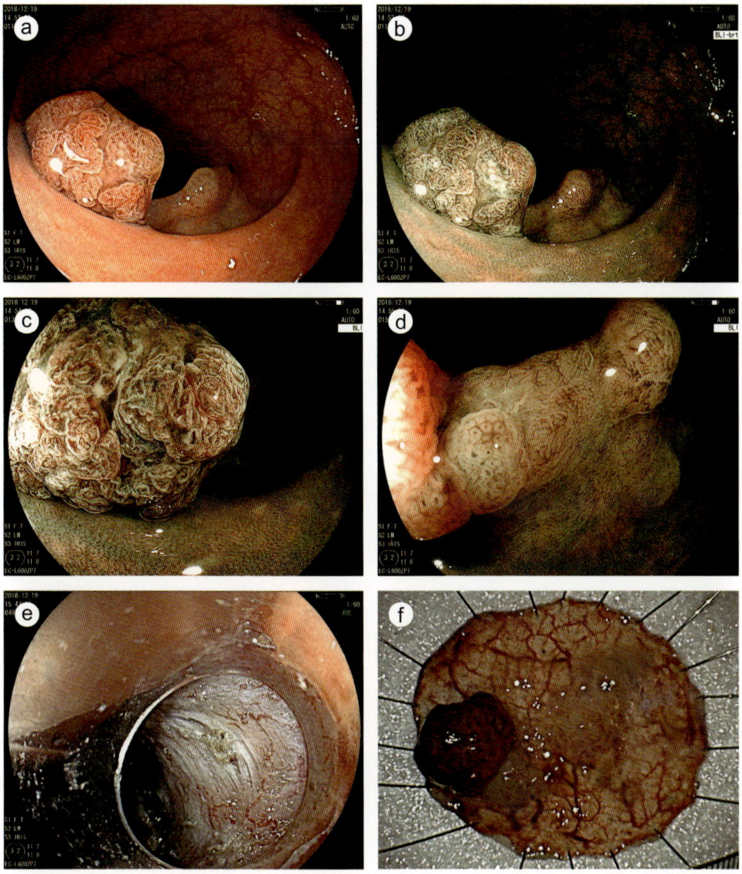

图 2-10-3 内镜治疗当天的图像

a. 白光。b. 蓝激光成像技术（BLI）。c. BLI（结节部）。d. BLI（平坦部）。e. ESD。f：ESD 切除标本。
NBI 和 BLI 可以进行同样的诊断，但是在 BLI 下表面结构形态（surface pattern）和血管形态（vessel pattern）常被整体增强。

病理诊断（图 2-10-4）

SSL 伴异型增生［传统锯齿状腺瘤样（TSA-like）］，pHM0，pVM0。

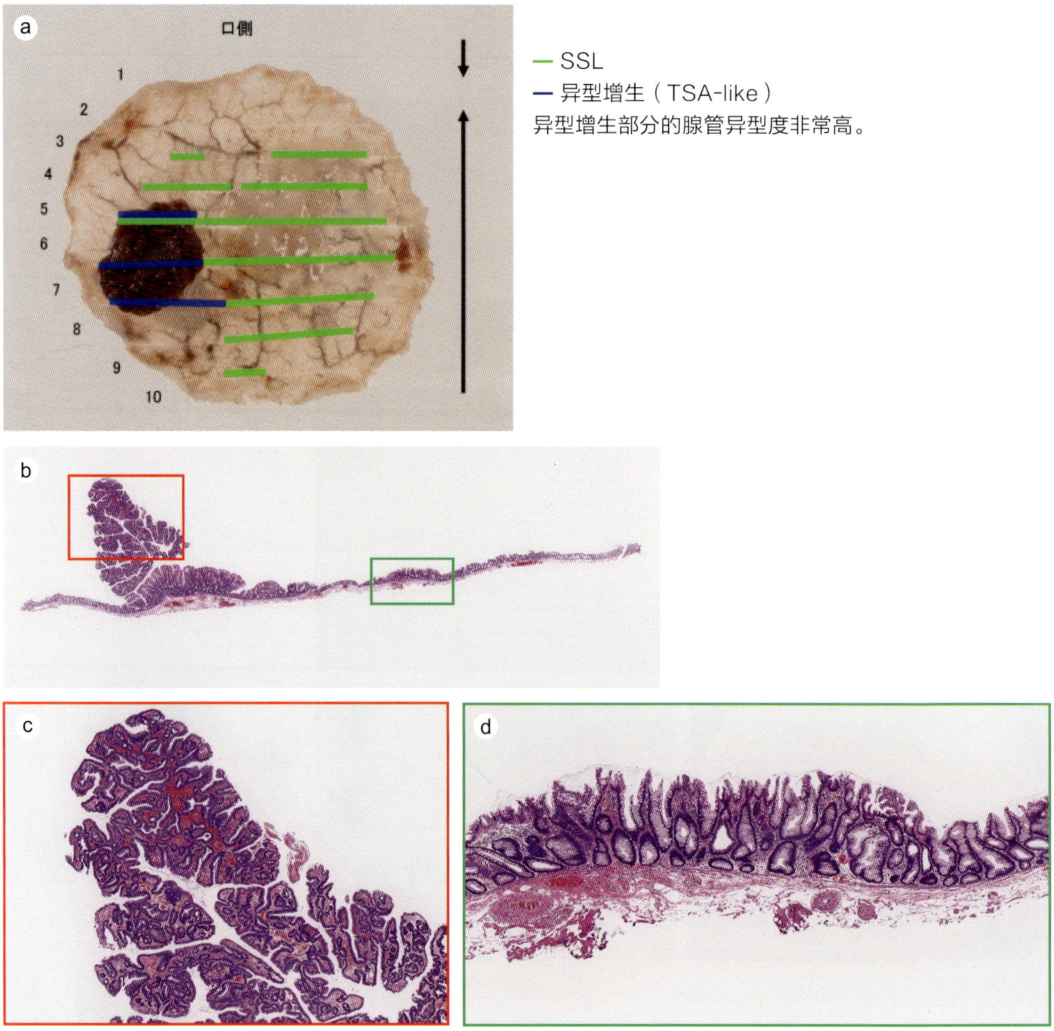

图 2-10-4　病理组织学图像

a. 病理复原图。b. 放大镜图像。c. 低倍放大图像（红框部）。d. 低倍放大图像（绿框部）。

本例要点

- SSL 主要发生在右半结肠，也有发生在左半结肠，两者的内镜和病理表现不同。
- 本例为锯齿状病变伴有肿瘤性变化，诊断为 SSL 伴异型增生，隆起部呈 TSA 样，不能否定 TSA + 增生性息肉的可能性，病理学上是很难诊断的病例。

（安田律）

内镜技师笔记

15. 锯齿状病变的分类

锯齿状病变分为：① 增生性息肉（hyperplastic polyp, HP）；② 无蒂锯齿状腺瘤 / 息肉（sessile serrated adenoma/polyp, SSA/P）；③ 传统锯齿状腺瘤（traditional serrated adenoma, TSA）。

SSA/P 好发于右半结肠，癌变的可能性较高。TSA 好发于左半结肠，和 SSA/P 一样有癌变的可能性，因此建议切除这些息肉。增生性息肉是良性的，癌变风险极低。SSA/P 或 HP 的病灶多比较平坦，TSA 多为隆起型病灶。

2019 年修订的世界卫生组织（WHO）分类将 SSA/P 分为无蒂锯齿状病变（sessile serrated lesion，SSL）和无蒂锯齿状病变伴异型增生（sessile serrated lesion with dysplasia，SSLD），本书使用的是这个分类法。以前的 SSA/P 和新命名的 SSL 可能会在临床上交替使用，请不要混淆。

（高桥俊将）

内镜技师
笔 记

16. SSA/P 是什么

SSA/P 是 sessile serrated adenoma/polyp 的简称，中文名为无蒂锯齿状腺瘤 / 息肉。

如前所述，在 2019 年 WHO 的分类中，SSA/P 被变更为无蒂锯齿状病变（sessile serrated lesion，SSL），伴有异型增生（dysplasia）的病灶被称为无蒂锯齿状病变伴异型增生（sessile serrated lesion dysplasia，SSLD），因此今后日本也将使用 SSL、SSLD 这些名称。SSL 占大肠息肉的 7%，并非罕见息肉。此外，70% 的大肠癌是由腺瘤引起的，5%~15% 的大肠癌是由 SSL 引起的，SSL 被认为是癌前病变，是内镜治疗的适应证。

（藤川拓弥）

病例 11

- 40 多岁，女性。
- 因粪便隐血阳性原因待查行内镜检查发现了降结肠病灶。
- 位于降结肠长径 22 mm 的病灶（图 2-11-1）。

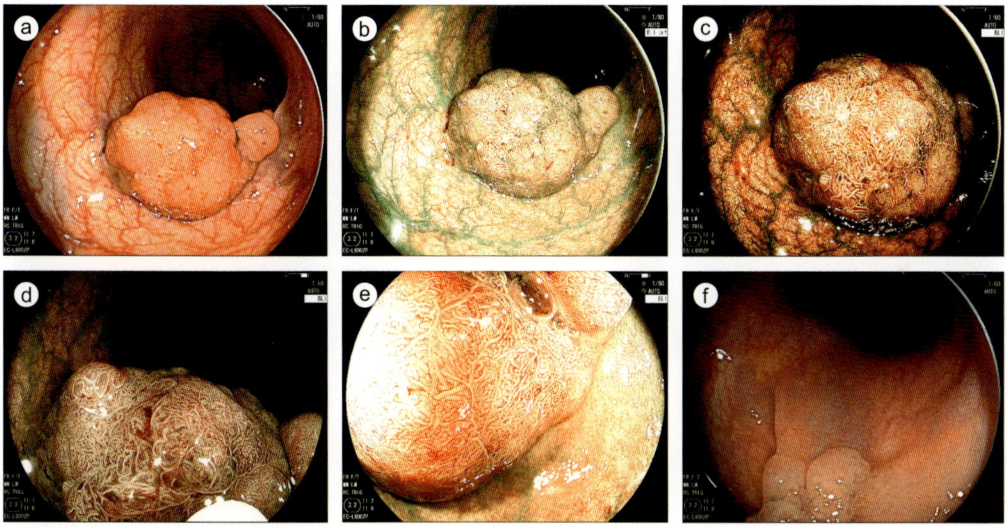

图 2-11-1 内镜检查图像

a. 白光。b. 亮蓝激光成像技术（BLI-bright）。c~e. 蓝激光成像技术（BLI）。f. 白光（口侧）。

问题 1 肉眼形态分类是什么？

① Ⅱa 型

② Ⅰs 型

③ Ⅰsp 型

④ Ⅰp 型

问题 2 内镜诊断是什么？

① 增生性息肉，无蒂锯齿状病变（SSL）

② 低异型度腺瘤

③ 高异型度腺瘤，腺癌（Tis~T1a）

④ 腺癌（T1b 以深）

⑤ 其他

问题 3 治疗方案是什么？

① 随访

② 息肉切除术［包括冷圈套器息肉切除术（CSP）］

③ 内镜黏膜切除术（EMR）

④ 内镜黏膜下剥离术（ESD）

⑤ 外科切除

答案

问题 1 ③ Isp 型

问题 2 ③ Tis 或 T1a

问题 3 ④ ESD

白光观察读片

- 长径 22 mm 跨越皱襞的隆起型病灶。隆起较为明显且有蒂，其表面凹凸不平，但无明显的塌陷和粗糙黏膜。病灶一直延续到皱襞背后，约为 20 mm（图 2-11-2）。

BLI 放大观察读片

- 在肛侧的隆起部和凹陷部，表面结构形态（surface pattern）均可见不规则的的 V_I 腺管开口（pit）样结构。这个部位的血管形态（vessel pattern）显示粗细不同和分布不均一，诊断为 JNET 2B 型。

腺管开口形态（pit pattern）观察读片

- 可见边缘清晰，不规则多边形的 pit，诊断为 V_I 轻度不规则。

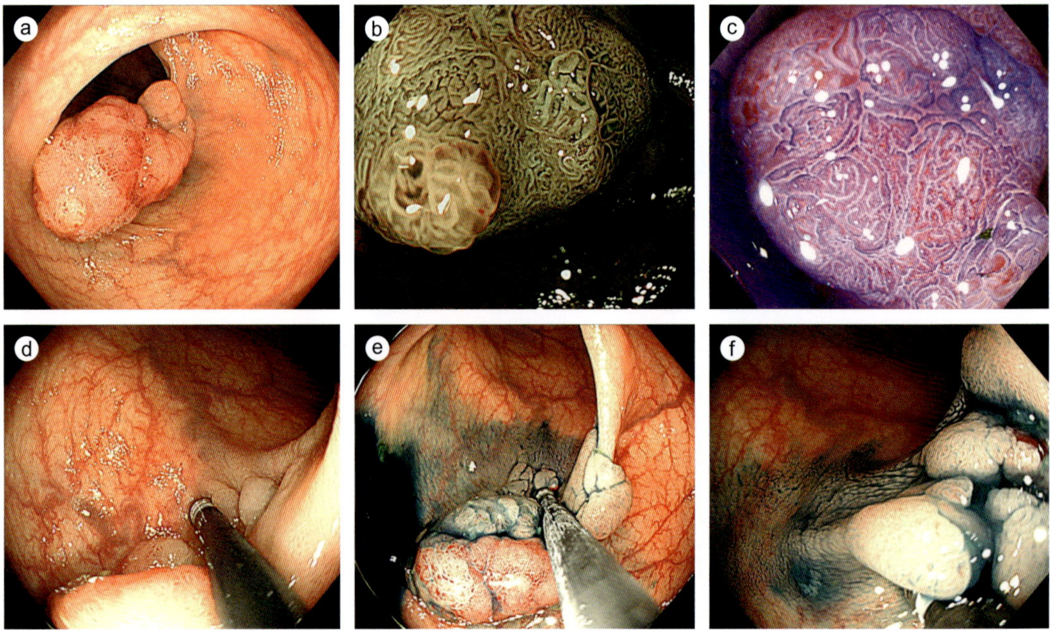

图 2-11-2 内镜检查图像

a、d. 白光。b. 窄带成像技术（NBI）。c. 结晶紫染色。e、f. 喷洒靛胭脂。

综合内镜诊断 Tis 或 T1a

治疗

- 对于长径 20 mm 以上疑似恶性肿瘤的病灶，选择 ESD 治疗。用 CluchCutter 全周切开后用 S-O clip 牵引肛侧。
- 剥离黏膜下层形成口袋和隧道，然后剥离两侧，一次性全部切除病灶（操作时间 39 分钟）（图 2-11-3）。
- 病灶以伴有中度异型的管状腺瘤为背景，其中有一部分为管状腺癌。发现部分浸润至黏膜肌层。

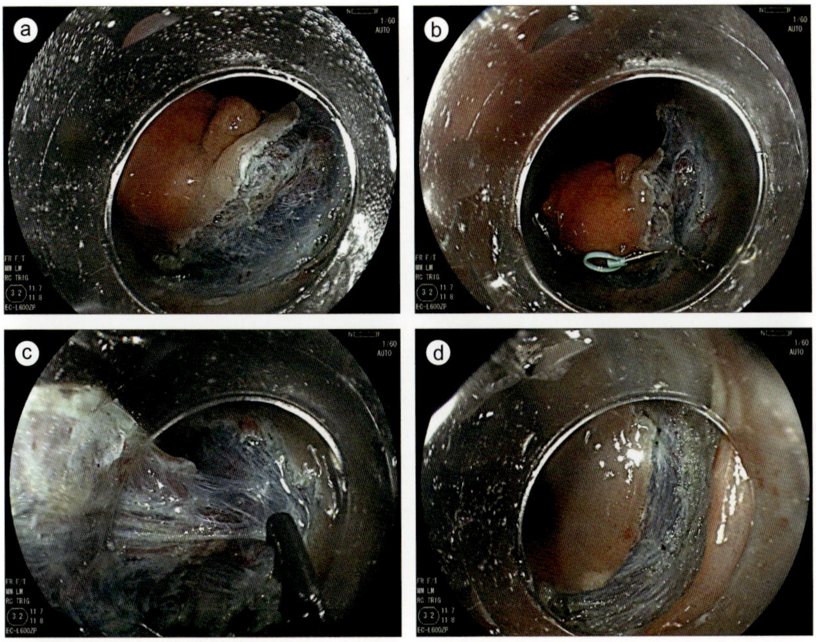

图 2-11-3 内镜治疗图像

a. 黏膜切除。b. 打开 S-O clip。c. 在良好的牵引下剥离黏膜下层。d. ESD 之后。

病理诊断（图 2-11-4）

tub1>tub2，pTis 伴腺瘤成分，ly0，v0，pHM0，pVM0。

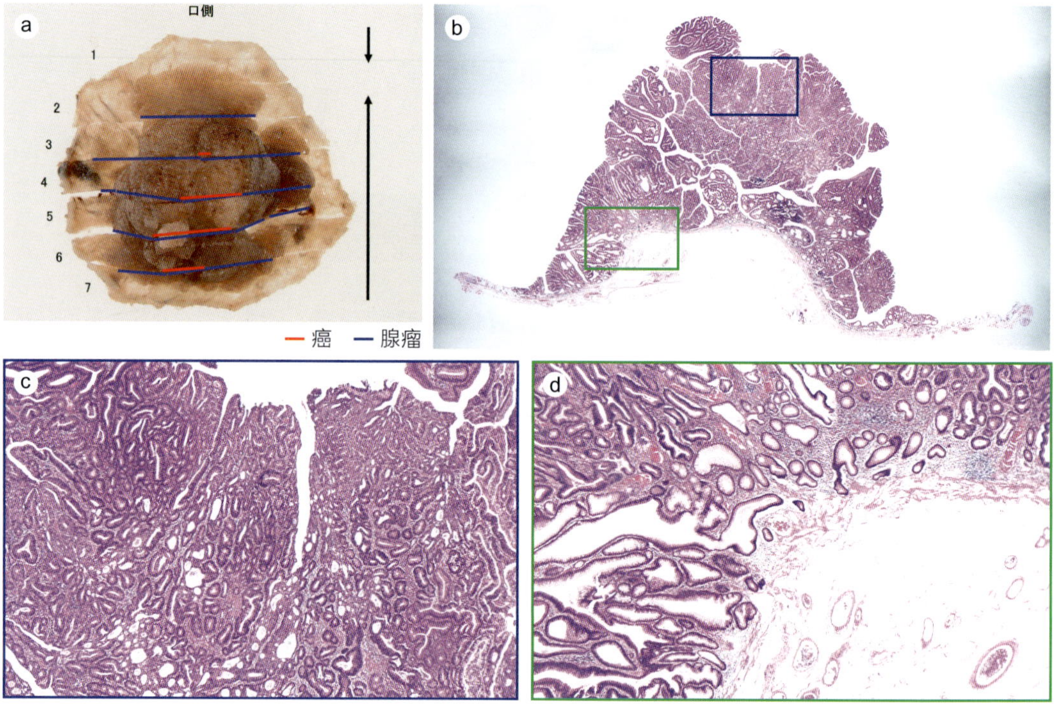

图 2-11-4 病理组织学图像

a. 病理复原图。b. 放大镜图像。c、d. 低倍放大图像。

（松村晋矢）

内镜技师笔记

17. 掌握 20 个常用缩写，助力与医生高效交流

APC：argon plasma coagulation，氩离子束凝固术

BLI：blue laser imaging，蓝激光成像技术

CS：colonoscopy，下消化道内镜检查

CSP：cold snare polypectomy，冷圈套器息肉切除术

DBE：double-balloon endoscopy，双球囊小肠镜检查

EIS：endoscopic injection sclerotherapy，食管静脉曲张硬化剂疗法

EMR：endoscopic mucosal resection，内镜黏膜切除术

EPS：endoscopic pancreatic stenting，内镜胰管支架置入术

ERCP：endoscopic retrograde cholangiopancreatography，内镜逆行胰胆管造影

ESD：endoscopic submucosal dissection，内镜黏膜下剥离术

EUS：endoscopic ultrasonography，超声内镜检查

EUS-FNA：endoscopic ultrasound-guided fine needle aspiration，超声内镜引导下细针穿刺活检

EVL：endoscopic variceal ligation，食管静脉曲张结扎术

GIF：gastrointestinal fiberscope，上消化道内镜检查（欧美也称为 EGD）

HSE：hypertonic saline-epinephrine，高渗盐水肾上腺素

LCI：linked color imaging，联动成像技术

LECS：laparoscopic and endoscopic cooperative surgery，腹腔镜 - 内镜联合手术

NBI：narrow band imaging，窄带成像技术

PEG：percutaneous endoscopic gastrostomy，经皮内镜胃造口术

SM：submucosa，黏膜下层

不同医院可能会稍有不同，上述是内镜室中常用的缩写，请大家记住。

（藤川拓弥）

内镜技师笔记

18. 结晶紫和靛胭脂的区别

在色彩上，结晶紫是紫色，靛胭脂是蓝色。结晶紫是染色腺管的染色液，可以比 BLI 和 NBI 更能观察到腺管的细微结构（染色法）。与之不同，靛胭脂虽然不染色腺管，但可使对比度变强，让肿瘤的凹凸及与周围的边界变得清晰（对比法）。

两种色素使用的历史都很长，有丰富的临床证据，所以常被使用在常规内镜检查中。需要注意的是，结晶紫如果沾在手指或地板上，会使其变成紫色，且很难去除。可尝试用乙醇擦拭。

（藤川拓弥）

病例 12

- 60 多岁，男性。
- 因粪便隐血检查阳性，在当地医院行大肠内镜检查，发现了直肠病灶。
- 位于下部直肠（Rb）长径 15 mm 的病灶（**图 2-12-1**）。

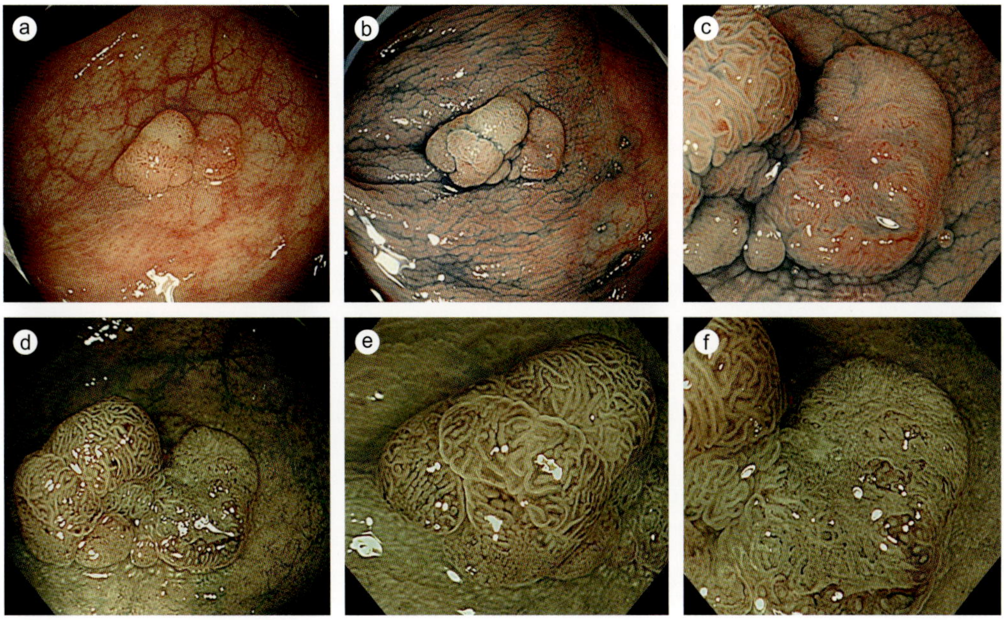

图 2-12-1 内镜检查图像

a. 白光。b、c. 喷洒靛胭脂。d~f. 窄带成像技术（NBI）。

问题 1 肉眼形态分类是什么？

① Ⅱa 型
② Ⅱc 型
③ Ⅰs 型
④ Ⅰs + Ⅱa 型

问题 2 内镜诊断是什么？

① 增生性息肉，无蒂锯齿状病变（SSL）
② 低异型度腺瘤
③ 高异型度腺瘤，腺癌（Tis~T1a）
④ 腺癌（T1b 以深）
⑤ 其他

问题 3 治疗方案是什么？

① 随访
② 息肉切除术［包括冷圈套器息肉切除术（CSP）］
③ 内镜黏膜切除术（EMR）
④ 内镜黏膜下剥离术（ESD）
⑤ 外科切除

答案

问题 1 ④ Ⅰs + Ⅱa 型

问题 2 ③ T1a

问题 3 ④ ESD（从病灶大小考虑也可以选择 ③ EMR）

白光观察读片

- 位于下部直肠（Rb）长径 15 mm 发红的隆起型病灶，有些部位比较平坦。左侧可见 8 mm 结节（5 mm 以上隆起多称为结节），右侧可见伴有浅凹陷的平坦部分。
- 肉眼形态为Ⅰs + Ⅱa 型。凹陷部未见粗糙黏膜，也未见伸展不良。

NBI 放大观察读片

- 结节部的表面结构形态（surface pattern）显示为边界清晰、规则的Ⅳ型腺管开口（pit）样结构。凹陷部的表面结构形态（surface pattern）呈边缘不清晰不规则的 pit 样结构，不规则程度稍明显。凹陷部的血管形态（vessel pattern）呈粗细不同及不均一分布，有极少量粗血管。
- 根据以上表现诊断为 JNET 2B 型。

腺管开口形态（pit pattern）观察读片（图 2-12-2）

- 结节部呈脑回状Ⅳ型 pit。
- 凹陷部可见各种不规则表现，如不规则的腺管开口、起点终点均不清晰、排列紊乱、大小不同等，可见 V_I 高度不规则。未见明显的 V_N 型 pit。

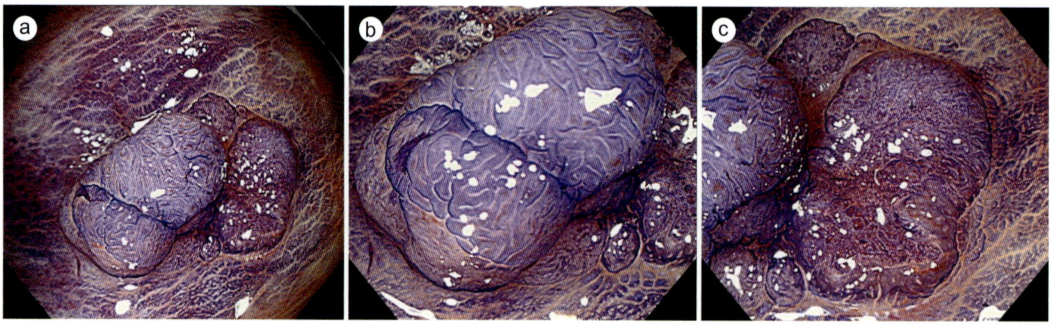

图 2-12-2 结晶紫染色图像

a. 病灶整体情况。b. 隆起部位。c. 平坦部分。

综合内镜诊断 黏膜下层癌（T1）

（结节部为低异型度腺瘤，凹陷部为黏膜下层癌）

治疗（图 2-12-3）

- 肿瘤凹陷部被诊断为黏膜下层癌（T1），未见黏膜下层深部浸润癌（T1b）的明显表现，尽管病灶不是很大，但考虑到会有纤维化的可能，故选择了 ESD 治疗。
- 完成了一次性完整切除，操作时间 25 分钟，未见高度纤维化（切除大小 20 mm × 20 mm）。
- 同术前诊断，结节部为低异型度腺瘤，凹陷部为黏膜下层（SM）癌（1000 μm 的 SM 浸润）。

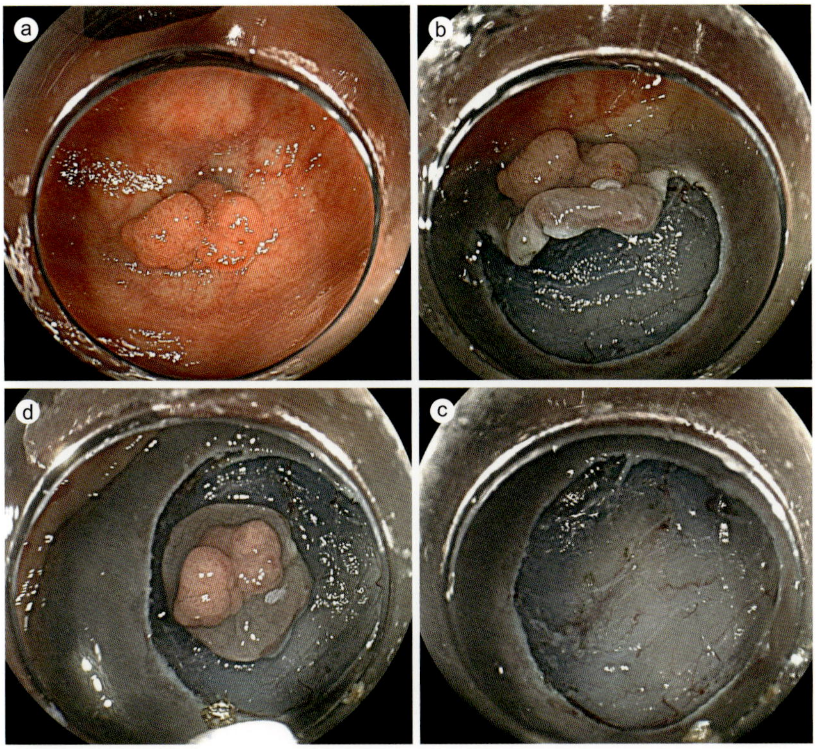

图 2-12-3 内镜治疗图像（ESD）

a. 治疗前。b. 肛侧黏膜切开及剥离。c. 全周切开。d. 一次性切除。

病理诊断（图 2-12-4）

tub1，pT1b（1000 μm）存在于腺瘤中，ly0，v0，BD1，pHM0，pVM0。

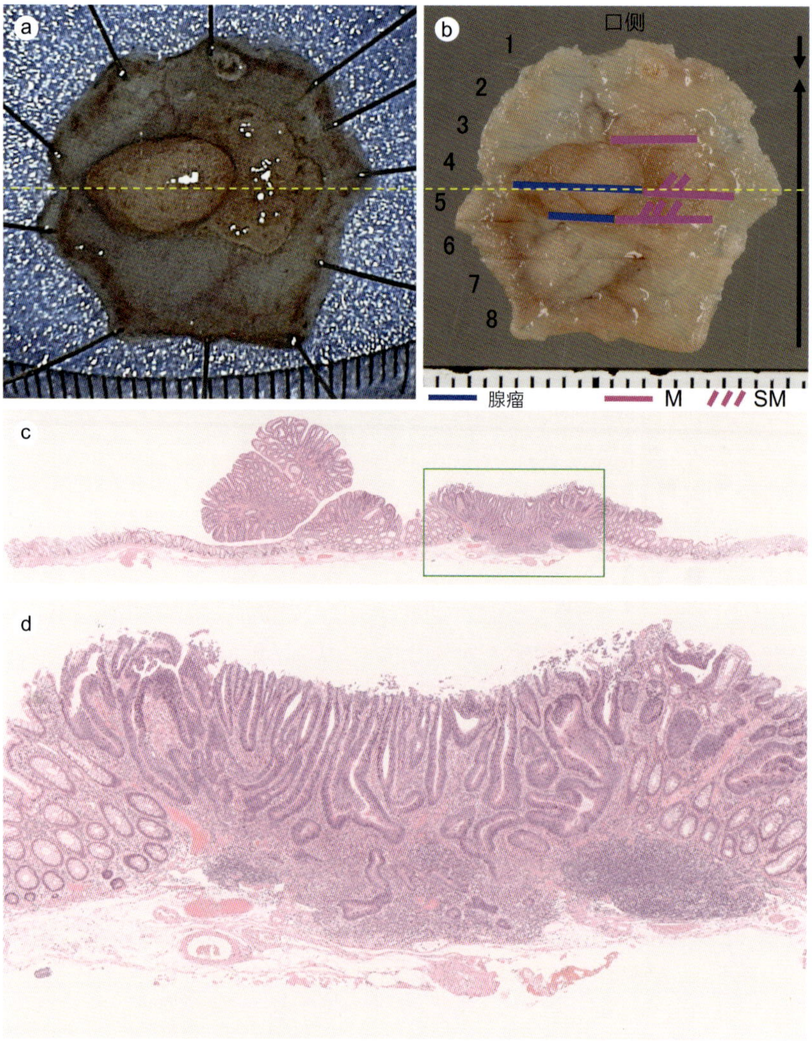

图 2-12-4 病理组织学图像

a. 切除组织图像。b. 病理复原图。c. 放大镜图像。d. 低倍放大图像。

（广濑亮平）

内镜技师笔记

19. 黏膜下层（SM）癌的 SM 浸润距离是什么

大肠有 5 层构造——黏膜层、黏膜肌层、黏膜下层、固有肌层、浆膜层。黏膜层和黏膜下层之间又称为黏膜肌层的板状组织。黏膜内的癌如果突破黏膜肌层就会变成黏膜下层癌。黏膜下层有丰富的血管和淋巴管，浸润深度超过 1 mm（1000 μm）就有可能引起淋巴结转移。测量浸润深度时，当黏膜肌层破坏很小，可以画出黏膜肌层的假设线，测量从那里开始的 SM 浸润距离。当黏膜肌层破坏较多而无法确定时，测量从肿瘤表面开始到 SM 浸润最深处的距离。从表面测量浸润距离时，SM 浸润距离一般都会超过 1 mm（1000 μm），会有淋巴结转移的风险，需要追加外科切除的可能性变高。病例 12 是**图 2-12-5**a 的模式，从假设线开始测量 SM 浸润距离为 1000 μm。

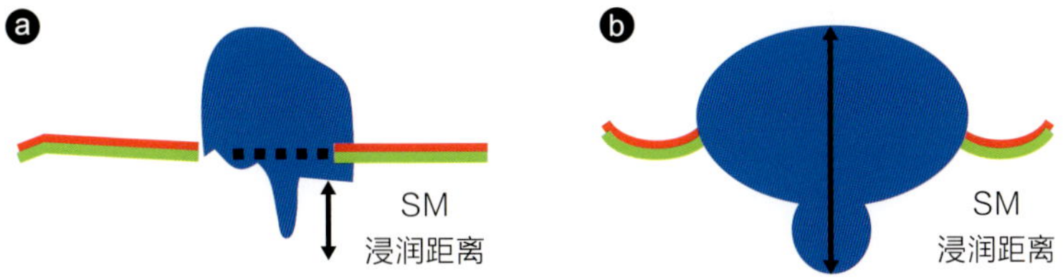

图 2-12-5　黏膜下层癌组织浸润距离的测量

a. 黏膜肌层可以确定的情况。b. 黏膜肌层无法确定的情况。

（藤川拓弥）

内镜技师笔记

20. 了解如何看 EUS，助力与医生顺畅沟通

对大肠癌进行超声内镜（EUS）诊断的目的是，术前评估癌的浸润深度和是否有淋巴结转移，以选择合适的治疗方法。正常的大肠壁从 EUS 看有 5 层构造（**图 2-12-6**），用 EUS 观察黏膜下层癌时，内部多呈现为低回声（白色）的肿瘤像，黏膜下层浸润较深会使第 3 层变薄。

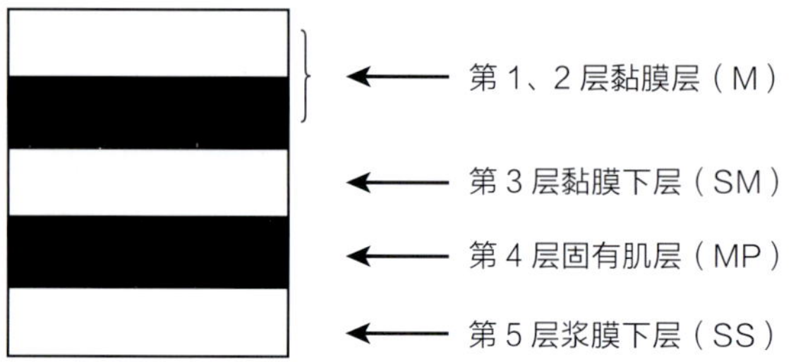

图 2-12-6 大肠壁的 5 层构造

（樋渡绚香）

病例 13

- 80 多岁，男性。
- 患者接受了内镜治疗后，随访进行大肠内镜检查。
- 位于横结肠中部长径 8 mm 的病灶（图 2-13-1）。

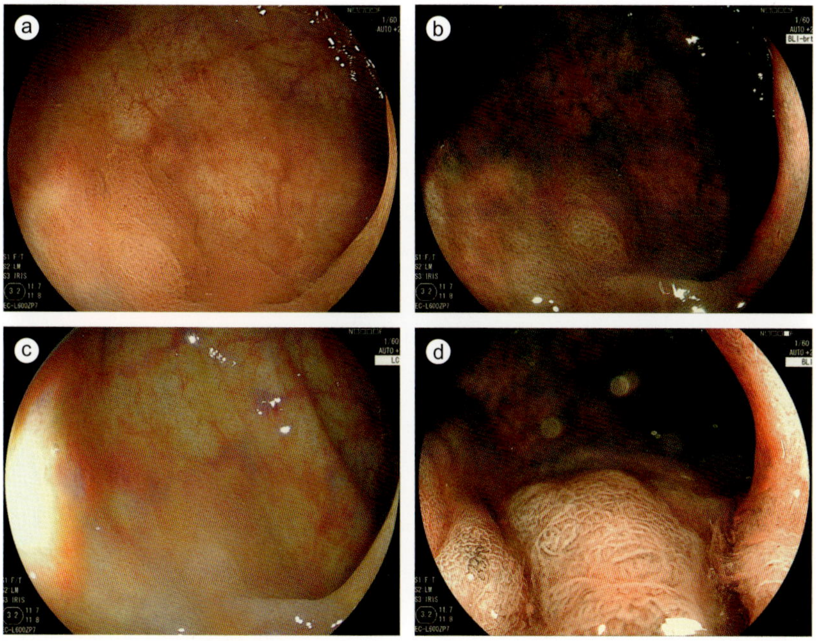

图 2-13-1 内镜检查图像

a. 白光。b，d. 蓝激光成像技术（BLI）。c. 联动成像技术（LCI）。

问题 1 肉眼形态分类是什么？

① Ⅱa 型
② Ⅱc 型
③ Ⅱa + Ⅱc 型
④ Ⅰs 型

问题 2 内镜诊断是什么？

① 增生性息肉，无蒂锯齿状病变（SSL）
② 低异型度腺瘤
③ 高异型度腺瘤，腺癌（Tis～T1a）
④ 腺癌（T1b 以深）
⑤ 其他

问题 3 治疗方案是什么？

① 随访
② 息肉切除术［包括冷圈套器息肉切除术（CSP）］
③ 内镜黏膜切除术（EMR）
④ 内镜黏膜下剥离术（ESD）
⑤ 外科切除

答案

问题 1 ① Ⅱa

问题 2 ② 疑似低异型度腺瘤［病理诊断结果为 ⑤ 无蒂锯齿状病变伴异型增生（SSLD）］

问题 3 ② CSP（根据病理诊断结果应行 ③ EMR）

白光观察读片

- 长径 8 mm 的表面隆起型病灶，未见明显凹陷。因病灶为褪色调，故难以判断是腺瘤还是 SSL。

亮 BLI（BLI-bright）和 LCI 近距离观察读片

- 病灶稍不清晰，BLI-bright 增加了肿瘤的视认性，但 LCI 亮度较强，视认性没有提高。

BLI 放大观察读片

- 表面结构形态（surface pattern）呈Ⅳ型腺管开口（pit）样，规则且边缘清晰。检查当天没有注意到下述表现，之后重审图片，发现病灶整体可见少量锯齿状边缘，且在画面左侧也可见少量扩张腺管。血管形态（vessel pattern）可见分布粗细不同的血管，诊断为 JNET 2A 型。血管形态（vessel pattern）整体略淡，和典型的腺瘤有些不同。综合上述，虽需考虑 SSLD 的可能性，但病灶整体呈腺瘤样，SSL 样表现轻微且不是很典型，综合诊断为低异型度腺瘤。同一病灶其他日期接受的 LED 内镜（EC-6600R，富士胶片公司）检查结果比激光内镜稍亮，特别是在 BLI 和 LCI 中肿瘤的视认性良好（图 2-13-2）。

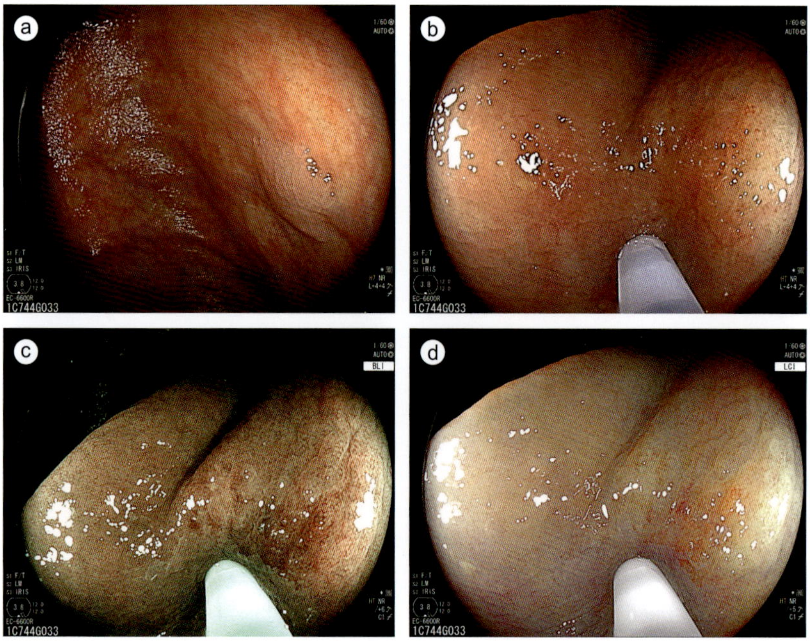

图 2-13-2 内镜检查图像（LED）
a、b. 白光。c. BLI。d. LCI。

综合内镜诊断 低异型度腺瘤（不能完全否定 SSLD）

治疗

- 怀疑病灶是低异型度腺瘤，肿瘤长径为 8 mm，选择了 CSP。

病理诊断（图 2-13-3）

SSLD，pHM0，pVM0。

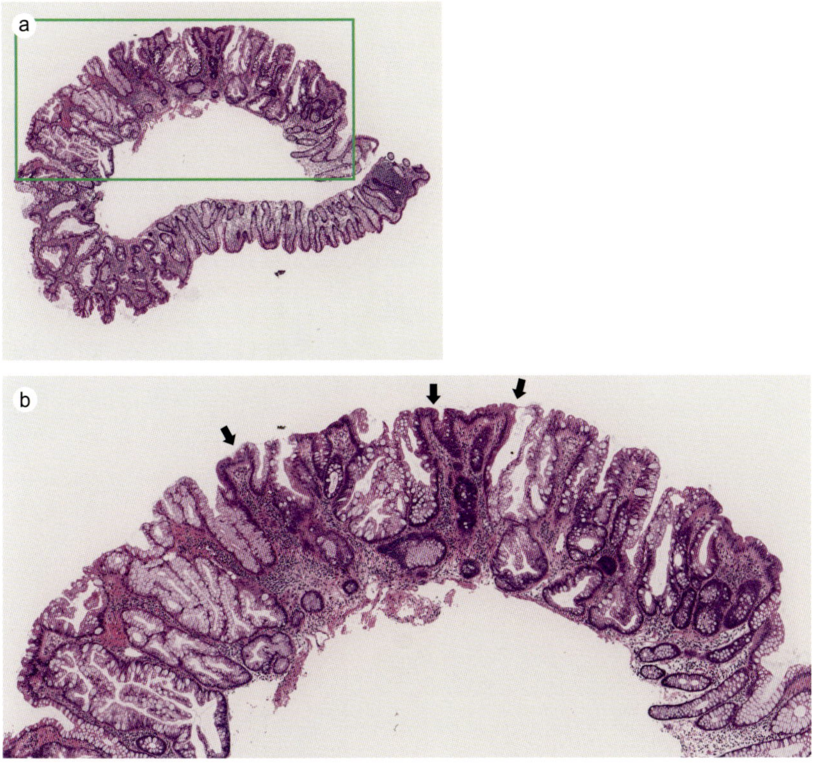

图 2-13-3 病理组织学图像

a. 放大镜图像。b. 低倍放大图像。
部分腺管可见异型（箭头）。

本例要点

- 位于横结肠长径 8 mm 的表面隆起型病灶。在 BLI 放大观察中，表面结构形态（surface pattern）规则，也可观察到血管形态（vessel pattern），故诊断为 JNET 2A 型，低异型度腺瘤。这是诊断困难的病例。
- 对于 SSLD，由于 BLI 增强血管程度较强，异型部的肿瘤性血管能够很好地成像。而 NBI 观察也能看到血管，但其增强程度稍弱，需特别认真仔细地观察。
- 根据病灶的肉眼形态、种类及角度等，其视认性会发生变化，但大体上 BLI 或 LCI 的视认性比白光（WLI）高。激光内镜和 LED 内镜的亮度略有不同，在视认性上可能产生差异，目前关于这点正在进行多中心研究。

（井上健）

请参照第 122 页内镜技师笔记“16. SSA/P 是什么”。

病例 14

- 70 多岁，男性。
- 大肠息肉内镜治疗后，随访进行大肠内镜检查。
- 位于横结肠中部长径 10 mm 的病灶（图 2-14-1）。

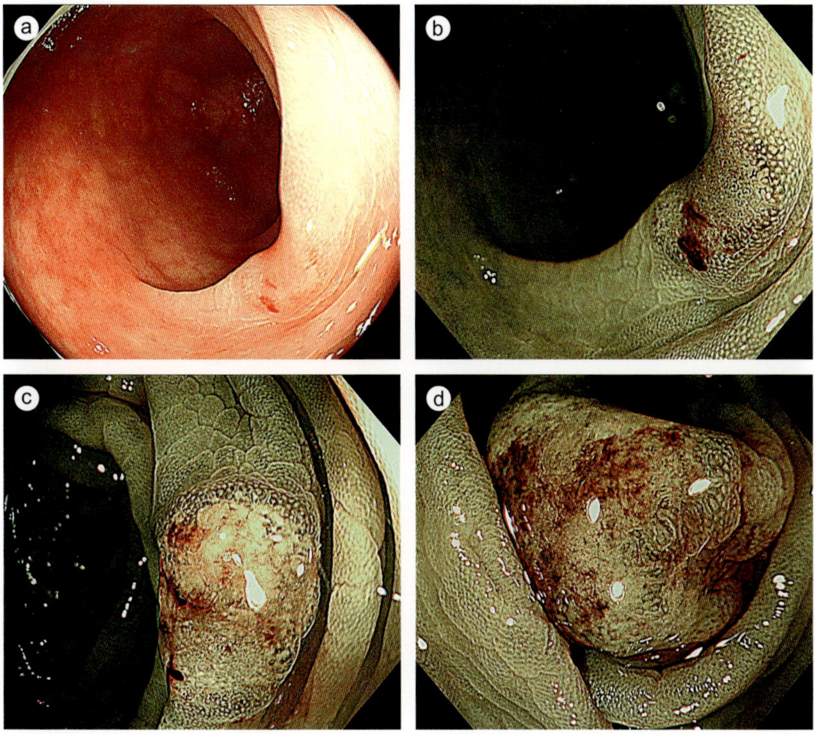

图 2-14-1　内镜检查图像

a. 白光。b~d. 窄带成像技术（NBI）（c、d 是检查中看到黏液逐渐增多的图片）。

问题 1　肉眼形态分类是什么？

① Ⅱa 型
② Ⅱc 型
③ Ⅱa + Ⅱc 型
④ Ⅰs 型

问题 2　内镜诊断是什么？

① 增生性息肉，无蒂锯齿状病变（SSL）
② 低异型度腺瘤
③ 高异型度腺瘤，腺癌（Tis~T1a）
④ 腺癌（T1b 以深）
⑤ 其他

问题 3　治疗方案是什么？

① 随访
② 息肉切除术［包括冷圈套器息肉切除术（CSP）］
③ 内镜黏膜切除术（EMR）
④ 内镜黏膜下剥离术（ESD）
⑤ 外科切除

答案

问题 1 ③ Ⅱa + Ⅱc 型

问题 2 ③ 疑似高异型度腺瘤（病理诊断结果为 ② 低异型度腺瘤）

问题 3 ③ 预切开 EMR（precutting EMR）

白光观察读片

- 长径 10 mm 的表面隆起型病灶，中心可见轻度凹陷。

NBI 放大观察读片

- 在开始放大观察之前的远景观察中，仅观察了病灶肛侧，未见黏液附着，可见规则或轻微不规则的表面结构形态（surface pattern），考虑 JNET 2A 型或 2B 型。随着对整个病灶观察的深入，病灶表面黏液增加，表面结构形态（surface pattern）变得不清晰，出现了怀疑 JNET 3 型的表现。尽管如此，我们还是重视并参考了之前观察到的 JNET 2A 型、2B 型边界线（boarder line）的表现。

综合内镜诊断 高异型度腺瘤

治疗

- 诊断为疑似高异型度腺瘤，肿瘤长径为 10 mm，选择了预切开 EMR（图 2-14-2）。

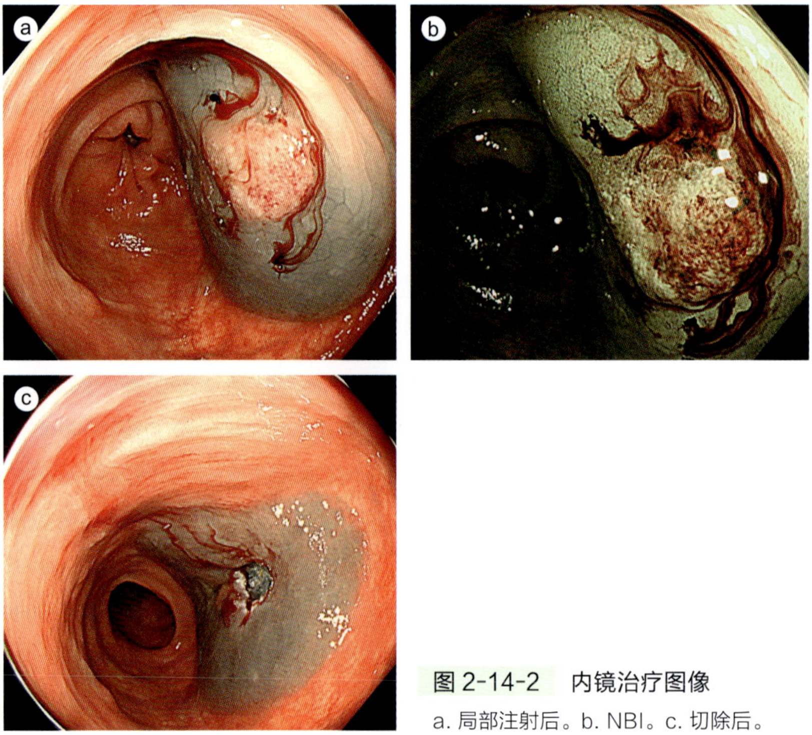

图 2-14-2 内镜治疗图像

a. 局部注射后。b. NBI。c. 切除后。

病理诊断（图 2-14-3）

管状腺瘤伴中度异型，pHM0，pVM0。

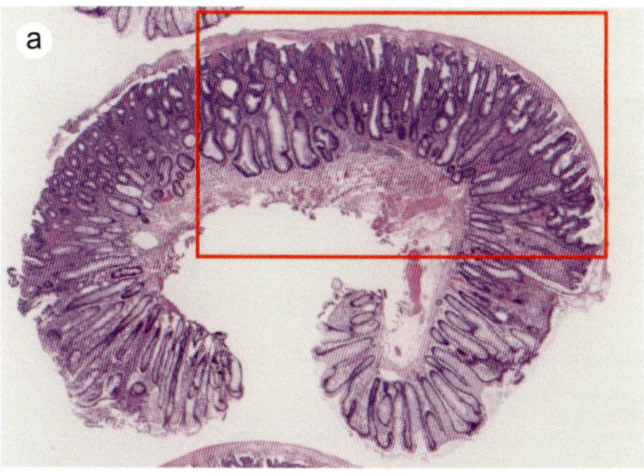

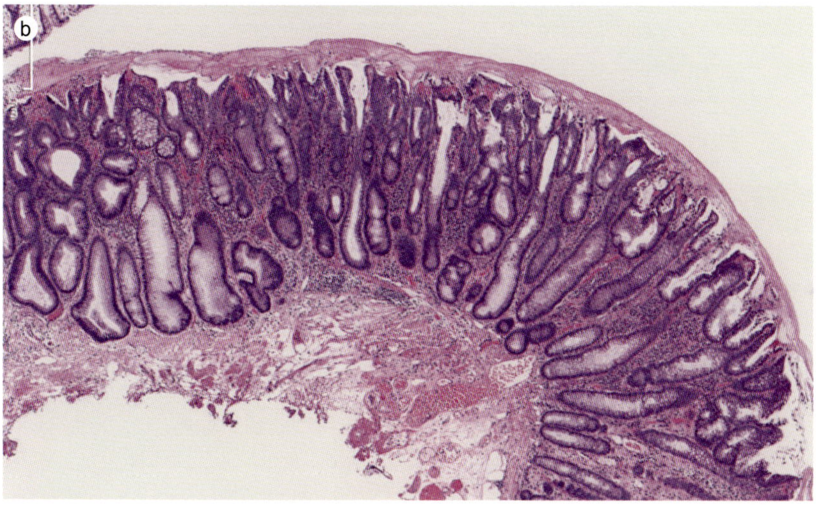

图 2-14-3 病理组织学图像

a. 放大镜图像。b. 低倍放大图像。
病灶表面有弥漫性黏液。

本例要点

- 位于横结肠的表面隆起型病灶。从开始放大观察时，就观察到病灶有少量黏液附着，虽然没有明显触碰到病灶，但在继续观察的过程中，病灶表面的黏液明显增加。由于黏液的影响，NBI 观察呈现了 JNET 3 型的表现。实际上，在病理上也可以看到黏膜表面有黏液，进行图像诊断时需要考虑黏液的影响。

（井上健）

内镜技师笔记

21. 肿瘤表面纹理和黏液的关系

大肠表面本来就有黏液，而肿瘤表面往往黏液更多。要正确诊断，需要用喷水流（waterjet）或喷洒管等水洗、去除黏液后进行观察。然而，水势太强可能会导致出血，因此需要调整水流强度。

本例的病灶表面有从肿瘤分泌的黏液，还有混合了血液渗出物的纤维蛋白沉积。用 BLI 或 NBI 在一定程度上可以透过纤维蛋白观察肿瘤表面，但用结晶紫或靛胭脂等色素内镜观察困难，因此使用色素前，一定要水洗整个病灶，尽可能地去除黏液。

（藤川拓弥）

病例 15

- 70 多岁，男性。
- 患者因心律失常和心力衰竭在心脏内科住院期间，针对血便原因待查接受内镜检查，发现乙状结肠病灶。
- 位于乙状结肠长径 20 mm 的病灶（**图 2-15-1**）。

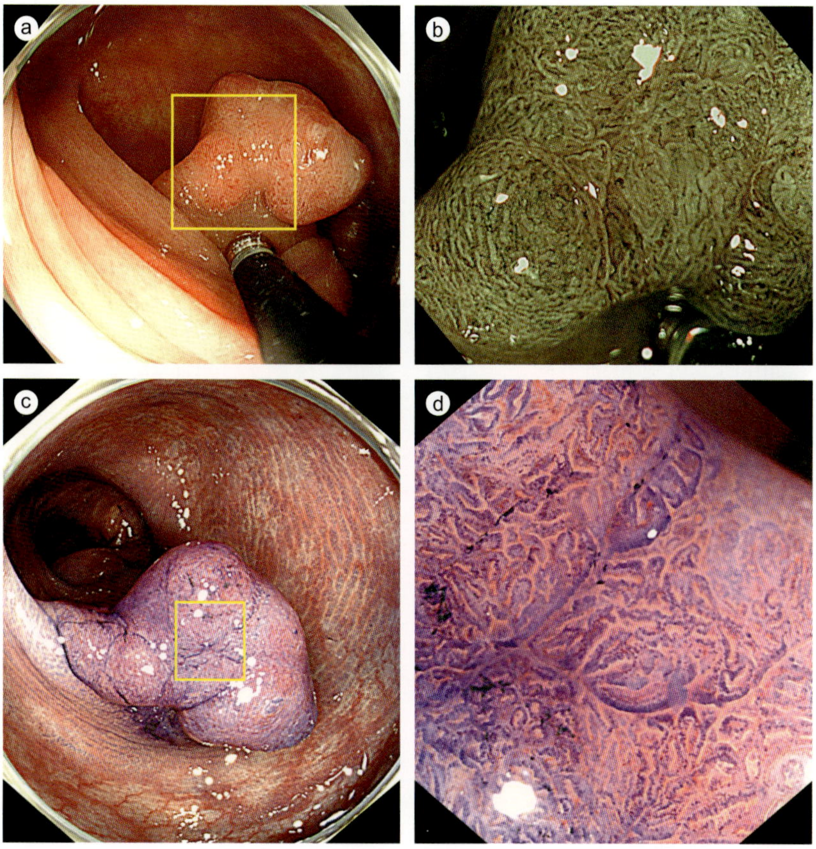

图 2-15-1 内镜观察图像

a. 白光。b. 窄带成像技术（NBI）。c、d. 结晶紫染色。

问题 1 肉眼形态分类是什么？

① Ⅱa 型

② Ⅱc 型

③ Ⅱa + Ⅱc 型

④ Ⅰsp 型

问题 2 内镜诊断是什么？

① 增生性息肉，无蒂锯齿状病变（SSL）

② 低异型度腺瘤

③ 高异型度腺瘤，腺癌（Tis~T1a）

④ 腺癌（T1b 以深）

⑤ 其他

问题 3 治疗方案是什么？

① 随访

② 息肉切除术［包括冷圈套器息肉切除术（CSP）］

③ 内镜黏膜切除术（EMR）

④ 内镜黏膜下剥离术（ESD）

⑤ 外科切除

答案

问题 1 ④ Ⅰsp 型

问题 2 ③ 疑似 Tis 或 T1a（病理诊断结果为 ④ T1b）

问题 3 ④ ESD（根据病理诊断结果应行 ⑤ 外科切除）

白光观察读片

- 肿瘤长径 20 mm，高度很高，顶部可见凹陷。
- 凹陷的深度不深，不提示明显的浸润，该部也未见粗糙黏膜。

NBI 放大观察读片

- 表面结构形态（surface pattern）不规则，部分不清晰，诊断为高度不规则，但未见明显的构造破坏。
- 血管形态（vessel pattern）可见粗细不同，呈不均一分布，诊断为 JNET 2B 型。

腺管开口形态（pit pattern）观察读片

- 在凹陷处发现腺管开口（pit）不规则，大小不一，分布不均一，诊断为 V_I 高度不规则 pit。

综合内镜诊断 黏膜内癌

治疗

- 虽然观察到了高度不规则，但未见明显的浸润表现，故诊断为疑似黏膜内癌。因 EMR 有可能无法确实切除病灶口侧，故选择 ESD 实施了一次性完整切除（操作时间 36 分钟，切除大小 23 mm × 18 mm）（图 2-15-2）。

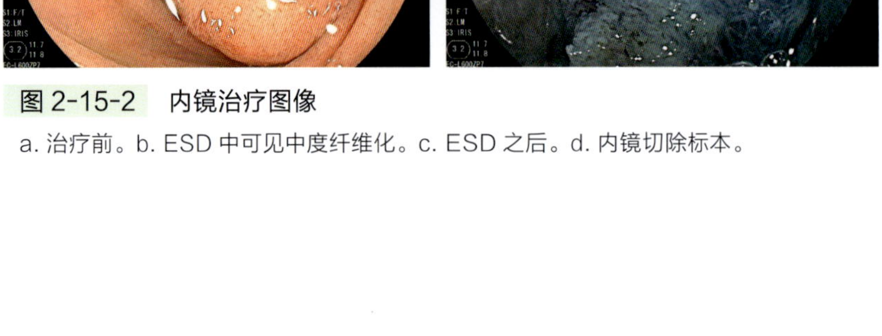

图 2-15-2 内镜治疗图像

a. 治疗前。b. ESD 中可见中度纤维化。c. ESD 之后。d. 内镜切除标本。

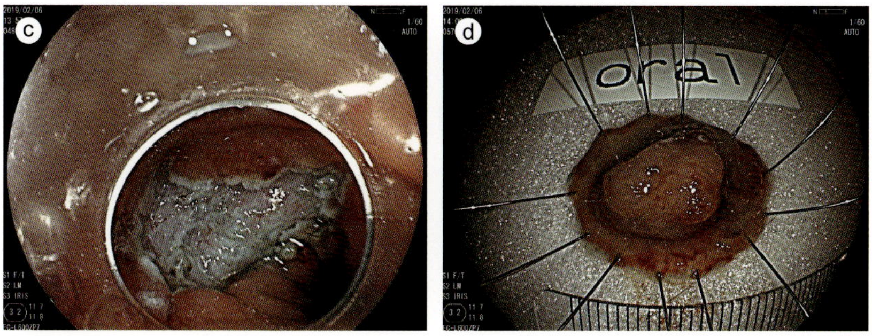

图 2-15-2 （续）

病理诊断（图 2-15-3）

tub1，pT1b（3000 μm），ly0，v0，BD1，pHM0，pVM0。

- 黏膜肌层出现断裂和紊乱，癌病灶伴有结缔组织增生反应（desmoplastic reaction），并向黏膜下层浸润。

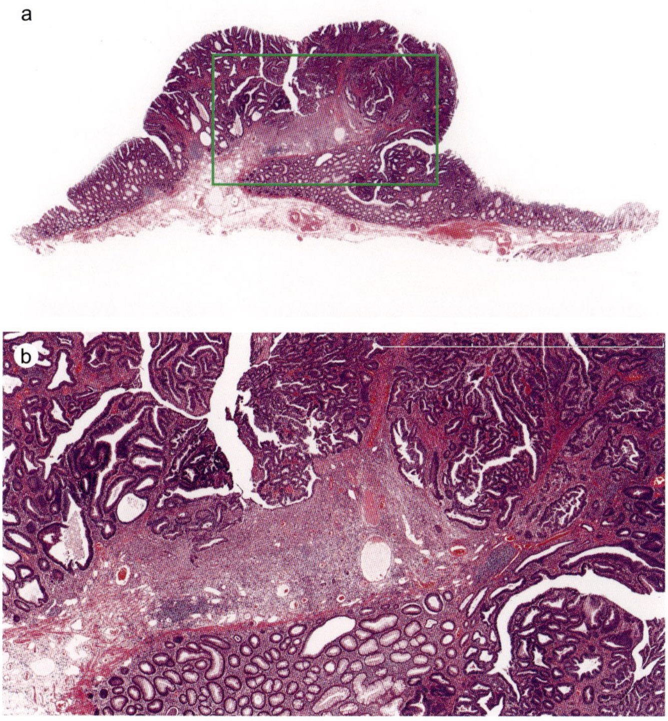

图 2-15-3 病理组织学图像

a. 放大镜图像。b. 低倍放大图像。

本例要点

- 位于乙状结肠 15 mm 左右的隆起型病灶。治疗前无论是 NBI 放大观察，还是 pit pattern 放大观察，都没有强烈怀疑有明显的黏膜下层浸润。
- 病灶高度较高，隆起部有部分轻度凹陷，该部的 pit pattern 呈 V_I 高度不规则，从以上这些表现应高度怀疑黏膜下层浸润，但实际判断出现失误，本例让人深感隆起型病灶诊断的困难性。

（井上健）

请参照第 128 页内镜技师笔记“18. 结晶紫和靛胭脂的区别”。

病例 16

- 70 多岁，女性。
- 内镜筛查中发现了多个大肠息肉。
- 位于乙状结肠长径 20 mm 的隆起型病灶（图 2-16-1）。

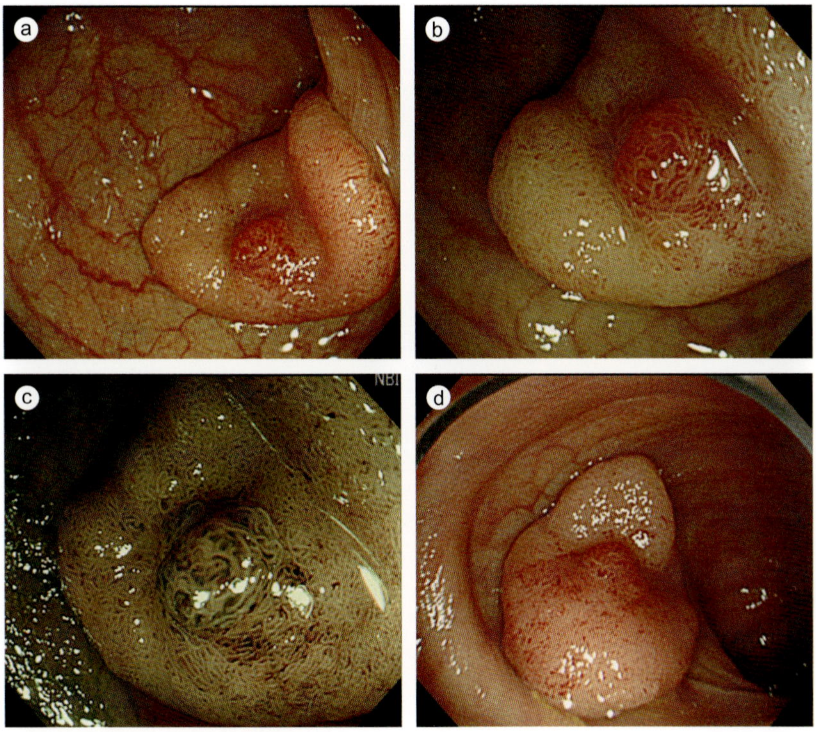

图 2-16-1 内镜检查图像

a～d. 白光。c. 窄带成像技术（NBI）。

问题 1 肉眼形态分类是什么？

① Ⅱa 型
② Ⅱa + Ⅰs 型
③ Ⅰs 型
④ Ⅰsp 型
⑤ 侧向发育型肿瘤颗粒型（LST-G）

问题 2 内镜诊断是什么？

① 增生性息肉，无蒂锯齿状病变（SSL）
② 低异型度腺瘤
③ 高异型度腺瘤，腺癌（Tis～T1a）
④ 腺癌（T1b 以深）
⑤ 其他

问题 3 治疗方案是什么？

① 随访
② 息肉切除术［包括冷圈套器息肉切除术（CSP）］
③ 内镜黏膜切除术（EMR）
④ 内镜黏膜下剥离术（ESD）
⑤ 外科切除

答 案

问题 1 ⑤ 侧向发育型肿瘤（LST）

问题 2 ③ 高异型度腺瘤

问题 3 ④ ESD

白光观察读片

- 病灶位于乙状结肠锐利的弯曲部的肛侧，中央可见发红的小隆起（图 2-16-1a、b）。
- 有疑似伸展不良的表现，但通过变换体位确认了病灶的可移动性（图 2-16-1d）。

NBI 放大观察读片

- 病灶周边部分的表面结构形态（surface pattern）为规则的Ⅳ型腺管开口（pit）样结构，血管形态（vessel pattern）也呈规则状，诊断为 JNET 2A 型。
- 病灶中央发红的小隆起部分，虽然有疑似略不规则的小区域，但仍诊断为 JNET 2A 型（图 2-16-1c）。

综合内镜诊断 **高异型度腺瘤**

治疗

- NBI 诊断结果为 JNET 2A 型，但考虑到中央小隆起部分可能异型度较高，且病灶较大，因此选择了 ESD。
- 因病灶紧邻锐利的弯曲部，病灶容易掉进弯曲部口侧，故内镜操作极其困难（图 2-16-2a）。
- 因操作困难，且基底部面积较小（根据图 2-16-1 的内镜照片判断病灶为 LST，但实际上基底部较小，应分类为Ⅰsp），故把切除方法变更为 EMR。
- 在病灶口侧用 0.13% 透明质酸钠进行局部注射，得到良好的膨隆，用圈套器一次性完整切除了病灶。
- 用金属夹缝合溃疡（操作时间 10 分钟）（图 2-16-2b、c、d）。

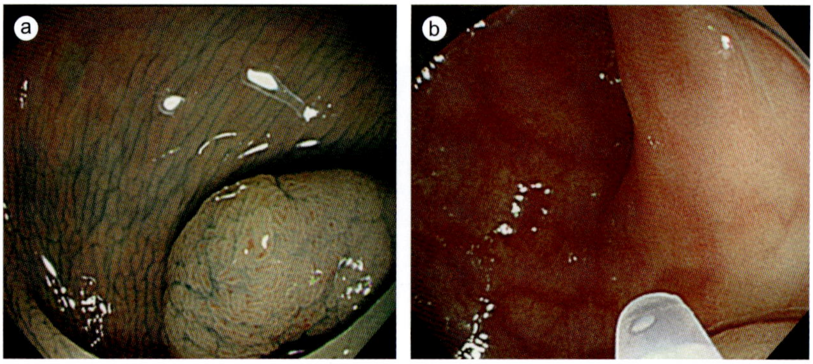

图 2-16-2 内镜治疗图像

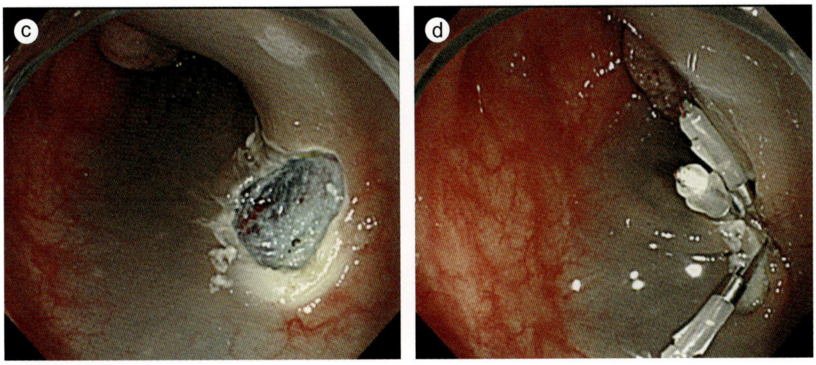

图 2-16-2 （续）

病理诊断

管状绒毛状腺瘤伴中度异型，pHM0，pVM0。

- 伴有绒毛（villous）结构的中度异型腺瘤。
- 中央发红的隆起部分与周围相比，未见异型度的变化。
- 肿瘤腺管的长度也与周围一致，但该部位黏膜肌层的走向紊乱（图 2-16-3）。

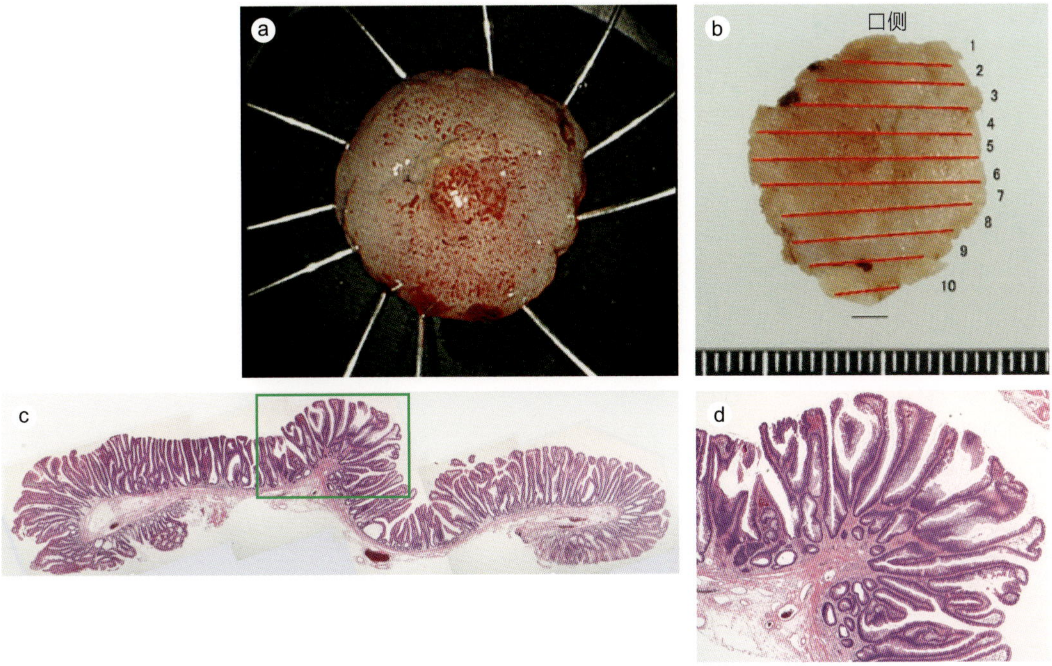

图 2-16-3 病理组织学图像

a. 内镜切除标本。b. 病理复原图。c. 放大镜图像。d. 低倍放大图像。

本例要点

- 本例在 ESD 和 EMR 的选择上令人困扰。由于内镜操作困难，选择了 EMR。
- 在乙状结肠等弯曲部附近，病灶会落到弯曲部的口侧，治疗起来很困难。
- 通过在病灶口侧注入足够的局部注射液，使病灶朝向肛侧，可以使圈套器操作变得容易。
- 由于本例病灶位于乙状结肠，通过使用倒镜操作或使用上消化道内镜，也可以完成 ESD 治疗。

（小木曾圣）

内镜技师 笔记

22. 操作困难的原因和对策

大肠内镜操作困难会造成观察、治疗等困难。大肠本身较长、容易弯曲、痉挛严重、病灶处在弯曲部等各种原因都可以导致内镜操作困难，应对方法如下：

- 使用解痉药：丁溴东莨菪碱或胰高血糖素。
- 体位变换和腹部压迫。
- 倒镜操作。
- 使用合适的内镜 [长型内镜（long scope）或双球囊上消化道用内镜等]。

采用上述方法大多能使内镜操作更容易，建议实际临床中尝试不同方法来解决内镜操作的问题。

（藤川拓弥）

病例 17

- 70 多岁，男性。
- 因贫血原因待查行大肠内镜检查。
- 位于下部直肠（Rb）长径 4 mm 的隆起型病变（图 2-17-1）。

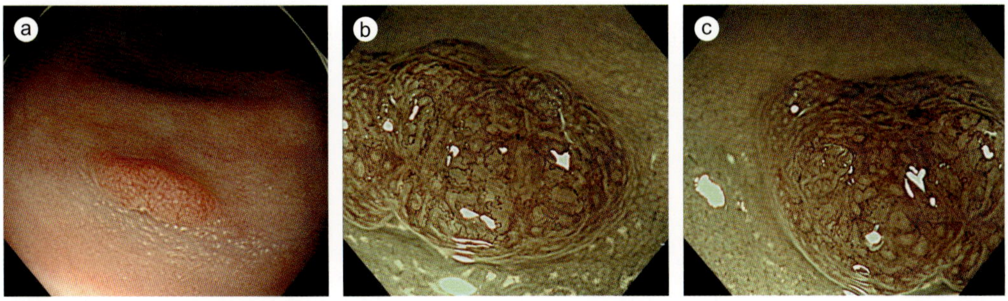

图 2-17-1 内镜检查图像

a. 白光。b、c. 窄带成像技术（NBI）。

问题 1 肉眼形态分类是什么？

① Ⅱa 型
② Ⅱc 型
③ Ⅱa + Ⅱc 型
④ Ⅰs 型

问题 2 内镜诊断是什么？

① 增生性息肉，无蒂锯齿状病变（SSL）
② 低异型度腺瘤
③ 高异型度腺瘤，腺癌（Tis~T1a）
④ 腺癌（T1b 以深）
⑤ 其他

问题 3 治疗方案是什么？

① 随访
② 息肉切除术［包括冷圈套器息肉切除术（CSP）］
③ 内镜黏膜切除术（EMR）
④ 内镜黏膜下剥离术（ESD）
⑤ 外科切除

答 案

问题 1 ① Ⅱa 型

问题 2 ③ 疑似高异型度腺瘤（病理诊断结果为 ② 低异型度腺瘤）

问题 3 ③ EMR

白光观察读片

- 位于下部直肠（Rb）稍微发红的微小隆起型病灶。
- 病灶表面未见凹凸不平。病灶周围有白斑（图 2-17-1a）。

NBI 放大观察读片

- 表面结构形态（surface pattern）呈较短的III_L型腺管开口（pit）样结构，血管形态（vessel pattern）可见血管稍有粗细不同，但未形成网状。
- 诊断为 JNET 2B 型（图 2-17-1b、c）。

综合内镜诊断 高异型度腺瘤

治疗

- NBI 放大观察可见血管不规则，因此考虑不能否定黏膜内癌。虽然病灶很小，只有 4 mm，但还是选择了 EMR。
- 在病灶口侧用生理盐水进行局部注射，得到了良好的膨隆，用圈套器完成了一次性完整切除（图 2-17-2a、b）。
- 用金属夹缝合溃疡（图 2-17-2c）。

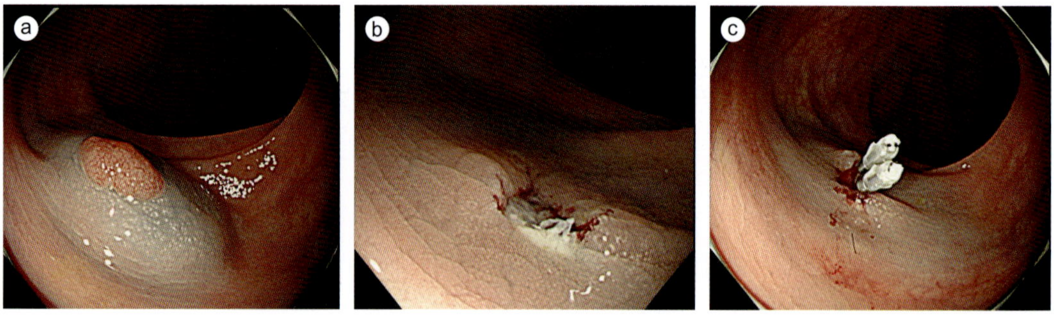

图 2-17-2 内镜治疗图像

病理诊断

低异型度腺瘤，pHM0，pVM0。

- 可见黏膜表层血管扩张（**图 2-17-3b**）。
- 该部位与 NBI 放大观察中血管粗细不同的部位一致。

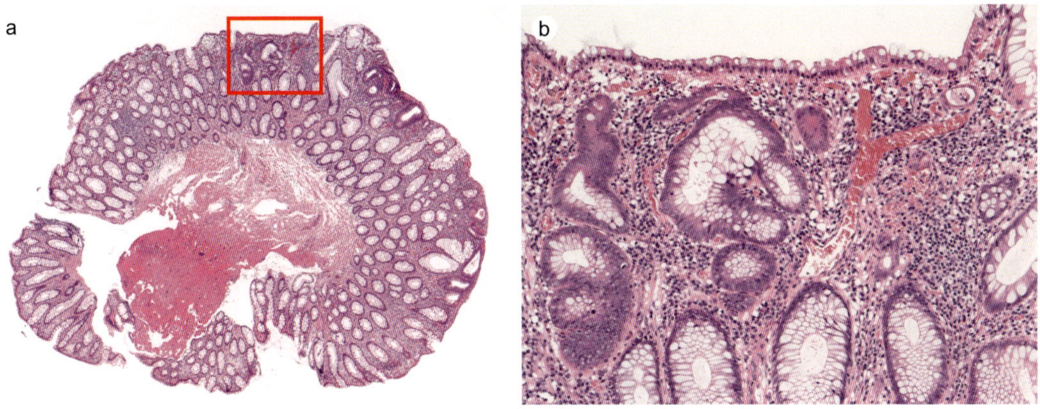

图 2-17-3 病理组织学图像

a. 放大镜图像。b. 低倍放大图像。

本例要点

- 本例为微小病灶，最初也考虑过用 CSP 进行切除。NBI 放大观察可见表面结构形态（surface pattern）是规则的，血管形态（vessel pattern）稍不规则，综合诊断为 JNET 2B 型，故选择了 EMR。当检查结果存在不一致时，需慎重判断。
- 病理诊断显示为低异型度腺瘤，故本例用 CSP 切除也没有问题，但有时也会发现 5 mm 以下微小癌病灶。
- 对于微小病灶，在内镜观察中只要有怀疑恶性的表现，即使只有稍许或轻度，也应选择 EMR。

（小木曾圣）

内镜技师笔记

23. 局部注射液的使用理由和特点

大肠壁很薄，如果直接用 ESD 刀或圈套器通电切开或切除，有穿孔的危险。为了预防穿孔，一般先局部注射生理盐水，使黏膜下层隆起后进行治疗。此外，平坦型病灶很难用圈套器套住，所以局部注射使肿瘤隆起也很重要。

透明质酸钠（0.4% MucoUp 或 Ksmart 在市面上均有出售）比生理盐水更稠，可使黏膜下层更加隆起，在操作困难的 EMR 和 ESD 中被频繁使用。加入靛胭脂一起注入后，黏膜下层会被染成蓝色，更容易分辨肿瘤边缘和黏膜下层的剥离线。2019 年上市了新的局部注射液——海藻酸钠（Liftal K）。本院为了提高 EMR 的准确度，所有病例均使用 0.13% 透明质酸钠，ESD 使用 0.2% 透明质酸钠。虽然甘油果糖不在日本医保范围，但也有医院使用。使用透明质酸钠时，应先注入生理盐水使黏膜下层隆起后，再注入透明质酸钠，这样可以防止透明质酸钠向肠管外泄漏。有很多国家尚不能使用透明质酸钠，多使用聚合物（polymer）或明胶作为其替代品。

（藤川拓弥）

病例 18

- 70 多岁，男性。
- 因粪便隐血阳性原因待查行大肠内镜检查，发现下部直肠（Rb）病灶。
- 位于下部直肠（Rb）长径 15 mm 的病灶（图 2-18-1）。

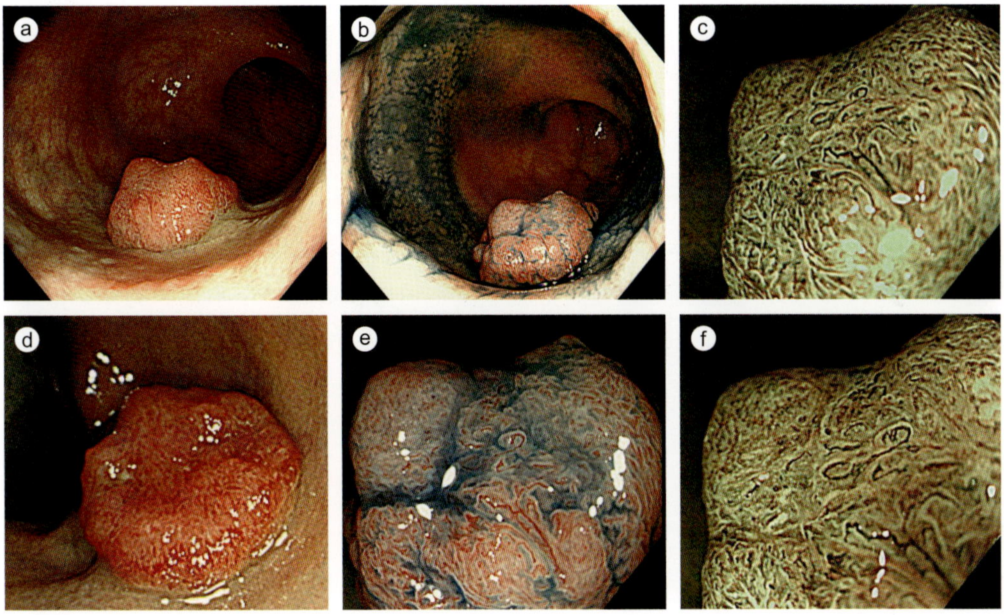

图 2-18-1　内镜检查图像

a、d. 白光。b、e. 喷洒靛胭脂。c、f. 窄带成像技术（NBI）。

问题 1　肉眼形态分类是什么？

① Ⅰs 型
② Ⅱa 型
③ Ⅱa + Ⅱc 型
④ Ⅰs + Ⅱc 型

问题 2　内镜诊断是什么？

① 增生性息肉，无蒂锯齿状病变（SSL）
② 低异型度腺瘤
③ 高异型度腺瘤，腺癌（Tis~T1a）
④ 腺癌（T1b 以深）
⑤ 其他

问题 3　治疗方案是什么？

① 随访
② 息肉切除术［包括冷圈套器息肉切除术（CSP）］
③ 内镜黏膜切除术（EMR）
④ 内镜黏膜下剥离术（ESD）
⑤ 外科切除

答案

问题 1 ④ Ⅰs + Ⅱc 型

问题 2 ④ T1b

问题 3 ④ ESD：根据患者要求行诊断性治疗（根据病理诊断结果应行⑤ 外科切除）

白光观察读片

- 位于下部直肠（Rb）长径 15 mm 有饱胀感的广基隆起型病灶，病灶中央可见明显的凹陷面。凹陷部很深，可见粗糙黏膜。

NBI 观察读片

- 凹陷面的表面结构形态（surface pattern）呈不规则多边形结构，边缘不清晰，不规则显著，部分怀疑无结构。
- 血管形态（vessel pattern）可见血管粗细不同、分布不均一、粗血管中断，以及无血管区域。
- 诊断为 JNET 3 型。

喷洒靛胭脂

- 凹陷部变得更清晰。在低倍放大观察中，看上去似乎残留有结构，但很难看出浸润表现，故选择了重视白光和 NBI 表现。

综合内镜诊断 黏膜下层高度浸润癌

治疗

- 虽疑似黏膜下层高度浸润癌，但基于以下理由，以诊断性治疗为目的进行了 ESD。
  - 肿瘤直径小。
  - 病灶位于肛门附近，由于受到排便时机械性力量的影响，深度诊断可能不准确。
  - 如果选择外科切除，就需要行永久性肠造口术，患者不愿意。
- 全周切开使用了 FlushKnife BT-S 型 2.0 mm，剥离使用了 ClutchCutter 3.5 mm。用 S-O clip 牵引，并用口袋法（pocket-creation method, PCM）进行切除（操作时间 37 分钟）。

病理诊断（图 2-18-2）

tub1，pT1b（5000 μm），ly1，v0，BD3，pHM0，pVM0。

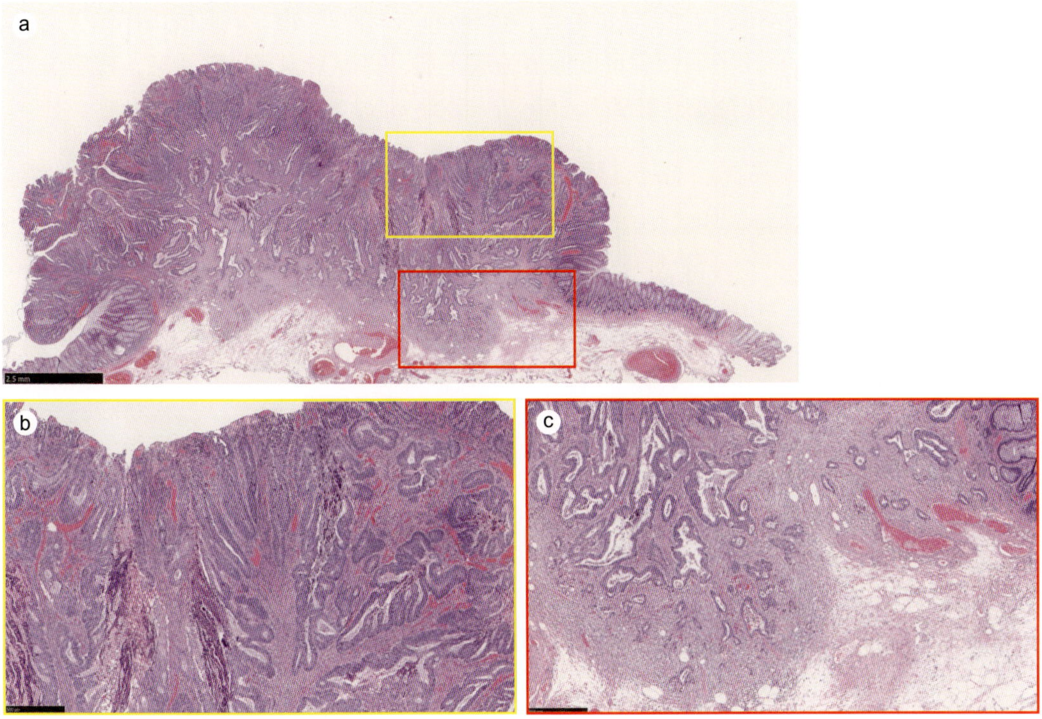

图 2-18-2 病理组织学图像

a. 放大镜图像。b. 中倍放大图像。隆起部和凹陷部都是没有腺瘤成分的高分化型腺癌。c. 中倍放大图像。癌在凹陷处浸润到黏膜下层（SM） 5000 μm，还可见多处肿瘤出芽（budding）。

本例病程

- 肿瘤出芽（budding）呈阳性，有报告显示肿瘤出芽阳性患者淋巴结转移率约为 30%，考虑其复发的风险极高，因此建议追加外科切除。由于患者本人强烈要求，采取密切随访的方针，目前正在慎重随访中。

（稻垣恭和）

内镜技师
笔 记

24. PCM 和 S-O clip

口袋法（pocket-creation method, PCM）是指从病灶肛侧切开黏膜并剥离，保留两侧的黏膜下层，只剥离中央部分，在肿瘤下形成类似口袋的空间，并在其中进行内镜操作（图 2-18-3）。这种方法的特点是内镜可以放在口袋内，因此内镜操作会变得比较稳定。此外，用透明帽就可以伸展黏膜下层，更容易剥离。需注意，使用头端变细的透明帽会使视野变得稍窄。

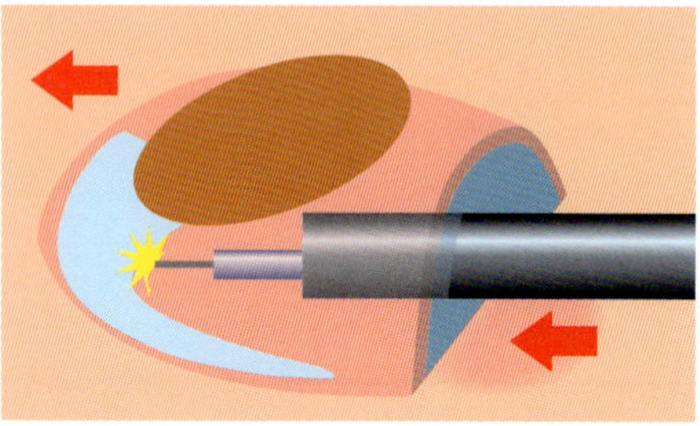

图 2-18-3 PCM

使用带有弹簧的 S-O clip 的手法中，两侧黏膜下层也会被剥离，故不会形成口袋，而是用 S-O clip 抬高病灶，使黏膜下层被牵拉而更容易剥离，可缩短操作时间（图 2-18-4）。本院根据病例情况选择使用 PCM 或 S-O clip。在大的肿瘤或高度纤维化等困难病例中，联用 PCM 和 S-O clip 的 ESD 取得了良好效果，故我们正在努力推广该法。对于大的病灶，我们也在尝试联用 PCM 和 S-O clip（参照 P35）。

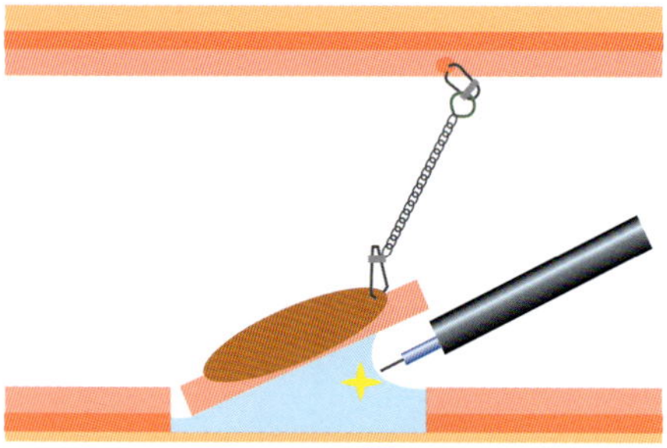

图 2-18-4 S-O clip 的牵拉

（藤川拓弥）

病例 19

- 80 多岁，女性。
- 大肠内镜筛查中发现横结肠病灶。
- 位于横结肠长径 5 mm 的病灶（图 2-19-1）。

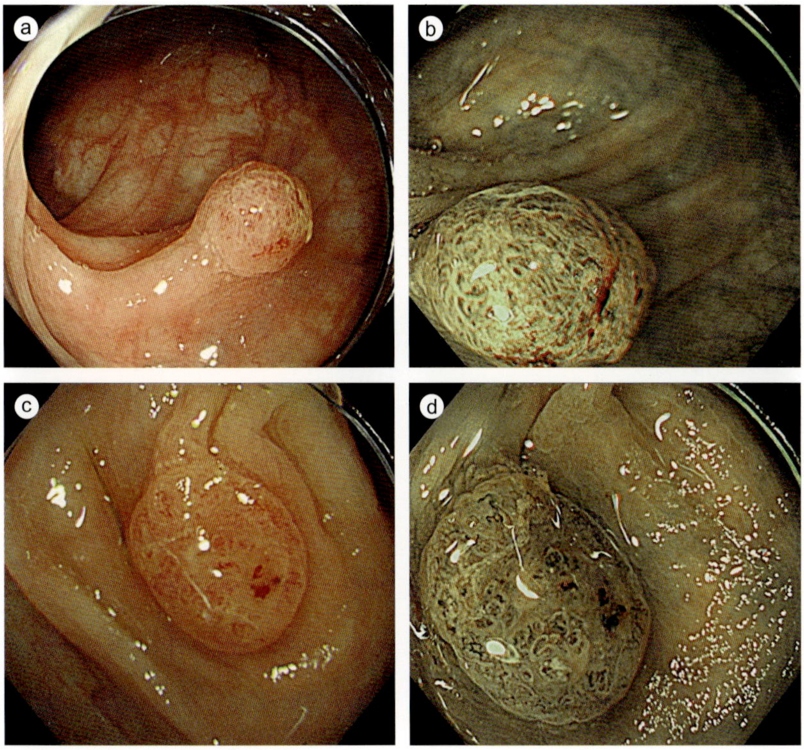

图 2-19-1　内镜检查图像

a、b. 治疗前 1 个月。c、d. 治疗当天。

问题 1 肉眼形态分类是什么？

① Ⅱa 型
② Ⅱc 型
③ Ⅰp 型
④ Ⅰsp 型

问题 2 内镜诊断是什么？

① 增生性息肉，无蒂锯齿状病变（SSL）
② 低异型度腺瘤
③ 高异型度腺瘤，腺癌（Tis~T1a）
④ 腺癌（T1b 以深）
⑤ 其他

问题 3 治疗方案是什么？

① 随访
② 息肉切除术［包括冷圈套器息肉切除术（CSP）］
③ 内镜黏膜切除术（EMR）
④ 内镜黏膜下剥离术（ESD）
⑤ 外科切除

答案

问题 1 ① Ⅱa 型

问题 2 ② 疑似低异型度腺瘤［病理诊断结果为 ③ 高异型度腺瘤，腺癌（Tis~T1a）或 ④ 腺癌（T1b 以深）］

问题 3 ② 息肉切除术（根据病理诊断结果应行 ③ EMR）

白光观察读片（治疗前）

- 长径 5 mm，淡红的表面隆起型病灶，充气后可变得较平坦，肉眼形态为Ⅱa 型（图 2-19-1a）。

NBI 观察读片（治疗前）

- 可见黏液、残渣附着，由于观察不充分，内镜诊断困难，但在可评价范围内有不均匀的肿瘤性血管（图 2-19-1b）。判断为低异型度腺瘤，采用 CSP 治疗。

白光观察读片（治疗当天）

- 发红、以绒毛样结构为中心的病灶（图 2-19-1c）。

NBI 观察读片（治疗当天）

- 可见黏液附着，部分区域评价困难，可见比较规则的绒毛样结构和中央部分绒毛样结构缺损（图 2-19-1d）。该缺损从残渣、黏液等来看，认为是机械性摩擦、炎症等造成的黏膜表层缺损。
- 然而，在治疗后重审内镜图片，发现可视范围内的表面结构形态（surface pattern）呈不规则多边形，血管形态（vessel pattern）呈粗细不同，分布不均一，是疑似癌的表现。
- 术前诊断为低异型度腺瘤，选择了 CSP（图 2-19-2）。治疗后，放大观察切除边缘，未见明显残留。

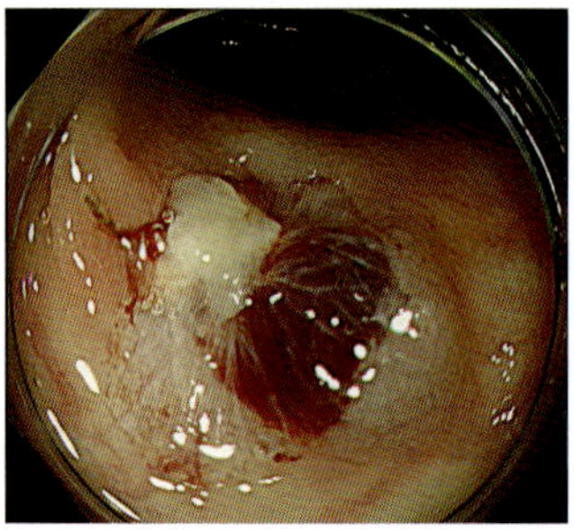

图 2-19-2 CSP 后的内镜图像

综合内镜诊断 低异型度腺瘤（在重审读片中诊断为高异型度腺瘤或 Tis）

病理诊断（图 2-19-3）

腺癌，tub1，pT 1［黏膜下层（SM）浸润］存在于腺瘤中，pHMX，pVM1，ER1b。

- 黏膜肌层深部有相当于 tub1 的腺癌（图 2-19-3a）。由于回收的标本损伤，对黏膜面的评价很困难。
- 黏膜下层的肿瘤切端呈阳性（图 2-19-3b）。
- 可见肿瘤部位 Ki-67 指数呈高值（图 2-19-3c）。
- 肿瘤部位的 P53 强表达（图 2-19-3d）。

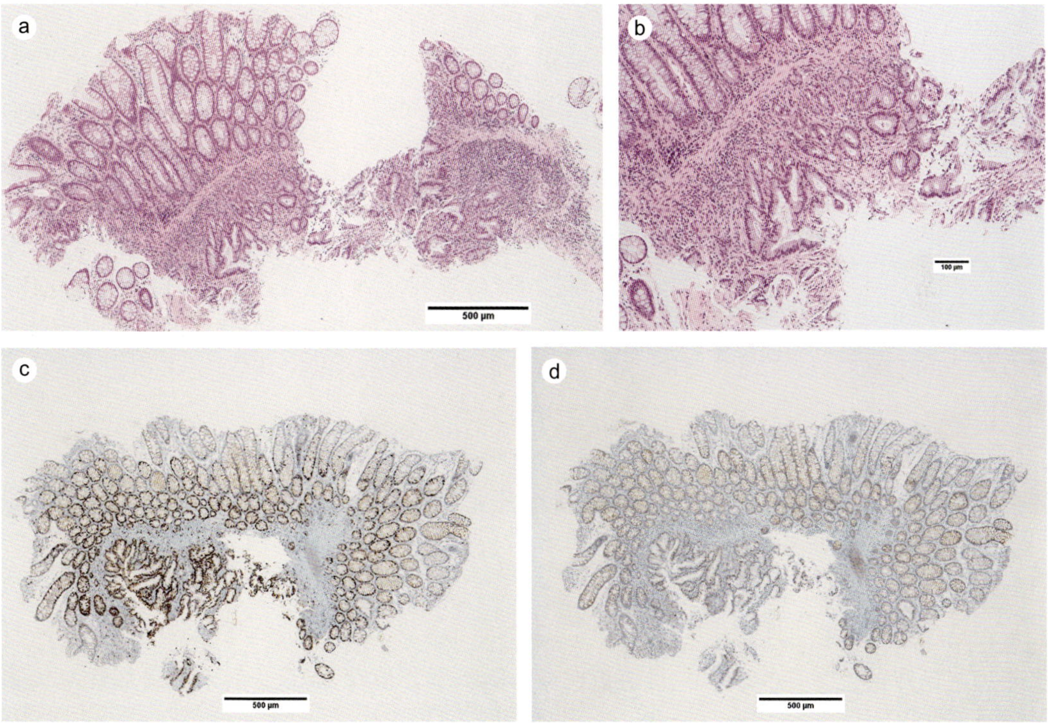

图 2-19-3 病理组织学图像

a. 放大镜图像。b. 低倍放大图像。c. Ki-67 染色。d. P53 染色。

综上所述，诊断为腺癌，tub1，pT1（SM 浸润）存在于腺瘤中，pHMX，pVM1。观察范围内未见脉管、淋巴管浸润。

本例病程

- 本例为黏膜下层浸润，深部切端阳性，未见明显的脉管浸润和转移，故建议患者接受追加治疗，不选择手术切除，而是 EMR。治疗 3 周后，内镜显示切除病灶已瘢痕化，未见肿瘤残留。治疗 2 个月后，在确保足够的切缘情况下进行了预切开 EMR（precutting EMR）（图 2-19-4）。局部注射、全周切开后切除了瘢痕部。

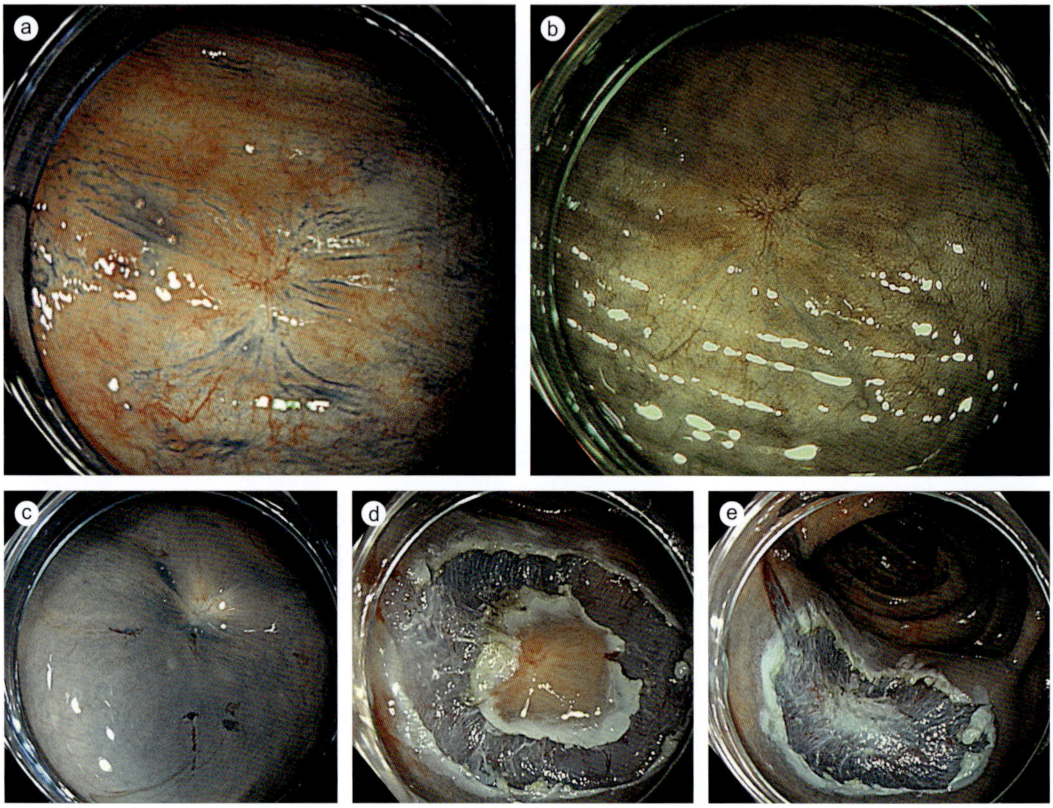

图 2-19-4 内镜治疗图像（预切开 EMR）

- 病理显示为伴有增生性变化的大肠黏膜（colonic mucosa with reactive hyperplastic change），未见明显残留（图 2–19–5）。目前正在谨慎随访中，治疗 24 个月后未见局部复发和淋巴结复发。

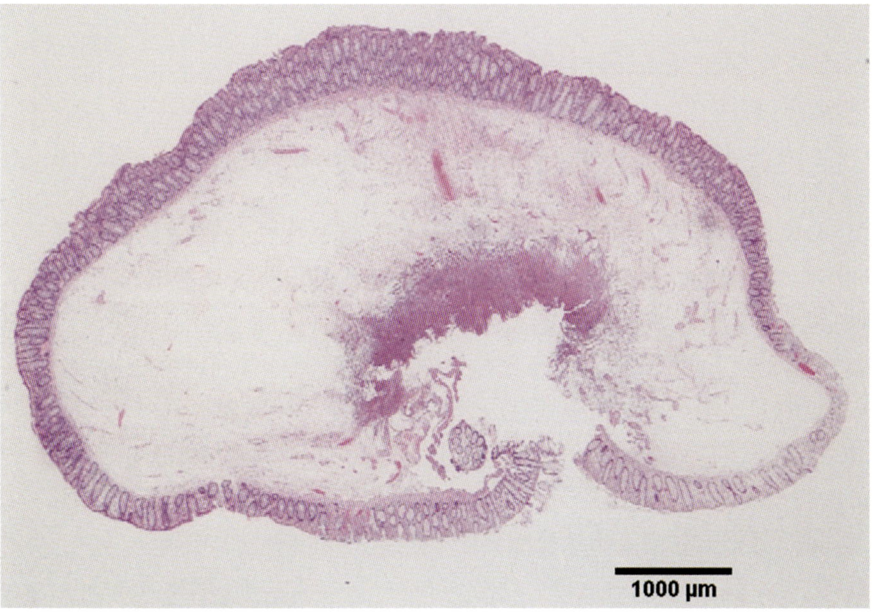

图 2-19-5 病理组织学图像

本例要点

- CSP 和热圈套器息肉切除术（hot snare polypectomy，HSP）及 EMR 相比，操作时间短，术后出血等治疗并发症较少，是一种安全简便的有效治疗手段。
- 一般通过白光观察、色素内镜、图像增强模式（LEE）、放大内镜等进行诊断后治疗，但本例选用了 CSP。当碰到难以决定选择 CSP 还是 EMR 的病例时，不应随便地选择 CSP，而应选择 EMR。还有，治疗前和治疗当天要做好迅速应对内镜表现发生变化的心理准备。关键是要精通白光观察、色素内镜、NBI、放大内镜，来提高内镜诊断准确度。
- 现有报告显示，CSP 的 R0 切除率低至 59%，关于这点有报告显示这是因 CSP 缺乏烧灼的影响，而难以判断切除边界[1]。Hirose 等报告，除了 R0 切除率低之外，还有 27.8% 的标本中没有黏膜肌层，这说明了 CSP 的局限性[2]。为了进行正确的病理学评估，Abe 等推荐 extended CSP，即全周性包含 1 mm 以上正常黏膜进行切除[3]。根据今后病例的积累，需要对 CSP 进行准确的适应证判断，并提高技术。

参考文献

[1] TAKEUCHI Y, YAMASHINA T, MATSUURA N, et al. Feasibility of cold snare polypectomy in Japan: a pilot study. World J Gastrointest Endosc, 2015, 7: 1250–1256.

[2] HIROSE R, YOSHIDA N, MURAKAMI T, et al. Histopathological analysis of cold snare polypectomy and its indication for colorectal polyps 10–14 mm in diameter. Dig Endosc, 2017, 29: 594–601.

[3] ABE Y, NABETA H, KOYANAGI R, et al. Extended cold snare polypectomy for small colorectal polyps increases the R0 resection rate. Endosc Int Open, 2018, 6: E254–E258.

（曾我幸一）

内镜技师笔记

25. EMR 中圈套器的选择方法

原则上，对于小于 10 mm 的良性息肉选择 CSP，10 mm 及以上的选择 EMR。黏膜内癌等恶性病灶即使小也不能成为 CSP 的适应证。

根据息肉大小来选择圈套器。一般来说，15 mm 以下息肉选择小的圈套器，20 mm 以上息肉选择大的圈套器。对于超过 15 mm 的息肉选择大的圈套器，原因在于切除病灶时还需包括适当长度的周围正常黏膜。

大的圈套器有时会因为太软而不容易压住息肉，被收紧变小时形状会变成细长形，故不适合小息肉的切除。因此，根据息肉大小选择圈套器很重要。

本院 EMR 时主要使用 Dualoop（Medico's Hirata 公司）或 Captivator Ⅱ 15 mm、25 mm、33 mm（波士顿科学日本公司）。Dualoop 是可以调整大小的圈套器，可调整为 12 mm 和 25 mm，可根据息肉大小选择圈套器大小来完成 CSP 或 EMR。

（吉永良子）

病例 20

- 60 多岁，男性。
- 因粪便隐血阳性原因待查接受内镜检查，发现直肠病灶。
- 位于上部直肠（Ra）长径 8 mm 的病灶（图 2-20-1）。

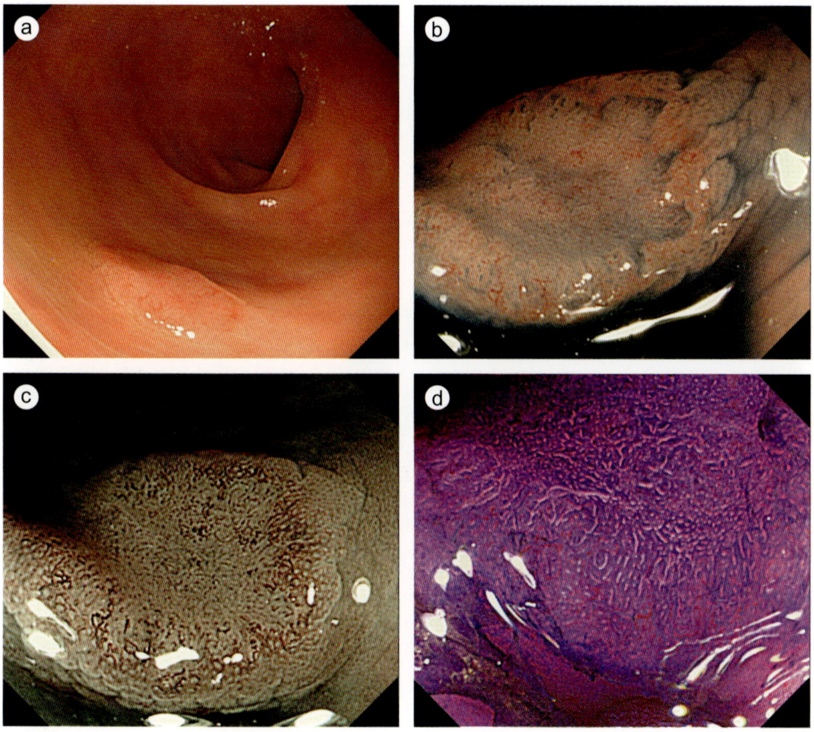

图 2-20-1 内镜检查图像

a. 白光。b. 喷洒靛胭脂。c. 窄带成像技术（NBI）。d. 结晶紫染色。

问题 1 肉眼形态分类是什么？

① Ⅱa 型

② Ⅱc 型

③ Ⅱa + Ⅱc 型

④ Ⅰs 型

问题 2 内镜诊断是什么？

① 增生性息肉，无蒂锯齿状病变（SSL）

② 低异型度腺瘤

③ 高异型度腺瘤，腺癌（Tis~T1a）

④ 腺癌（T1b 以深）

⑤ 其他

问题 3 治疗方案是什么？

① 随访

② 息肉切除术［包括冷圈套器息肉切除术（CSP）］

③ 内镜黏膜切除术（EMR）

④ 内镜黏膜下剥离术（ESD）

⑤ 外科切除

答案

问题 1 ③ Ⅱa + Ⅱc 型

问题 2 ③ Tis 或 T1a

问题 3 ③ EMR［包括预切开 EMR（precutting EMR）］

白光观察读片

- 肿瘤的长径虽只有 8 mm，但与周围黏膜相比略显发红。充气后可见伸展性良好。
- 喷洒色素后可见中央有浅凹陷，凹陷内未见隆起。

NBI 放大观察、结晶紫染色放大观察读片

- 在 NBI 放大观察中，血管形态（vessel pattern）可见粗细不同、分布不均一的血管，表面结构形态（surface pattern）不清晰，诊断为 JNET 2B 型。
- 追加结晶紫染色放大观察，可见不规则的腺管结构，虽未见明显的无结构区域，但腺管开口（pit）的边缘不规则，伴有轻度内腔狭小化，诊断为 V_I 轻度不规则。

综合内镜诊断 黏膜内癌至黏膜下层轻度浸润癌

治疗

- 首先考虑黏膜内癌至黏膜下层轻度浸润癌，但不能否定黏膜下层癌，为了得到充分的切端，采用透明质酸钠局部注射进行了 EMR。
- 切除标本可见中央凹陷部较硬。

病理诊断（图 2-20-2）

tub1，pT1a（900 μm），ly0，v0，BD1，pHM0，pVM0。

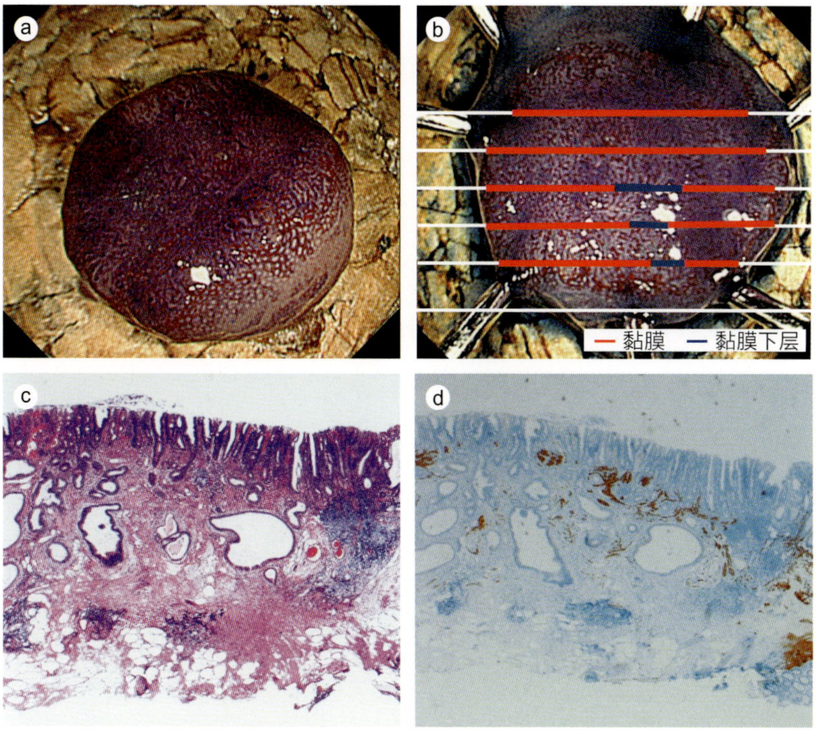

图 2-20-2 病理组织学图像

a. 内镜切除标本。b. 病理复原图。c. 低倍放大图像。d. 结蛋白（desmin）染色图像。

- 可见浸润至黏膜下层的高分化型腺癌，免疫组化染色（结蛋白染色）显示黏膜肌层错综复杂，但黏膜下层浸润距离即使从表层测量也不到 1000 μm，故最终诊断为指南根治病灶。

（森本泰隆，富江晃）

内镜技师笔记

26. 肉眼形态分类和内镜治疗

早期大肠癌的肉眼形态分类如图 2-20-3 所示。治疗方法也因肉眼形态不同而不同。表面型和隆起型的区别是病灶高度，比活检钳（2.5 mm）高度更高的为隆起型。

特别需要注意的是，表面型容易打滑，需更慎重地进行圈套器操作。

此外，有蒂病灶 Ⅰp 型一般蒂部多有较粗血管存在，EMR 时会用到尼龙绳圈套器或长的金属夹，术前需准备好这些器械，随时备用，这样可以使治疗更为顺利。

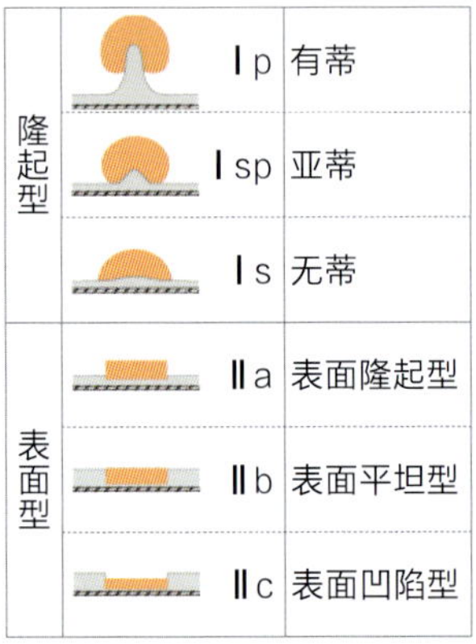

图 2-20-3 早期大肠癌的肉眼形态分类

（吉永良子）

病例 21

- 70 多岁，女性。
- 因粪便隐血阳性原因待查行内镜检查，发现升结肠病灶。
- 位于升结肠长径 15 mm 的皱襞上的病灶（图 2-21-1）。

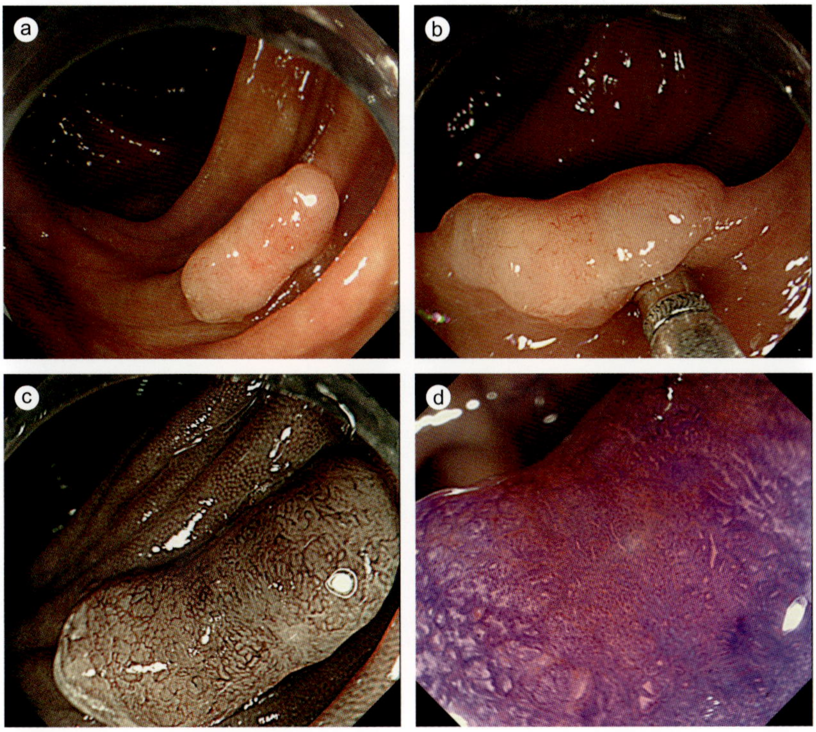

图 2-21-1　内镜检查图像

a、b. 白光。c. 窄带成像技术（NBI）。d. 结晶紫染色。

问题 1　肉眼形态分类是什么？

① Ⅱa 型
② Ⅱc 型
③ Ⅱa + Ⅱc 型
④ Ⅰs 型

问题 2　内镜诊断是什么？

① 增生性息肉，无蒂锯齿状病变（SSL）
② 低异型度腺瘤
③ 高异型度腺瘤，腺癌（Tis~T1a）
④ 腺癌（T1b 以深）
⑤ 其他

问题 3　治疗方案是什么？

① 随访
② 息肉切除术［包括冷圈套器息肉切除术（CSP）］
③ 内镜黏膜切除术（EMR）
④ 内镜黏膜下剥离术（ESD）
⑤ 外科切除

答案

问题 1 ③ Ⅱa + Ⅱc 型

问题 2 ③ T1a 或 ④ T1b

问题 3 ④ ESD

白光观察读片

- 肿瘤位于升结肠的较高皱襞上，长径 15 mm 左右，表面隆起型，中央可见浅凹陷。
- 病灶整体带有光泽，较软，凹陷部分即使调整空气量，形状也未见明显变化。黏液附着很明显，隆起部可能存在 SSL。

NBI 放大观察、结晶紫染色放大观察读片

- 在 NBI 放大观察中，血管形态（vessel pattern）可见不均一分布的粗细不同的不规则血管，中央凹陷部分可见血管稍少的区域，但未见明显的无血管区。表面结构形态（surface pattern）在凹陷部分也不清晰，诊断为 JNET 2B 型。
- 追加结晶紫染色放大观察，可见不规则的腺管结构，虽在凹陷部未见明显的无结构区域，但是小腺管开口（pit）的间隔狭小，内腔狭小，边缘不规则，诊断为 V_I 高度不规则。隆起部可见锯齿状 pit。疑似为源自 SSL 的肿瘤。

综合内镜诊断 黏膜下层癌（轻度浸润至高度浸润）

治疗

- 此病灶为黏膜下层伴有间质性变化（肿瘤或纤维化）的病灶，首先考虑黏膜下层癌。鉴于浸润深度不同，有可能是内镜治疗的适应证，故首先选择了内镜治疗。
- 病灶位于皱襞上，且预计伴有黏膜下层纤维化，尽管病灶从大小上看是可以 EMR 切除的，但考虑到需要进行确切的病理评估，故选择 ESD 进行了一次性完整切除。

病理诊断

tub1，pT1a（900 μm），ly0，v0，BD1，pHM0，pVM0。

- 未见术前诊断时怀疑的 SSL 样锯齿状变化，病灶整体均是高分化腺癌，隆起部可见黏膜下层（SM）浸润，SM 浸润距离从假设线开始测量为 900 μm。

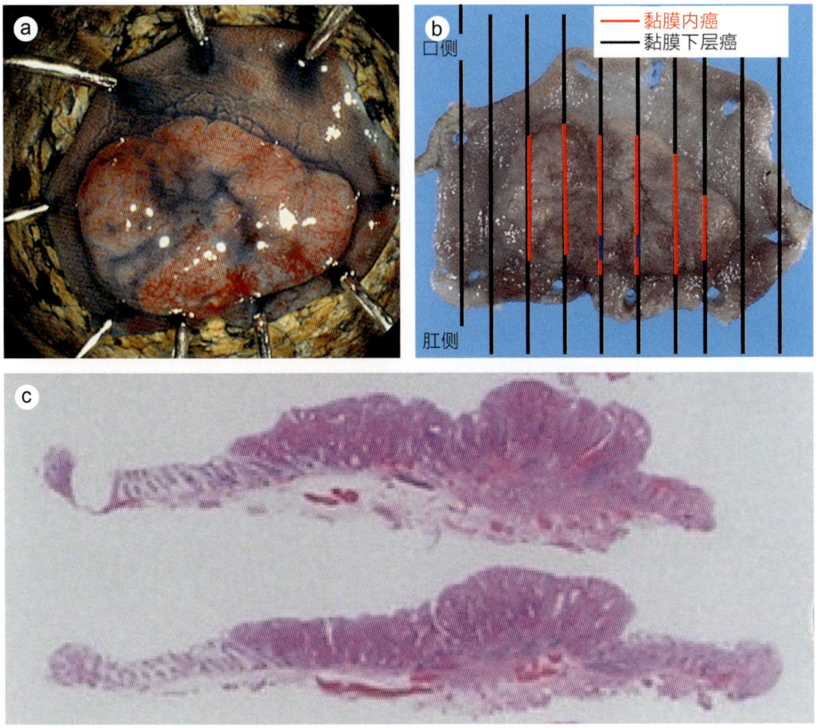

图 2-21-2 病理组织学图像

a. 内镜切除标本。b. 病理复原图。c. 放大镜图像。

※因治疗医院没有可以拍摄良好病理图片的设备，故病理图片的画质稍差，请读者见谅。病理图片仍可以确认黏膜下层浸润。

（森本泰隆，富江晃）

内镜技师笔记

27. JNET 分型

JNET 分型作为 NBI 放大观察的分型，从表面结构形态和血管形态将息肉分为以下 4 种，由此来推测其组织学形态以决定治疗方案（**表 2-21-1**）。蓝激光成像技术（BLI）也可以使用此分型。

JNET 1 型不需治疗，2A 型选择 CSP 或 EMR，2B 型选择 EMR 或 ESD，3 型需外科治疗。

虽然护理人员不需要进行实际诊断，但如果可以预测看到的息肉属于哪种类型，就可以在做助手时预想下一步的处理方法，及时准确地应对术者的要求。

表 2-21-1 JNET 分型

项目	1 型	2A 型	2B 型	3 型
血管形态	• 不可见	• 粗细规则 • 均匀分布（网状、螺旋形）	• 粗细不同 • 分布不均一	• 少血管领域 • 粗血管中断
表面结构形态	• 有规律的黑点或白点 • 和周围正常黏膜相似	• 规则（管状、分支状、乳头状）	• 不规则或不清晰	• 无构造区域
可推测的组织学形态	增生性息肉、SSL	腺瘤至低异型度癌黏膜内癌	高异型度癌（黏膜内癌 / 黏膜下层轻度浸润癌）	高异型度癌（黏膜下层高度浸润癌）

（吉永良子）

病例 22

- 70 多岁，男性。
- 在胃癌术前的内镜检查中发现了直肠息肉。
- 直肠乙状部（Rs）长径 8 mm 的病灶（图 2-22-1）。

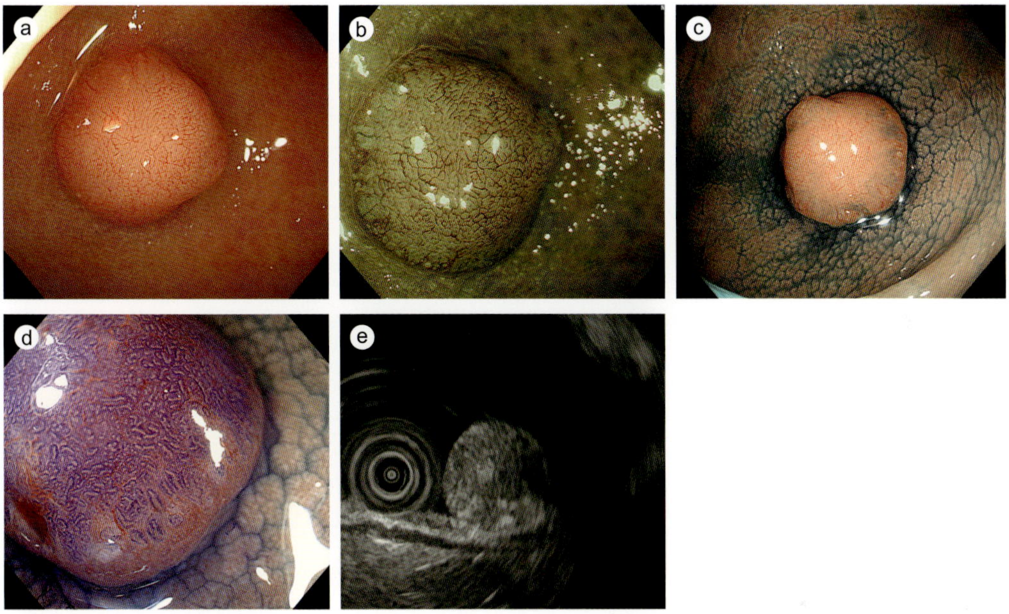

图 2-22-1 内镜检查图像

a. 白光。b. 窄带成像技术（NBI）。c. 喷洒靛胭脂。d. 结晶紫染色。e. 超声内镜（EUS）。

问题 1 肉眼形态分类是什么？

① Ⅰs 型
② Ⅰsp 型
③ Ⅰs + Ⅱc 型
④ Ⅱa 型

问题 2 内镜诊断是什么？

① 增生性息肉，无蒂锯齿状病变（SSL）
② 低异型度腺瘤
③ 高异型度腺瘤，腺癌（Tis~T1a）
④ 腺癌（T1b 以深）
⑤ 其他

问题 3 治疗方案是什么？

① 随访
② 息肉切除术［包括冷圈套器息肉切除术（CSP）］
③ 内镜黏膜切除术（EMR）
④ 内镜黏膜下剥离术（ESD）
⑤ 外科切除

答案

问题 1 ① Ⅰs 型

问题 2 ③ T1a

问题 3 ③ EMR

白光观察读片

- 肿瘤虽然长径只有 8 mm，但有饱胀感。病灶周围未见黏膜下浸润样的隆起，可见轻度白斑。
- 喷洒靛胭脂后，判断病灶高度在 2.5 mm 以上，诊断为 Ⅰs 型。

NBI 放大观察读片

- 表面结构形态（surface pattern）稍不清晰，血管形态（vessel pattern）可见网状排列，虽然血管粗细不同，但未见粗血管和无血管区（avascular area），诊断为 JNET 2B 型。

结晶紫染色放大观察读片

- 腺管开口形态（pit pattern）可见不规则的多边形异常分支，但边缘清晰，分布也比较均匀，诊断为 V_I 轻度不规则。

EUS 观察读片

- 正常的直肠壁结构显示出 5 层（小探头 20 MHz）。
- 肿瘤的低回声使黏膜下层（第 3 层）呈轻度突出，但突出高度不高，未见第 3 层断裂。

综合内镜诊断 黏膜下层轻度浸润癌

治疗

- 诊断为疑似黏膜下层癌，考虑 ESD 或外科切除，但是 EUS 下可见肿瘤下方的黏膜下层还有足够厚度，且病灶长径只有 8 mm，故在临床上诊断为 T1a，选择用 EMR 治疗。
- 治疗时局部注射 0.13% 透明质酸钠，确认病灶已充分抬举后，完成 EMR（操作时间 3 分钟）。

病理诊断（图 2-22-2）

tub1，pT1a（450 μm），ly0，v0，BD1，pHM0，pVM0。

- 病灶整体为癌，是不伴有腺瘤成分的高分化型腺癌。
- 癌轻度越过黏膜肌层，黏膜下层浸润距离为 450 μm，未见肿瘤出芽。

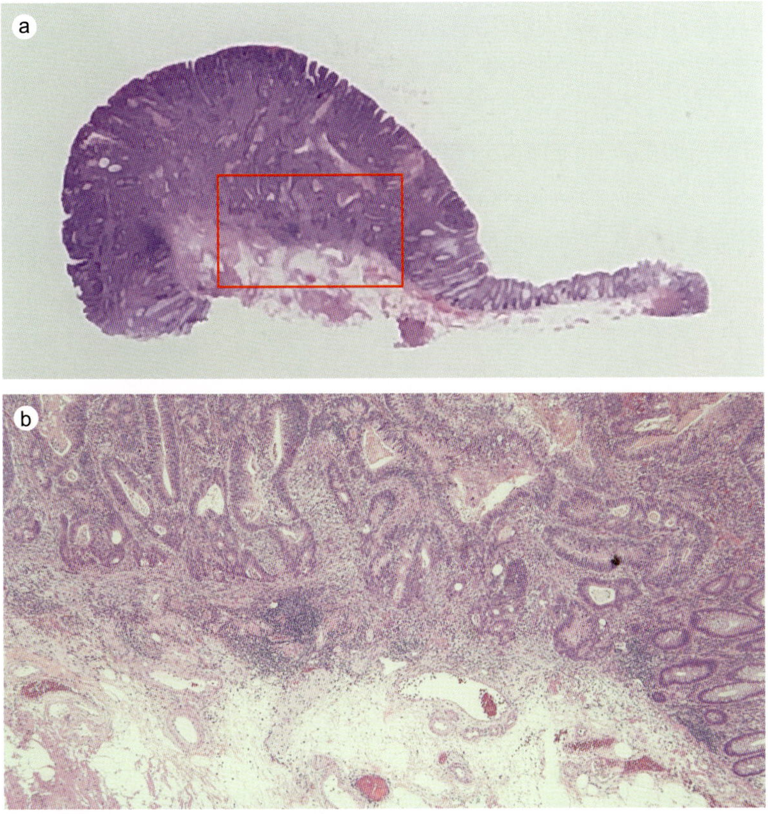

图 2-22-2 病理组织学图像

a. 放大镜图像。b. 黏膜下层浸润部（红框）的中部放大图像。

（奥田隆史）

内镜技师笔记

28. 超声内镜的准备

超声内镜（endoscopic ultrasonography，EUS）有环扫和线阵扫描两种扫描方式（环扫式专用镜的频率为 5～12 MHz，环扫式小探头的频率为 12～20 MHz）（图 2-22-3）。

环扫式专用镜以内镜为中心，以同心圆形式发送和接收超声波信号，因此可以进行 360° 的观察。

此外，也有从普通内镜的钳道口插入的小探头超声内镜。

判断腺瘤和早期大肠癌等上皮性肿瘤的浸润深度时，使用超声探头（小探头，主要使用 20 MHz）来观察（图 2-22-4）。

线阵扫描式 EUS 是从内镜的一个方向发送和接收超声波信号。黏膜下肿瘤等需要病理检查时，可以用超声内镜进行穿刺活检（EUS-FNA）。

使用超声波时，注水瓶里的水不是普通的水，而是脱气水（煮沸过的水）或杀菌纯净水。这是因为超声波振动会使没有脱气的水产生气泡，妨碍观察。

环扫式　　　　线阵扫描式

小探头　　专用镜

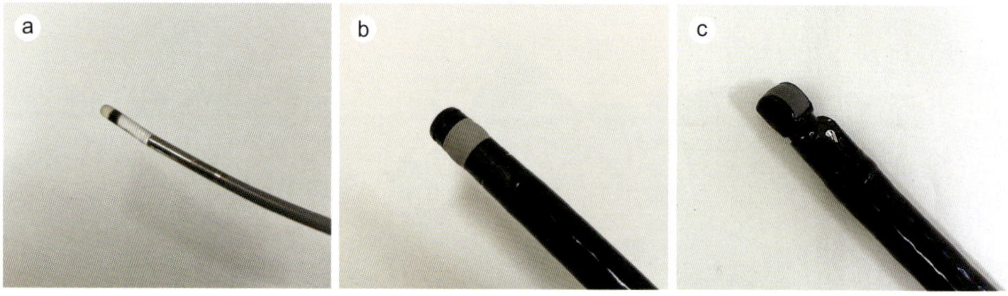

图 2-22-3　超声内镜

环扫　　　　线阵扫描

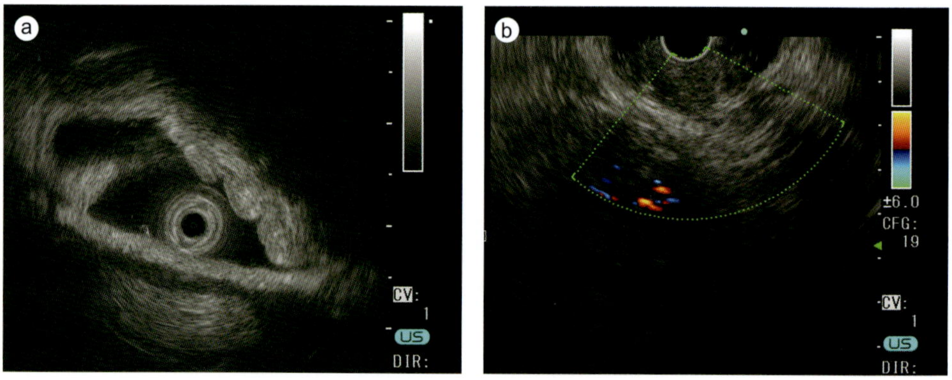

在本例中，使用 20 MHz 的小探头精查肠壁增厚部位，进行 360° 的观察。在诊断癌或小的黏膜下肿瘤的浸润深度时，多用小探头。

在本例中，用 6 MHz 超声波检查黏膜下肿瘤行鉴别诊断，用多普勒观察血流情况。虽然其角度有限，但对于 EUS-FNA 来说是必须的。

图 2-22-4　超声内镜应用实例

（吉永良子）

病例 23

- 70 多岁，男性。
- 乙状结肠癌外科切除后第 4 年随访，下消化道内镜检查中发现了上部直肠（Ra）病灶。
- 位于上部直肠（Ra）长径 5 mm 的病灶（图 2-23-1）。

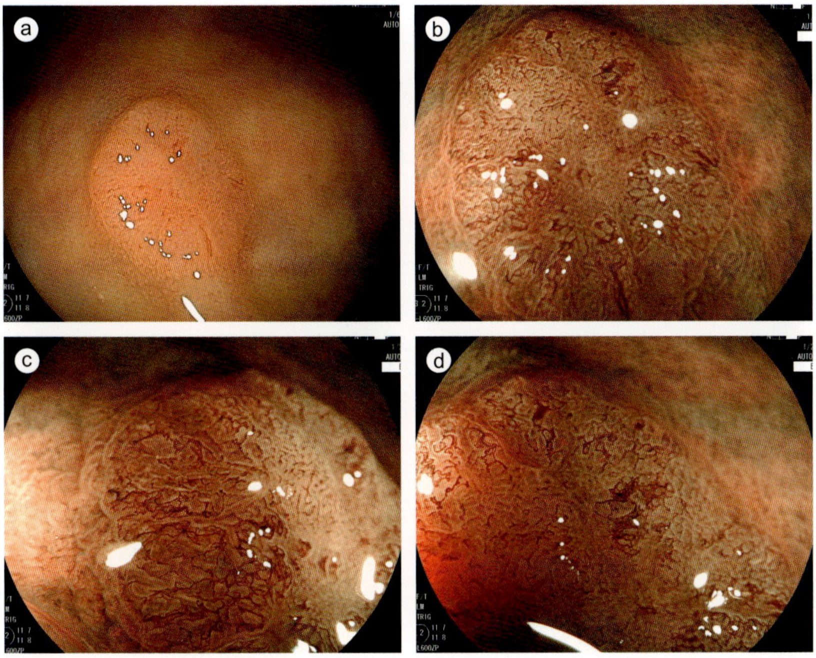

图 2-23-1　内镜检查图像

a. 白光。b～d. 蓝激光成像技术（BLI）。

问题 1　肉眼形态分类是什么？

① Ⅱa 型
② Ⅱc 型
③ Ⅱa + Ⅱc 型
④ Ⅰs 型

问题 2　内镜诊断是什么？

① 增生性息肉，无蒂锯齿状病变（SSL）
② 低异型度腺瘤
③ 高异型度腺瘤，腺癌（Tis～T1a）
④ 腺癌（T1b 以深）
⑤ 其他

问题 3　治疗方案是什么？

① 随访
② 息肉切除术［包括冷圈套器息肉切除术（CSP）］
③ 内镜黏膜切除术（EMR）
④ 内镜黏膜下剥离术（ESD）
⑤ 外科切除

答案

问题 1 ③ Ⅱa + Ⅱc 型

问题 2 ③ Tis

问题 3 ③ EMR

白光观察读片

- 上部直肠（Ra）可见一直径 5 mm 的淡红、中心有浅凹陷、表面平坦隆起型病灶。
- 凹陷部微微发红，凹陷边缘不规则。

BLI 放大观察读片

- 隆起部分的血管形态（vessel pattern）粗细不同，分布不均一，表面结构形态（surface pattern）不均一。
- 中心凹陷处的血管形态（vessel pattern）分布不均一，表面结构形态（surface pattern）不清晰，诊断为 JNET 2B 型。

综合内镜诊断 黏膜内癌

治疗

- 病灶直径只有 5 mm，属于小病灶，但由于包括隆起在内均被诊断为黏膜内癌，所以未选择 CSP 而选择了 EMR 治疗。
- 局部注射生理盐水，用圈套器一次性完整切除了病灶（操作时间 3 分钟）（图 2-23-2）。

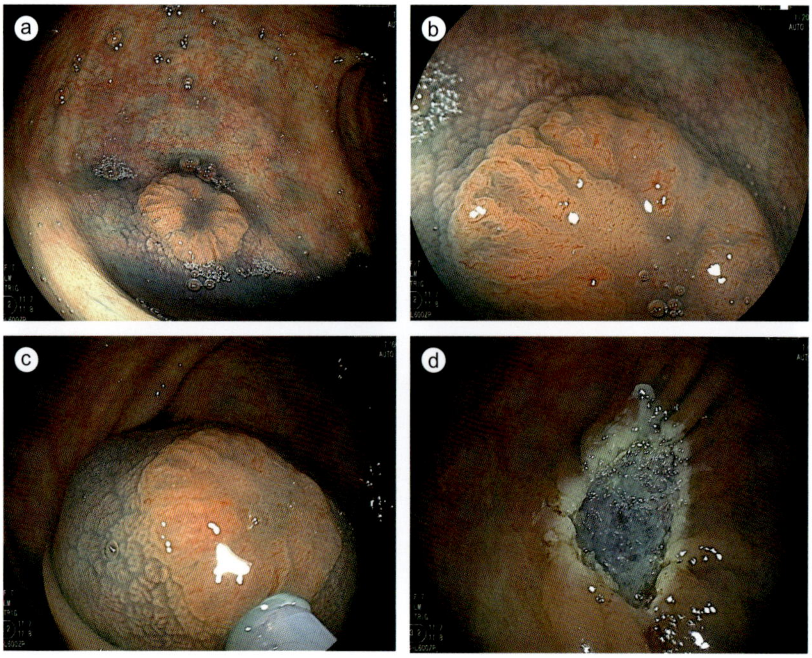

图 2-23-2 内镜治疗图像

病理诊断

tub1，pTis，ly0，v0，pHM0，pVM0。

- 病理诊断为没有腺瘤成分的高分化型腺癌（**图 2-23-3**）。

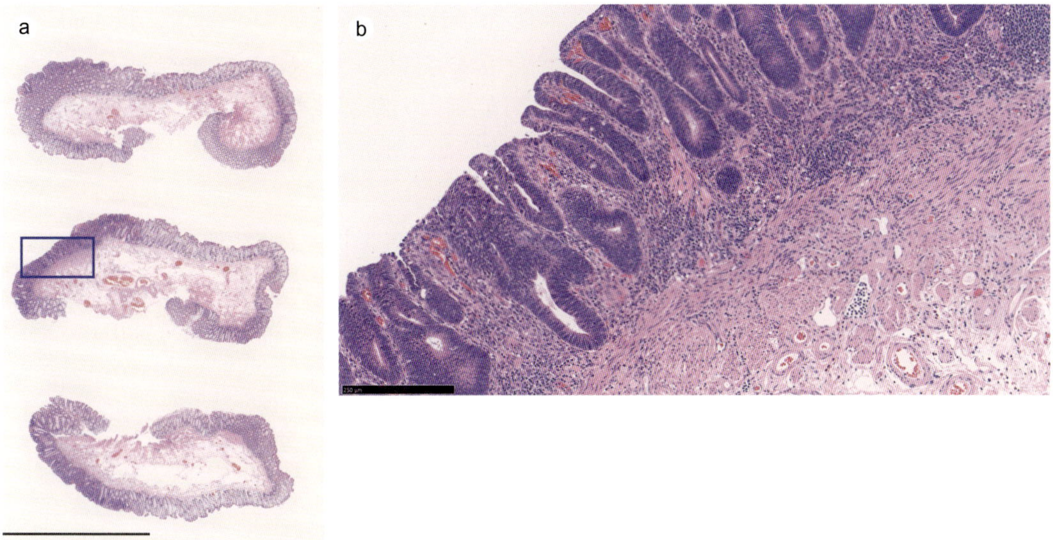

图 2-23-3 病理组织学图像

a. 放大镜图像。b. 低倍放大图像。

（奥田孝太郎）

内镜技师笔记

29. 局部注射时的注意事项

EMR 和 ESD 的局部注射都是为了使黏膜下层膨隆，获得与肌层的间隙。特别是 EMR 中，为了使圈套器操作变得容易，适当膨隆是很重要的。

局部注射时，助手要密切注视显示器，一边确认是否有血肿、局部注射液是否漏出、膨隆是否变大，一边进行注射。本院为了让术者知道局部注射量，按 1 mL、2 mL、3 mL 进行口头计数。

当推动注射器的阻力变得很大时，这可能是因为局部注射针刺到了肌层，即使继续局部注射也不会膨隆。因此，如果有上述异常，要立即停止局部注射。

（吉永良子）

病例 24

- 60 多岁，男性。
- 因粪便隐血阳性原因待查行下消化道内镜检查，发现上部直肠（Ra）病灶。
- 位于上部直肠（Ra）长径 25 mm 的病灶（图 2-24-1）。

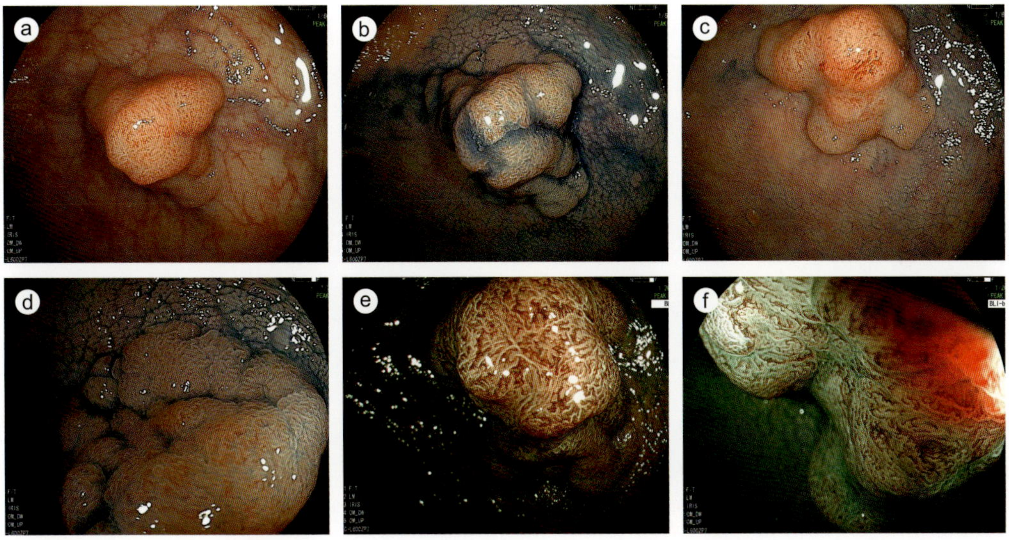

图 2-24-1 内镜检查图像

a、c. 白光。b、d. 喷洒靛胭脂。e、f. 蓝激光成像技术（BLI）。

问题 1 肉眼形态分类是什么？

① Ⅱa 型

② Ⅰs + Ⅱa 型

③ Ⅰsp 型

④ Ⅰs 型

问题 2 内镜诊断是什么？

① 增生性息肉，无蒂锯齿状病变（SSL）

② 低异型度腺瘤

③ 高异型度腺瘤，腺癌（Tis~T1a）

④ 腺癌（T1b 以深）

⑤ 其他

问题 3 治疗方案是什么？

① 随访

② 息肉切除术［包括冷圈套器息肉切除术（CSP）］

③ 内镜黏膜切除术（EMR）

④ 内镜黏膜下剥离术（ESD）

⑤ 外科切除

答案

问题 1 ② Ⅰs + Ⅱa 型

问题 2 ④ T1b

问题 3 ④ ESD：诊断性治疗（根据病理诊断结果应行 ⑤ 外科切除）

白光观察读片

- 上部直肠（Ra）可见长径 25 mm 的隆起型病灶。
- 隆起高度较高，周围呈低矮的平坦型隆起。
- 高隆起的口侧可见不规则的凹陷面。

BLI 放大观察读片

- 隆起部的大部分是 JNET 2A 型，但凹陷面的血管形态（vessel pattern）粗细不同，分布不均一，表面结构形态（surface pattern）不清晰，诊断为 JNET 2B 型（图 2-24-2）。

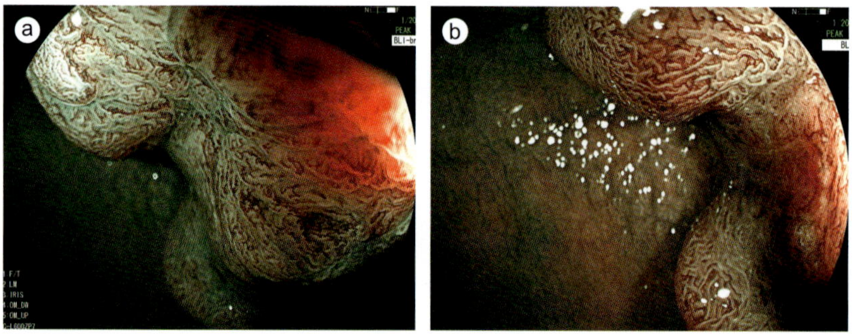

图 2-24-2 内镜检查图像

a、b. BLI。

腺管开口形态（pit pattern）观察读片

- 以凹陷面为中心，可见 V_I 轻度不规则的腺管开口（pit），部分呈 V_I 高度不规则（图 2-24-3）。
- 隆起部的大部分为 $Ⅲ_L$ 型 pit。

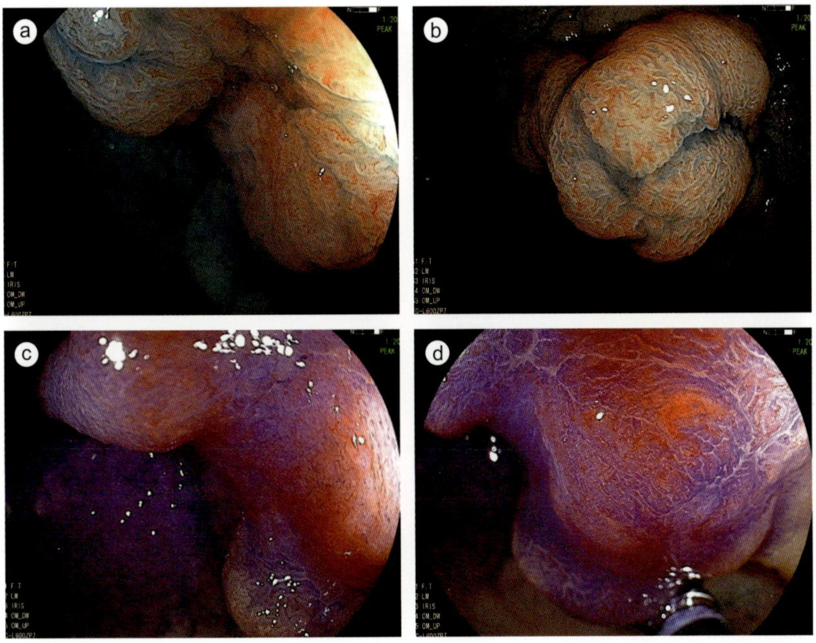

图 2-24-3 内镜检查图像

a、b. 喷洒靛胭脂。
c、d. 结晶紫染色。

综合内镜诊断 黏膜下层高度浸润癌

治疗

- 虽然怀疑凹陷部位有黏膜下层高度浸润癌，但为了诊断性治疗，通过 ESD 进行一次性完整切除（操作时间 30 分钟）（图 2-24-4）。

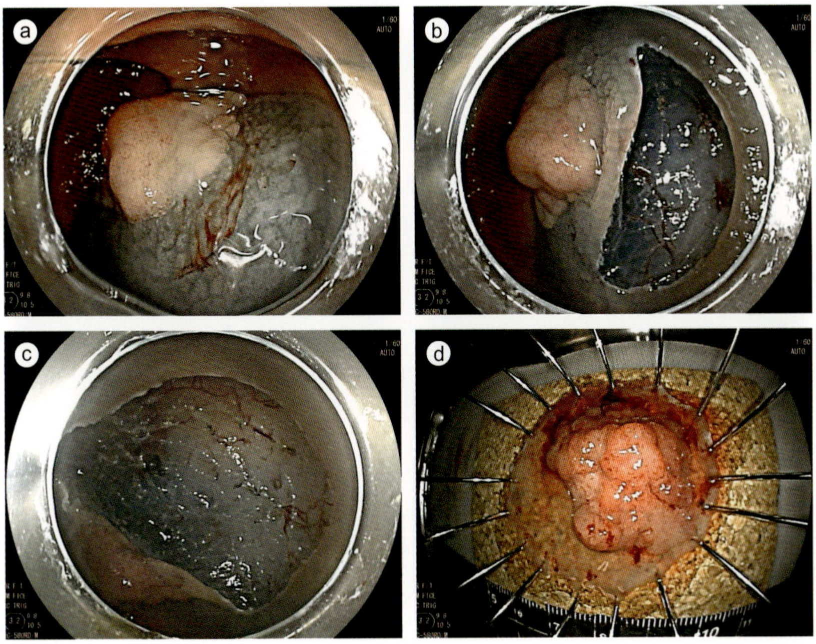

图 2-24-4 内镜治疗图像

a. 局部注射后。
b. 肛侧黏膜切开和剥离。
c. 一次性完整切除。
d. 内镜切除标本。

病理诊断

tub1，pT1b（2500 μm），ly0，v0，BD1，pHM0，pVM0。

- 隆起部的大部分是腺瘤成分，凹陷部位发现高分化型腺癌（图 2-24-5）。

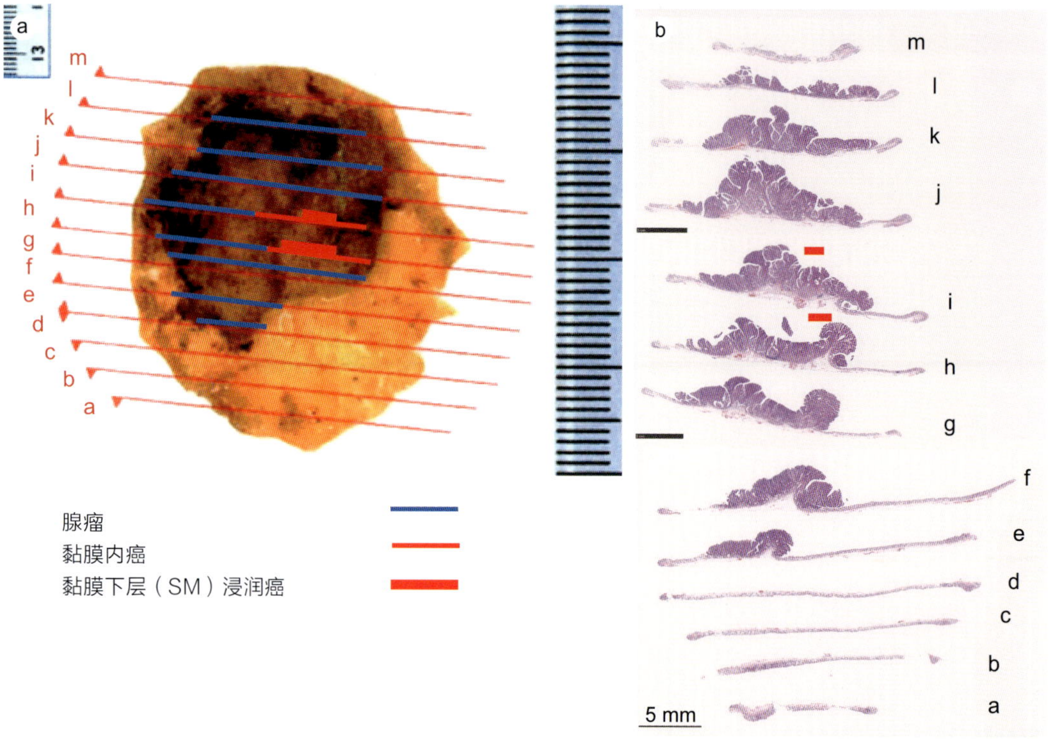

图 2-24-5 病理组织学图像

a. 病理复原图。b. 放大镜图像。

- 放大观察下，不规则 pit pattern 凹陷的一部分和隆起部位的一部分可见 SM 高度浸润。
- 结蛋白染色下，可见 #i 和 #h 切片的一部分黏膜肌层断裂，为 SM 浸润距离 2500 μm 的高度浸润癌（图 2-24-6）。
- 其后追加了外科手术，未见淋巴结转移。

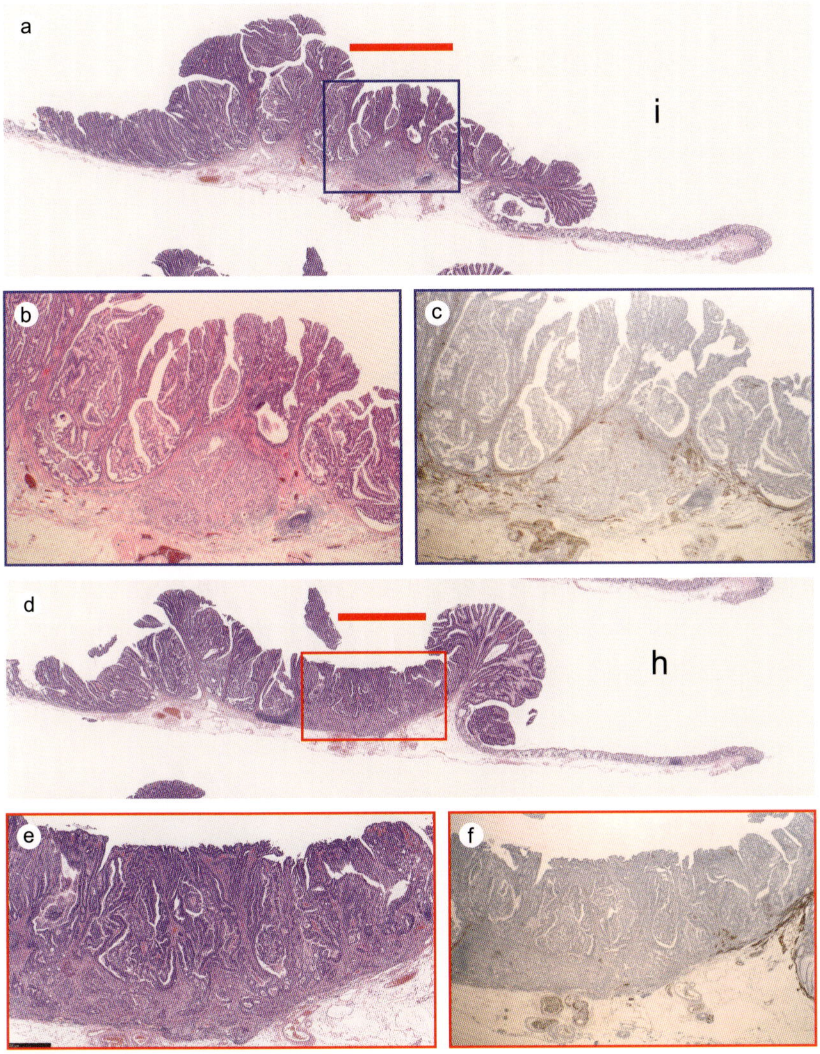

图 2-24-6 病理组织学图像

a. 放大镜图像（#i 切片）。b. 低倍放大图像。c. 结蛋白染色图像。d. 放大镜图像（#h 切片）。e. 低倍放大图像。f. 结蛋白染色图像。

本例要点

- 本例是超过 2 cm 的隆起型病变，对选择 ESD 还是外科切除存在疑问。在常规观察及放大观察中，有时会遇到即使通过放大观察也难以诊断浸润深度的隆起型病变。类似本例，有些病变仅极少部分有不规则 pit，对于这种病变往往难以决定治疗方案。
- 本例出于诊断性治疗的目的首先选择了 ESD，但必须先向患者充分说明追加治疗的可能性，取得知情同意后再进行治疗。此外，在病理组织学诊断中，只用苏木精 - 伊红（HE）染色很难判定黏膜肌层，需用结蛋白染色来确定黏膜肌层，以做出准确的浸润深度诊断。

（奥田孝太郎）

内镜技师笔记

30. 追加手术的适应证

黏膜下层癌的病理诊断显示垂直切端阳性，有癌残留的可能性，这是追加外科手术的绝对适应证。此外，当癌病灶恶性程度高时，应考虑淋巴结转移，需要追加切除脉管和淋巴结的手术。

淋巴结转移的危险因素有以下四点。

- SM 浸润距离大于 1000 μm。
- 具有恶性程度高的组织学形态（低分化型腺癌、黏液癌）（图 2-24-7a）。
- 肿瘤出芽（budding）：癌不是呈块状浸润，而是散在数个细胞浸润（图 2-24-7b）。
- 脉管浸润：癌细胞浸润至黏膜下层的血管、淋巴管内（图 2-24-7c）。

早期大肠癌 90% 以上都是高分化型腺癌，恶性程度高的低分化型腺癌、印戒细胞癌和黏液癌虽然非常少见，但需特别注意。肿瘤出芽（budding，BD）2 级及以上（在 SM 浸润部小于 5 个癌细胞的癌细胞簇称为肿瘤出芽，有 5 个及以上时称为肿瘤出芽 2 级及以上）据报告是淋巴结转移的危险因素。因为这部分内容过于专业，所以大家只要知道一下就好了。

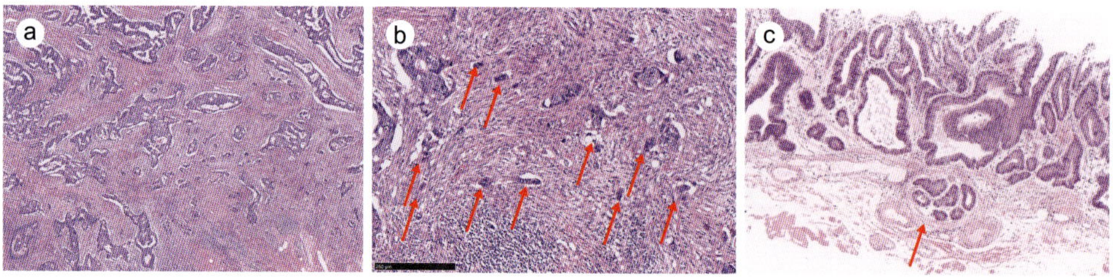

无腺管结构的低分化型腺癌　可见多处肿瘤出芽（红箭头）　静脉内可见肿瘤（红箭头）

图 2-24-7 具有淋巴结转移危险因素病变的病理组织学图像

（吉永良子）

病例 25

- 80 多岁，男性。
- 因粪便隐血阳性原因待查行大肠内镜检查，发现直肠病灶。
- 直肠乙状部（Rs）长径 15 mm 的病灶（图 2-25-1）。

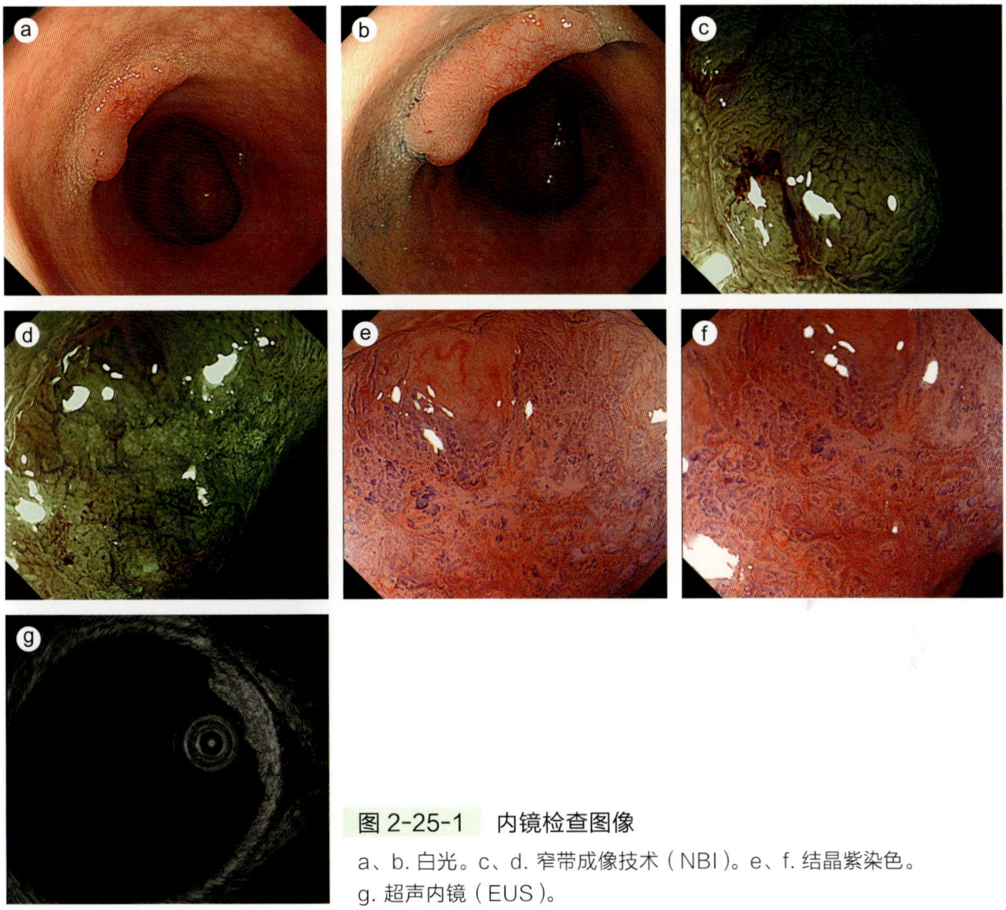

图 2-25-1　内镜检查图像

a、b. 白光。c、d. 窄带成像技术（NBI）。e、f. 结晶紫染色。g. 超声内镜（EUS）。

问题 1　肉眼形态分类是什么?

① Ⅱa 型

② Ⅱc 型

③ Ⅱa + Ⅱc 型

④ Ⅰs 型

问题 2　内镜诊断是什么?

① 增生性息肉，无蒂锯齿状病变（SSL）

② 低异型度腺瘤

③ 高异型度腺瘤，腺癌（Tis~T1a）

④ 腺癌（T1b 以深）

⑤ 其他

问题 3　治疗方案是什么?

① 随访

② 息肉切除术［包括冷圈套器息肉切除术（CSP）］

③ 内镜黏膜切除术（EMR）

④ 内镜黏膜下剥离术（ESD）

⑤ 外科切除

答案

问题 1 ③ Ⅱa + Ⅱc 型

问题 2 ④ T1b

问题 3 ⑤ 外科切除

白光观察读片

- 长径 15 mm 的发红的表面隆起型病灶（图 2-25-1a、b）。
- 喷洒靛胭脂可见内部有较浅的凹陷。

NBI 放大观察读片

- 病灶边缘的隆起部可见规则的表面结构形态（surface pattern）和血管形态（vessel pattern），诊断为 JNET 2A 型（图 2-25-1c、d）。
- 凹陷部的表面结构形态（surface pattern）难以辨认，血管形态（vessel pattern）可见粗血管中断，诊断为 JNET 3 型。

pit pattern 观察读片

- 凹陷部可见 V_I 高度不规则腺管开口（pit）（图 2-25-1e、f）。

超声内镜检查

- 病灶中央可见第 3 层变薄，诊断为黏膜下层浸润癌（图 2-25-1g）。

综合内镜诊断 黏膜下层高度浸润癌

治疗

- 诊断为黏膜下层高度浸润癌，选择外科切除。

病理诊断

tub2>tub1，pT1b（1600 μm），ly1（D2-40），v0（EGV），BD3，pHM0，pVM0。

- 肿瘤浸润至黏膜下层深部，可见淋巴管浸润和肿瘤出芽（budding）3 级（图 2-25-2）。

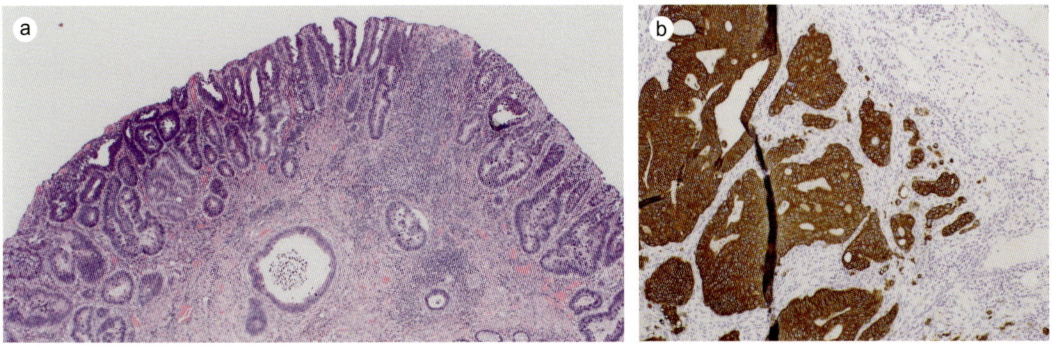

图 2-25-2 病理组织学图像

a. 低倍放大图像。b. 细胞角蛋白 8 染色图像。

（福本晃平）

内镜技师笔记

31. 关于本院的内镜清洗

本院洗消室有专职洗消员数名，日班时由洗消员进行洗消。夜班时由值班的临床工学技师（兼内镜技师）或放射技师进行清洗，但与洗消员相比，每人的清洗次数还是减少了。因此，为了维持并提高清洗技术水平，本院定期举办由相关厂家负责的清洗技术学习会。

为了更有效地进行清洗，使用一次性清洗刷（图 2-25-3）。每天更换可以使刷毛保持整齐，不会出现清洗不良的情况，保证清洁程度。此外，为了防止清洗过程中对内镜头端产生强烈冲击，在水槽内铺设了柔软的垫子，防止头端破损（图 2-25-4）。这样就可以消除时间紧迫的清洗者担心损坏内镜的心理压力，使清洗者保持良好的操作水平。

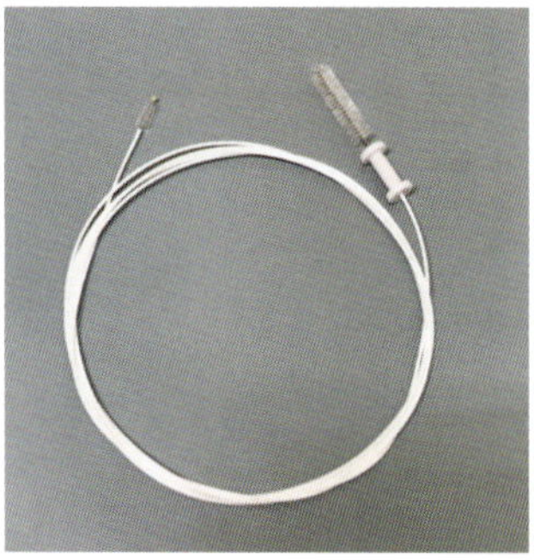

图 2-25-3 Double-Header（US 内镜公司）

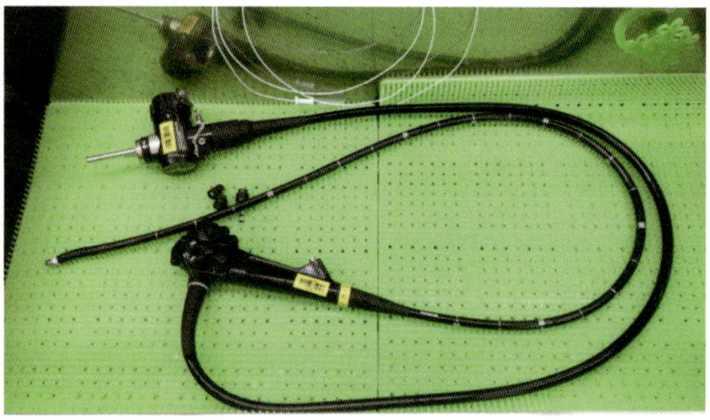

图 2-25-4 清洗水槽内的橡胶垫

（高桥俊将，藤川拓弥）

病例 26

- 70 多岁，男性。
- 因便秘原因待查行结肠镜检查，发现直肠乙状部（Rs）病灶。
- 位于直肠乙状部（Rs）长径 25 mm 的病灶（**图 2-26-1**）。

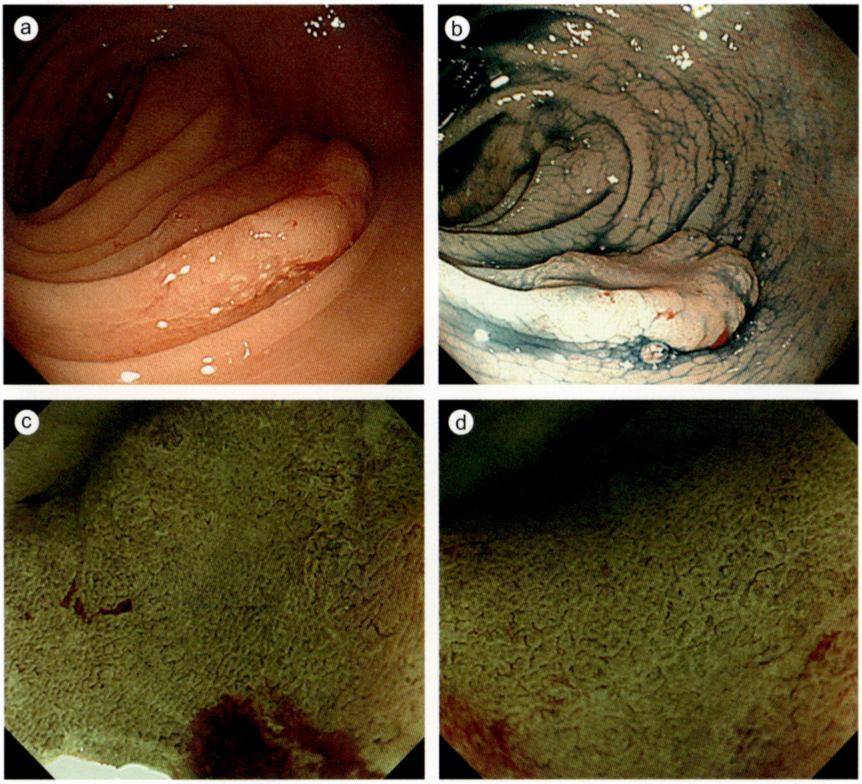

图 2-26-1　内镜检查图像

a. 白光。b. 喷洒靛胭脂。c、d. 窄带成像技术（NBI）。

问题 1　肉眼形态分类是什么？

① Ⅱa 型
② Ⅱc 型
③ Ⅱa + Ⅱc 型
④ Ⅰs 型

问题 2　内镜诊断是什么？

① 增生性息肉，无蒂锯齿状病变（SSL）
② 低异型度腺瘤
③ 高异型度腺瘤，腺癌（Tis~T1a）
④ 腺癌（T1b 以深）
⑤ 其他

问题 3　治疗方案是什么？

① 随访
② 息肉切除术［包括冷圈套器息肉切除术（CSP）］
③ 内镜黏膜切除术（EMR）
④ 内镜黏膜下剥离术（ESD）
⑤ 外科切除

答 案

问题 1 ① Ⅱa 型
问题 2 ③ Tis 或 T1a
问题 3 ④ ESD

白光观察读片

- 可见长径 25 mm 的发红的平坦隆起型病灶（图 2-26-1a）。
- 喷洒靛胭脂可见内部有平缓的凹陷面（图 2-26-1b）。

NBI 放大观察读片

- 病灶凹陷部分为不规则的表面结构形态（surface pattern）和血管形态（vessel pattern），诊断为 JNET 2B 型（图 2-26-1c、d）。

腺管开口形态（pit pattern）观察读片

- 凹陷的大部分呈 V_I 轻度不规则腺管开口（pit），部分可见 V_I 高度不规则 pit（图 2-26-2）。

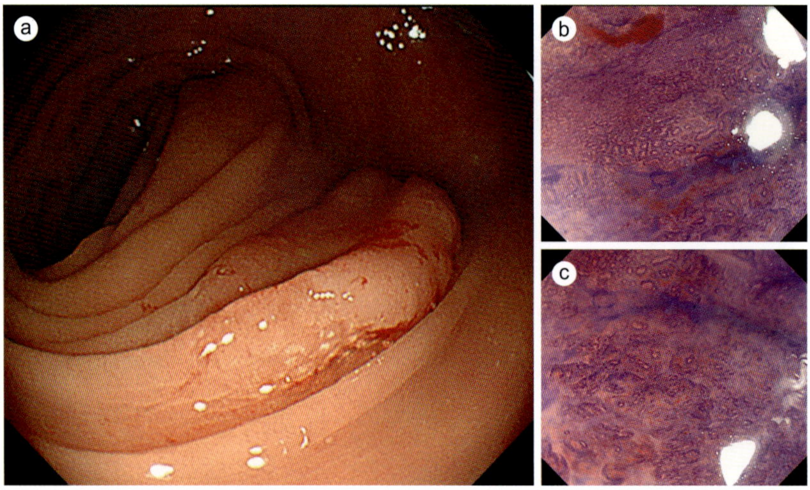

图 2-26-2 内镜检查图像
a. 白光。b、c. 结晶紫染色。

综合内镜诊断 黏膜下层轻度浸润癌

治疗

- 诊断为黏膜下层轻度浸润癌，选择 ESD 一次性完整切除。

病理诊断

tub1>tub2，pT1a（700 μm），INFb，ly0（D2-40），v0（EGV），BD1，HM0，VM0。

- 肿瘤向黏膜下层浸润，从黏膜基层下缘至浸润最深处为 700 μm。
- **图 2-26-3e** 可见部分区域形成黏液潴留（mucous lake），但内部未见悬浮的癌细胞。

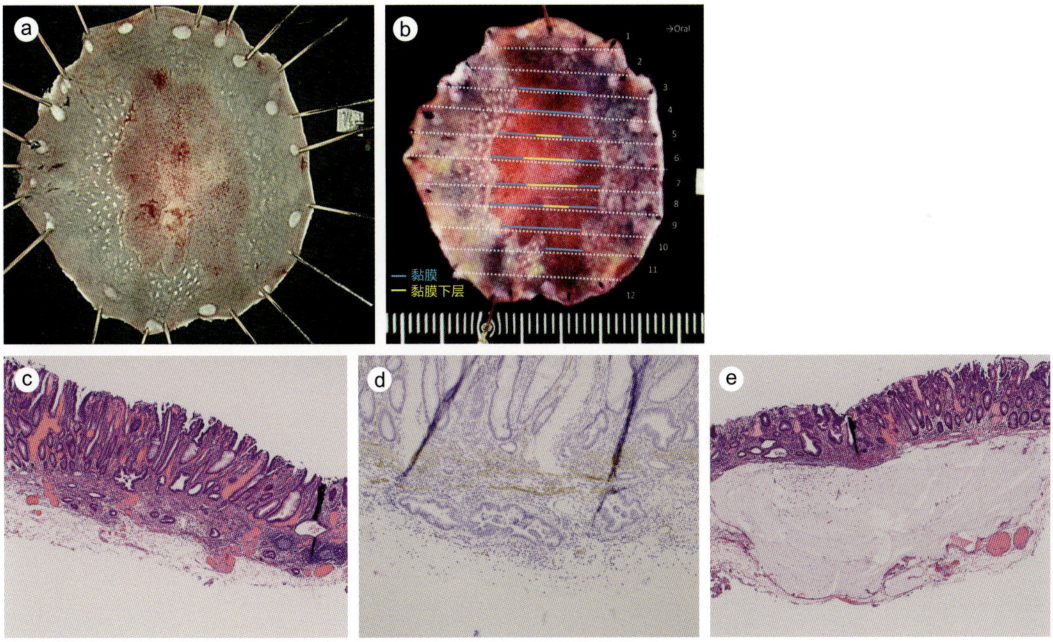

图 2-26-3　病理组织学图像

a. 内镜切除标本。b. 病理复原图。c. 低倍放大图像（6 号切片）。d. 结蛋白染色图像。e. 病理组织学图像（6 号切片）。

（福本晃平）

内镜技师笔记

32. LST 的定义和分类

侧向发育型肿瘤（LST）是指长径 10 mm 以上的向水平方向发展的肿瘤。LST 根据有无颗粒分为两大类，再根据肉眼形态细分为四类（**表 2-26-1**）。假凹陷型在四类中黏膜下层癌的频率最高，医生之间经常讨论这种类型的治疗方案，该类型被简称为 LST-NG（PD），请牢记这些名称。

表 2-26-1 LST 的分类

分类		肿瘤状态
颗粒型（LST-G）	颗粒均一型（homogenous type）	颗粒大小比较规则
	结节混合型（nodular mixed type）	伴有 10 mm 以上颗粒，即结节
非颗粒型（LST-NG）	平坦隆起型（flat elevated type）	没有凹陷或隆起，是平缓隆起的肿瘤
	假凹陷型（pseudodepressed type）	肿瘤内有浅浅的凹陷

（吉永良子）

病例 27

- 40 多岁，男性。
- 因便秘和粪便隐血阳性原因待查行大肠内镜检查，发现数个大肠息肉，其中最大的病灶如下。
- 位于肝曲部长径 20 mm 的病灶（**图 2-27-1**）。

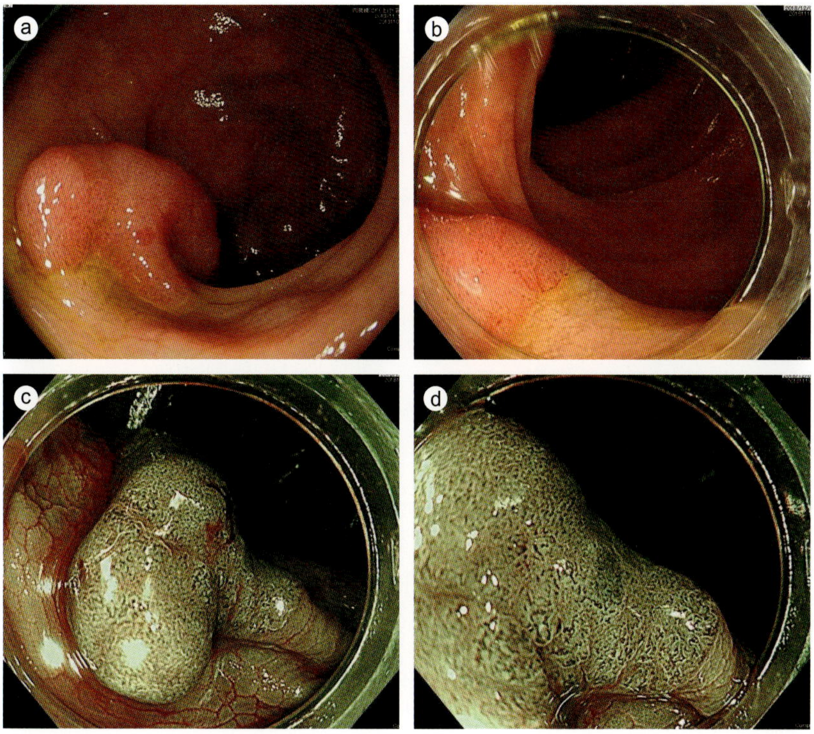

图 2-27-1　内镜检查图像

a、b. 白光。c、d. 窄带成像技术（NBI）。

问题 1　肉眼形态分类是什么?

① Ⅰs 型

② Ⅰsp 型

③ Ⅱa 型

④ Ⅱc 型

问题 2　内镜诊断是什么?

① 增生性息肉，无蒂锯齿状病变（SSL）

② 低异型度腺瘤

③ 高异型度腺瘤，腺癌（Tis~T1a）

④ 腺癌（T1b 以深）

⑤ 其他

问题 3　治疗方案是什么?

① 随访

② 息肉切除术［包括冷圈套器息肉切除术（CSP）］

③ 内镜黏膜切除术（EMR）

④ 内镜黏膜下剥离术（ESD）

⑤ 外科切除

答案

问题 1 ① Ⅰs 型

问题 2 ③ Tis 或 T1a

问题 3 ④ ESD

白光观察读片

- 病灶为位于肝曲部长径 20 mm 的隆起型病灶。病灶向长轴方向发展，隆起高度较高，位于弯曲部位。

NBI 放大观察读片

- 表面结构形态（surface pattern）可见边缘有些模糊，诊断为不规则。
- 血管形态（vessel pattern）可见粗细不同，但没有血管消失或粗血管中断，综合诊断为 JNET 2B 型。

综合内镜诊断 黏膜内癌或黏膜下层轻度浸润癌

治疗

- 根据上述观察，认为一次性完整切除比较理想，选择 ESD 进行治疗。
- 用 FlushKnife BT-S 型 2.0 mm 进行了周围黏膜切开，但内镜操作的稳定性不足，难以直接进行剥离，因此放弃 ESD，尝试预切开 EMR（precutting EMR）。
- 口侧黏膜的一部分没有进入到圈套器内，通过追加圈套器切除，处理了残余病灶（**图 2-27-2**）。
- 对于 20 mm 左右的隆起型病灶，事前很难预见是否可以用圈套器一次性完整切除，因此在治疗方案方面会有分歧。如果进行周围黏膜切开，病灶和周围黏膜就会分离，即使最后换成分片 EMR，追加圈套器切除也会比较容易。周围黏膜切开还是很有用的。
- 尽管如此，本例按理来讲应通过 ESD 进行一次性完整切除。

病理诊断

tub1，pTis，ly0，v0，HM1，VM0。

- 标本虽是分片切除的，但复原成功，病灶大小为 21 mm × 13 mm（**图 2-27-3**）。

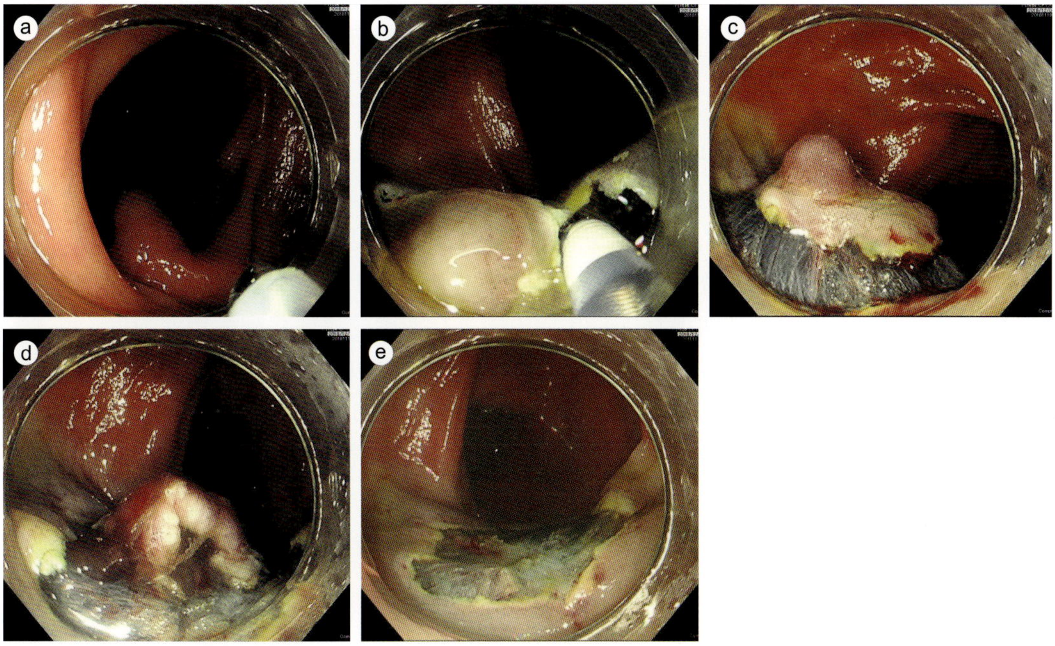

图 2-27-2 内镜治疗图像

a. 治疗口侧 1。b. 治疗口侧 2。c. 全周切开。d. 圈套器切除后。e. 追加切除后。

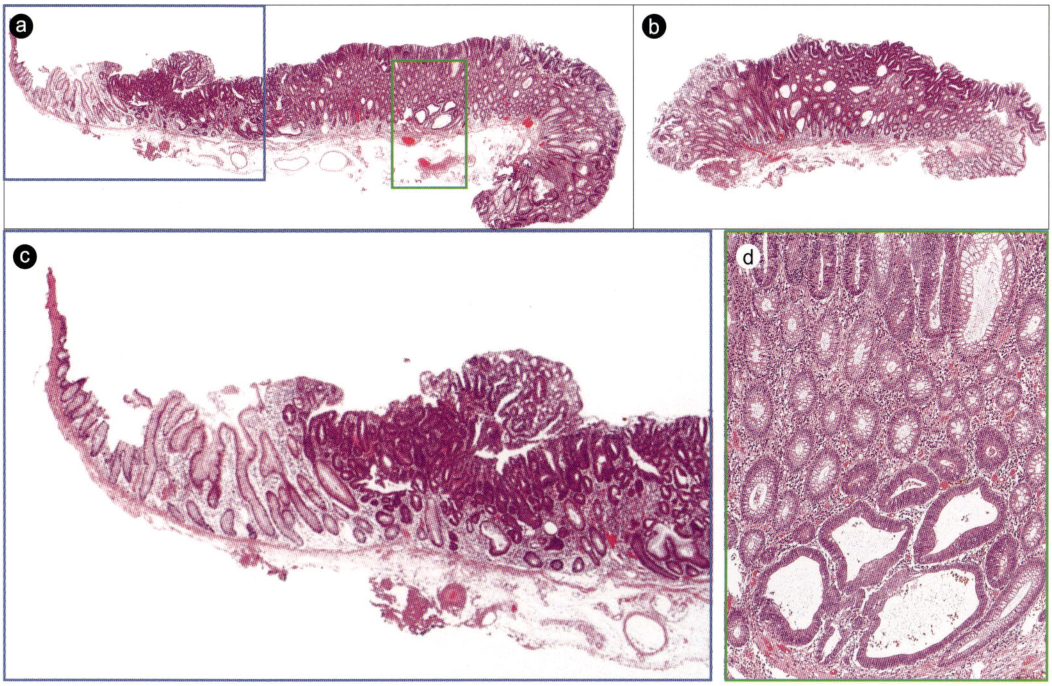

图 2-27-3 组织病理学图像

a、b. 低倍放大图像。c、d. 高倍放大图像。

（久贝宗弘）

内镜技师
笔记

33. 分片 EMR 是什么

分片 EMR 是指，对 20 mm 以上的良性肿瘤，有计划地分成若干个，通过圈套器切除的方法。分片 EMR 也包括尝试一次性切除病灶时出现病灶残留，再次使用圈套器切除的补救性操作。其优点是，在切除较大病灶时，手法比 ESD 简便，操作时间短。比起以一次性切除为目的的 EMR，分片 EMR 每次切除片更小，穿孔风险比切除大的组织更低，更安全。其缺点是，分片后不能进行准确的癌的病理学浸润深度诊断，而且分片过多病灶容易残留，导致复发风险上升。4 片及以上复发风险较高，助手应考虑尽量在 3 片及以内进行切除。在欧美，对良性肿瘤也进行分片 EMR。日本有黏膜内癌的概念，这种病灶需一次性完整切除，而欧美没有黏膜内癌的概念，黏膜内癌会被当作良性病灶从而可能成为分片 EMR 的适应证，因此欧美分片 EMR 病例数比日本的多。

（樋渡绚香）

病例 28

- 70 多岁，男性。
- 因排便时出血原因待查行大肠内镜检查，发现升结肠病灶，活检为腺瘤，以治疗为目的转诊到本科。
- 位于升结肠长径 30 mm 的病灶（图 2-28-1）。

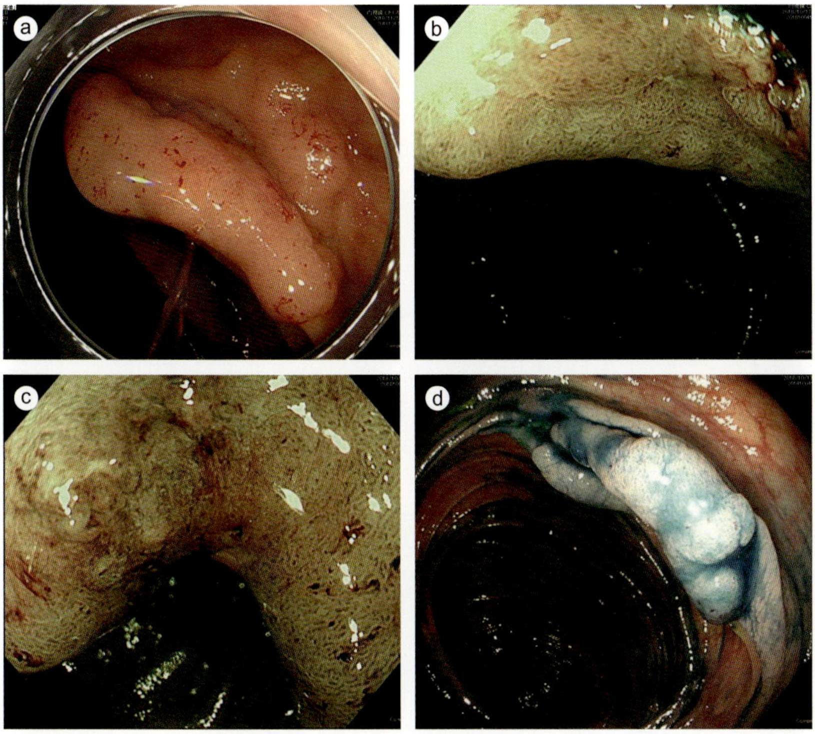

图 2-28-1　内镜检查图像

a. 白光。b、c. 窄带成像技术（NBI）。d. 喷洒靛胭脂。

问题 1　肉眼形态分类是什么？

① Ⅰs 型

② Ⅰsp 型

③ Ⅱa 型

④ Ⅱa + Ⅱc 型

问题 2　内镜诊断是什么？

① 增生性息肉，无蒂锯齿状病变（SSL）

② 低异型度腺瘤

③ 高异型度腺瘤，腺癌（Tis~T1a）

④ 腺癌（T1b 以深）

⑤ 其他

问题 3　治疗方案是什么？

① 随访

② 息肉切除术［包括冷圈套器息肉切除术（CSP）］

③ 内镜黏膜切除术（EMR）

④ 内镜黏膜下剥离术（ESD）

⑤ 外科切除

答案

问题 1 ③ Ⅱa 型

问题 2 ③ 疑似 Tis 或 T1a（病理诊断结果为 ④ T1b）

问题 3 ④ ESD（根据病理诊断结果应行 ⑤ 外科切除）

白光观察读片

- 病灶位于升结肠的皱襞上，由于蠕动明显，很难观察。此外，黏液分泌很多。可视范围内可见表面隆起型病灶，表面凹凸不平，但未见深凹陷和结节等明显怀疑黏膜下层（SM）深部浸润的表现。

NBI 放大观察读片

- 边缘部可见表面结构形态（surface pattern）有些不均一且不清晰，血管形态（vessel pattern）轻度分布不均一，诊断为 JNET 2B 型。病灶中央附近可见轻微凹陷，可见一小部分表面结构形态（surface pattern）消失，虽然也考虑了 JNET 3 型的可能性，但因其为不足 5 mm 的极小区域，故考虑非明显的浸润表现（图 2-28-2）。

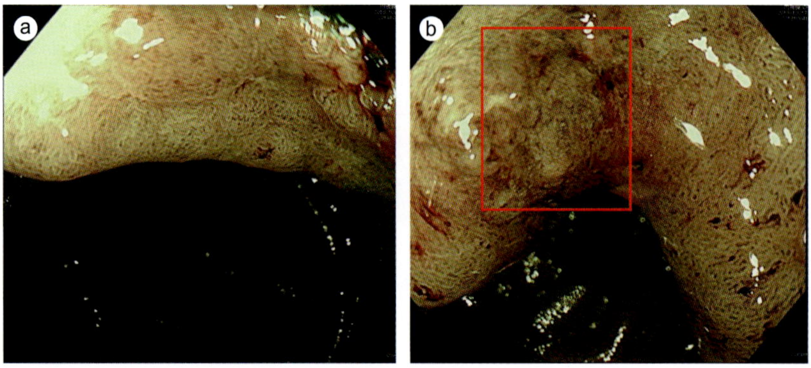

图 2-28-2 NBI 放大观察

a. 病灶边缘。b. 病灶中央。

结晶紫染色放大观察读片

- 结晶紫染色效果不良，无法进行性质诊断（图 2-28-3）。

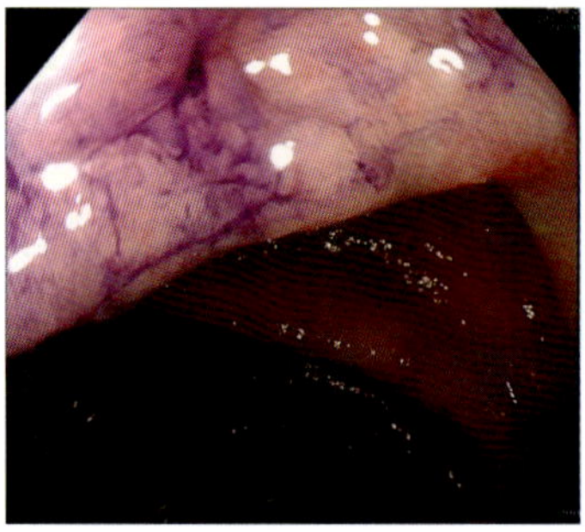

图 2-28-3 结晶紫染色

综合内镜诊断 黏膜内癌或黏膜下层轻度浸润癌

治疗

- 本例为侧向发育型肿瘤非颗粒型（LST-NG）且肿瘤长径为 30 mm，SM 浸润的概率高，因此考虑为 ESD 适应证。
- 用 FlushKnife BT-S 型 2.0 mm 切开周围黏膜，随着剥离的进行，由于病灶的自重，切片自然展开。在边缘部，黏膜下层均有轻度纤维化。在中央部分，黏膜下层可见几乎阻断了视野的高度纤维化。因高度纤维化的部位仅限于中央部分，且仍可以辨识出层次结构，故只使用了 FlushKnife 就完成了剥离，一次性完整切除了病灶（操作时间约 130 分钟）（图 2-28-4）。

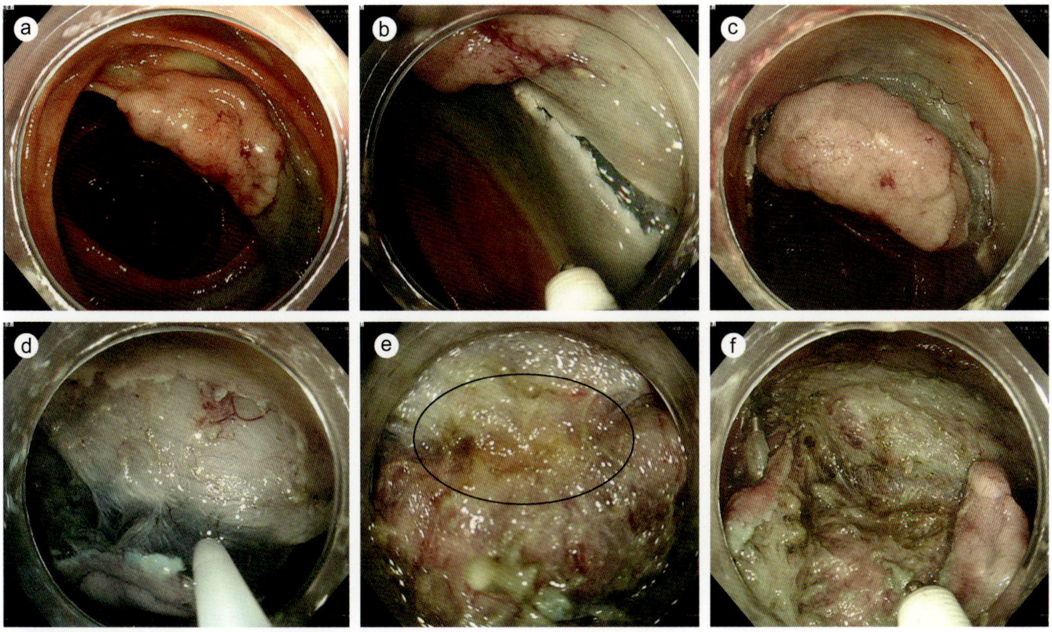

图 2-28-4 内镜治疗图像（ESD）

在○的区域可见局部高度纤维化，但是剥离是可能的。

a. ESD 前。b. 周围切开。c. 全周切开后。d. 黏膜下层。e. 高度纤维化。f. 高度纤维化剥离后。

病理诊断

pap，pT1b（2800 μm）伴腺瘤成分，ly0，v0，BD1，HMX，VM1。

- 切片大小为 40 mm × 30 mm，病灶大小为 38 mm × 30 mm。

- 病灶构成成分几乎都是乳头状腺癌，腺瘤部分是绒毛状腺瘤。垂直切端在 #7 切片区域有 4 mm 呈阳性并伴有结缔组织增生反应（desmoplastic reaction）（**图 2-28-5**）。

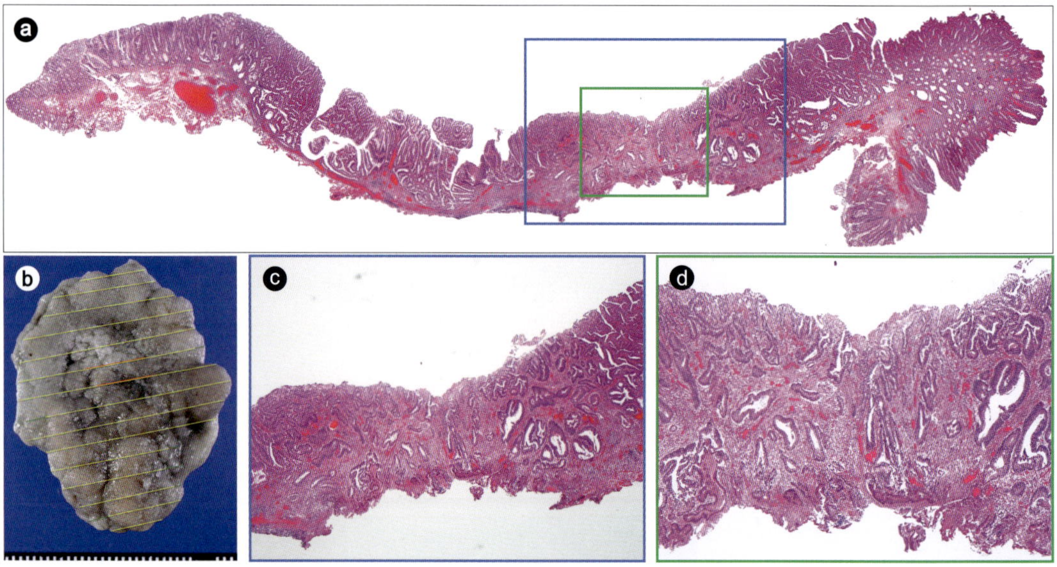

图 2-28-5 病理组织学图像

a. 放大镜图像。b. 病理复原图。c. 中心的 SM 浸润部中倍放大图像。d. 该部位的高倍放大图像。
绿色：腺瘤。黄色：癌。红色：黏膜下层浸润癌。

- 由于垂直切端呈阳性，因此追加了外科手术，但外科切除标本上未见局部残留和淋巴结转移（**图 2-28-6**）。

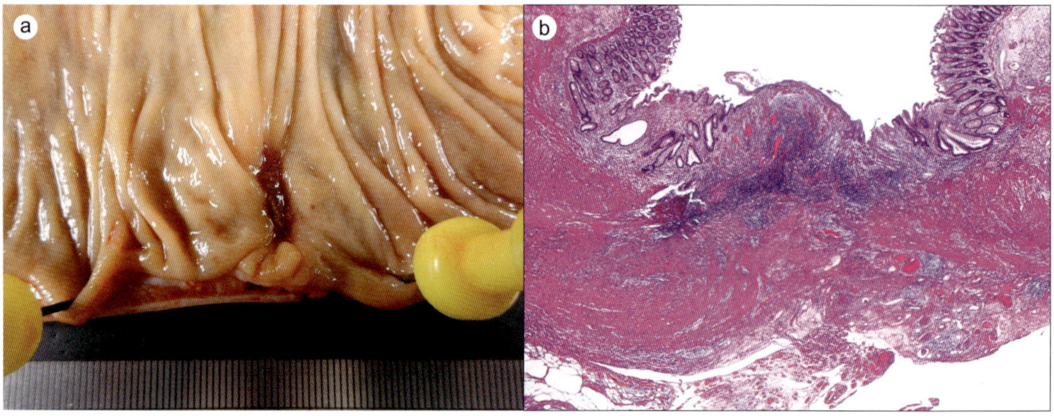

图 2-28-6 病理组织学图像（追加外科手术标本）

a. 大体图片。b. 低倍放大图像。

本例要点

- 对于 JNET 1 型、2A 型、3 型，如果诊断可信度高（high confidence），可以省略超声内镜（EUS）或色素放大内镜等检查[1]。本例中 JNET 3 型的区域非常有限，不能说诊断可信度高，故追加结晶紫染色，但染色效果不良，没有获得有用信息。
- 在术前放大内镜观察中，有时会遇到无法详细观察病灶整体的情况，也会遇到因黏液的出现致结晶紫染色效果不良的情况，这时应尽量使用 NBI 或 BLI 等窄带成像模式或其他图像增强模式争取获得有用的诊断信息。
- 在决定采用 ESD 还是手术治疗时，最重要的是详细观察病灶，不仅要注意病灶的浸润深度、进展程度，还要考虑内镜操作的稳定性（是否可以完成长时间的手法操作）、术者及所在医院的技术能力、患者的基础疾病等各种因素进行综合判断。

对笔者来说，这是一个惨痛的病例，需要认真反省，故在这里分享给读者。实际上本例并不适合以提问形式来提出，请读者谅解。

参考文献

[1] 住元旭, 田中信治, 林奈那, 他. Ⅱ. 拡大・超拡大内視鏡における質的診断能向上の検討 (1) 拡大内視鏡診断 b. NBIを主体とした拡大内視鏡観察の立場から (JNET分類). Intestine, 2017, 21: 442–448.

[2] 工藤豊樹, 石垣智之, 中村大樹, 他. 拡大内視鏡画像の成り立ち—大腸の画像強調併用拡大内視鏡と色素併用拡大内視鏡. 胃と腸, 2017, 53: 1288–1296.

（久贝宗弘）

内镜技师笔记

34. 高度纤维化是什么

内镜治疗或活检后，在大的隆起型病灶、LST-NG 的假凹陷型病灶，以及向黏膜下层以深浸润癌等病灶中，可见黏膜下层出现纤维化。其程度较轻时不是问题，但高度纤维化病灶在 ESD 中可见黏膜下层变白变硬，剥离变得困难。此外，由于局部注射液难以注入，所以难以膨隆，切除线变得难以辨认。因此，为了不让切除线离肌层太近，需要比平时更小心地把握肌层的边界。

（樋渡绚香）

病例 29

- 60 多岁，女性。
- 既往对多发无蒂锯齿状病变（SSL）行冷圈套器息肉切除术（CSP）、内镜黏膜切除术（EMR），随访内镜检查中发现横结肠病灶。
- 位于横结肠长径 7 mm 的病灶（**图 2-29-1**）。

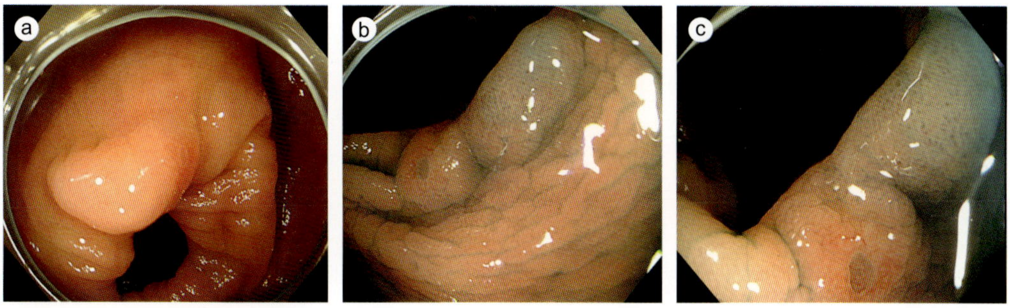

图 2-29-1　内镜检查图像
a. 白光。b、c. 喷洒靛胭脂。

问题 1　肉眼形态分类是什么？

① Ⅰs 型
② Ⅰsp 型
③ Ⅱa 型
④ Ⅱa + Ⅱc 型

问题 2　内镜诊断是什么？

① 增生性息肉，无蒂锯齿状病变（SSL）
② 低异型度腺瘤
③ 高异型度腺瘤，腺癌（Tis~T1a）
④ 腺癌（T1b 以深）
⑤ 其他

问题 3　治疗方案是什么？

① 随访
② 息肉切除术［包括冷圈套器息肉切除术（CSP）］
③ EMR
④ 内镜黏膜下剥离术（ESD）
⑤ 外科切除

答案

问题 1 ③ Ⅱa 型

问题 2 ⑤ 无蒂锯齿状病变伴异型增生（SSLD）（病理诊断结果为 ④ T1b）

问题 3 ③ EMR（根据病理诊断结果应行 ⑤ 外科切除）

白光观察读片

- 位于横结肠长径约 7 mm 褪色调有光泽的表面隆起型病灶。病灶左侧有发红的隆起部，其顶部可见凹陷。

喷洒靛胭脂

- 褪色调平坦的隆起部可见黏液附着，放大观察可见扩大的腺管开口（pit），即开Ⅱ型 pit。
- 发红的隆起部可见扩张血管，pit 变得不清晰。

综合内镜诊断 SSL + 异型增生

治疗

- 在本病灶之前已经对多个 SSL 实施了 CSP，一开始打算对本病灶也实施 CSP，但由于发现有发红的部位，考虑到癌的可能性，改用 EMR 进行治疗。
- 切除时，为了把病灶全部切除，非常慎重仔细地进行圈套器操作。

病理诊断（图 2-29-2、图 2-29-3）

tub2，pT1b（2000 μm），ly0，v0，BD1，pHM0，pVM0，周边可见 SSL。

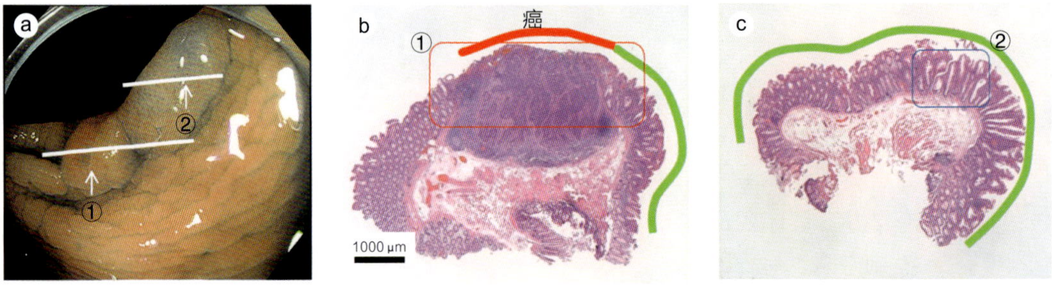

图 2-29-2 病理组织学图像与内镜图像对比

a. 和内镜图像对比。b、c. 放大镜图像。

病灶大部分是 SSL（绿线），有一部分是浸润至黏膜下层的癌（红线）。

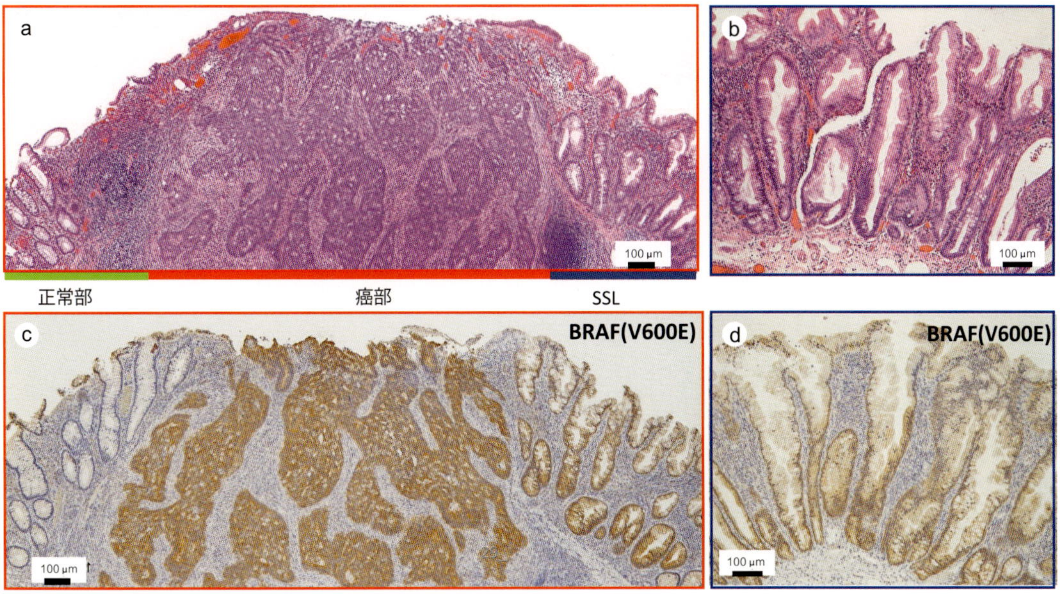

图 2-29-3　病理组织学图像

a. 肿瘤部（图 2-29-2b）的低倍放大图像。从左至右依次为非病灶部位、低分化型腺癌、SSL。癌为腺管融合和淋巴细胞浸润明显的腺癌，浸润黏膜下层。

b. SSL 部分（图 2-29-2c）的低倍放大图像。在锯齿状内腔的腺管深部可见扩张和分支。

c. 与 a 图同一视野的 BRAF（V600E）免疫组化染色。SSL 和癌腺管均呈阳性。

d. 与 b 图同一视野的 BRAF（V600E）免疫组化染色。SSL 呈阳性。

（BRAF 染色由日本绫部市立医院临床检验科病理山口直则老师友情提供）

本例病程

- 本例发红隆起部约 2 mm，非常小，但呈黏膜下层深部浸润。后来追加外科手术，清扫淋巴结，未见病灶残留及淋巴结转移。

本例要点

- 本例除了本病灶以外，右侧结肠也有很多 1 cm 以上 SSL，根据世界卫生组织（WHO）的诊断标准，可以认为是锯齿状息肉综合征（serrated polyposis syndrome）。此次切除的病灶的癌部分并存于 SSL 中，而且 *BRAF* 基因突变也呈阳性，因此推测致癌途径为锯齿状途径（serrated pathway）。
- 锯齿状息肉综合征（serrated polyposis syndrome）合并癌的概率很高，今后还需要继续密切观察。
- 在本例中未能使用窄带成像技术（NBI）和蓝激光成像技术（BLI）进行放大观察，对于发红部位有癌或异型增生的 SSL，一般可在发红部位观察到血管增生，遇到这种病例时应采用图像增强模式观察血管。

（寄木浩行，若林直树）

内镜技师笔记

35. 下部直肠癌和肠造口术的关系

对于内镜无法根治的黏膜下层癌（SM 癌），需考虑外科切除。外科手术是指切除包括癌病灶在内的肠管和附近的淋巴结，并将剩下的肠管连接起来（即吻合术）。如果癌病灶离肛门很近，不能取得足够的吻合距离，则需要连同肛门括约肌一起切除。此时，根据情况有时必须切除全部括约肌，这样一来肛门不能关闭，不能潴留排泄物，必须在腹壁上造口。

肠造口术大大降低患者的生活质量，直肠 SM 癌即使可见高度浸润的内镜表现，也会以诊断性治疗为目的先进行 ESD，接着在病理学诊断的基础上探讨是否需要追加外科手术。

（石田龙太）

病例 30

- 70 多岁，女性。
- 因粪便隐血阳性原因待查行大肠内镜检查，发现直肠病灶。
- 位于直肠乙状部（Rs）长径 25 mm 的病灶（图 2-30-1）。

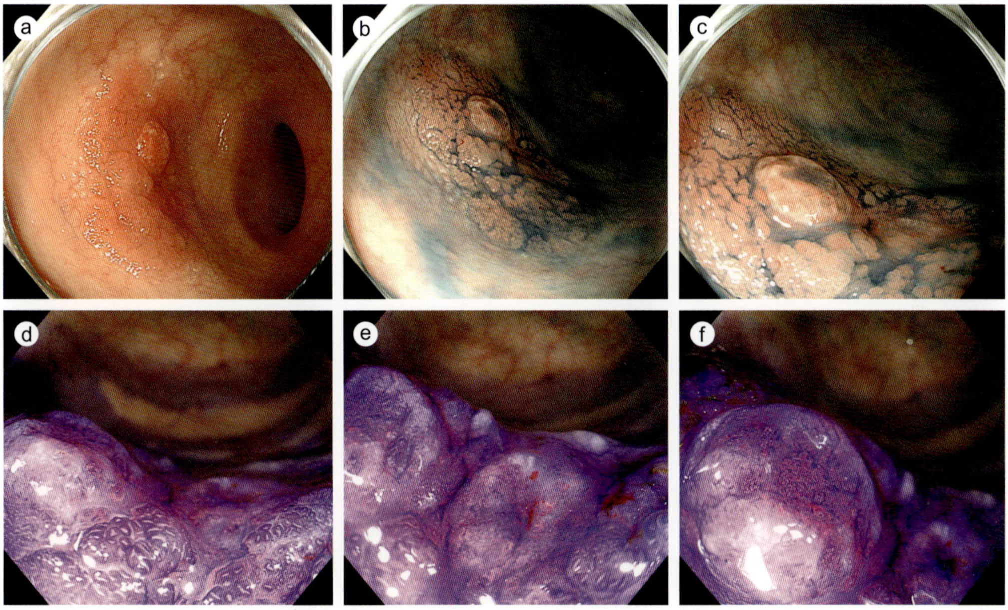

图 2-30-1 内镜检查图像

a. 白光。b、c. 喷洒靛胭脂。d～f. 结晶紫染色。

问题 1 肉眼形态是什么？

① Ⅰs 型
② Ⅰsp 型
③ Ⅱa 型
④ Ⅱa + Ⅱc 型
⑤ Ⅱc 型

问题 2 内镜诊断是什么？

① 增生性息肉，无蒂锯齿状病变（SSL）
② 低异型度腺瘤
③ 高异型度腺瘤，腺癌（Tis～T1a）
④ 腺癌（T1b 以深）
⑤ 其他

问题 3 治疗方案是什么？

① 随访
② 息肉切除术［包括冷圈套器息肉切除术（CSP）］
③ 内镜黏膜切除术（EMR）
④ 内镜黏膜下剥离术（ESD）
⑤ 外科切除

答案

问题 1 ③ Ⅱa 型

问题 2 ④ T1b

问题 3 ⑤ 外科切除

白光观察读片

- 位于直肠长径 25 mm 略发红的表面隆起型病灶。病灶以平坦隆起为主体，在病灶中心偏左的顶部可见伴有凹陷的结节。结节周围也可见浅凹陷。

结晶紫染色放大观察读片

- 平坦的隆起部分可见 $Ⅲ_L$ 型腺管开口（pit）。粗大结节的表面伴有糜烂，pit 判断困难，但在结节顶部的凹陷面可见 V_I 高度不规则 pit。结节周围的凹陷面可见 V_I 轻度不规则 pit（**图 2-30-2**）。

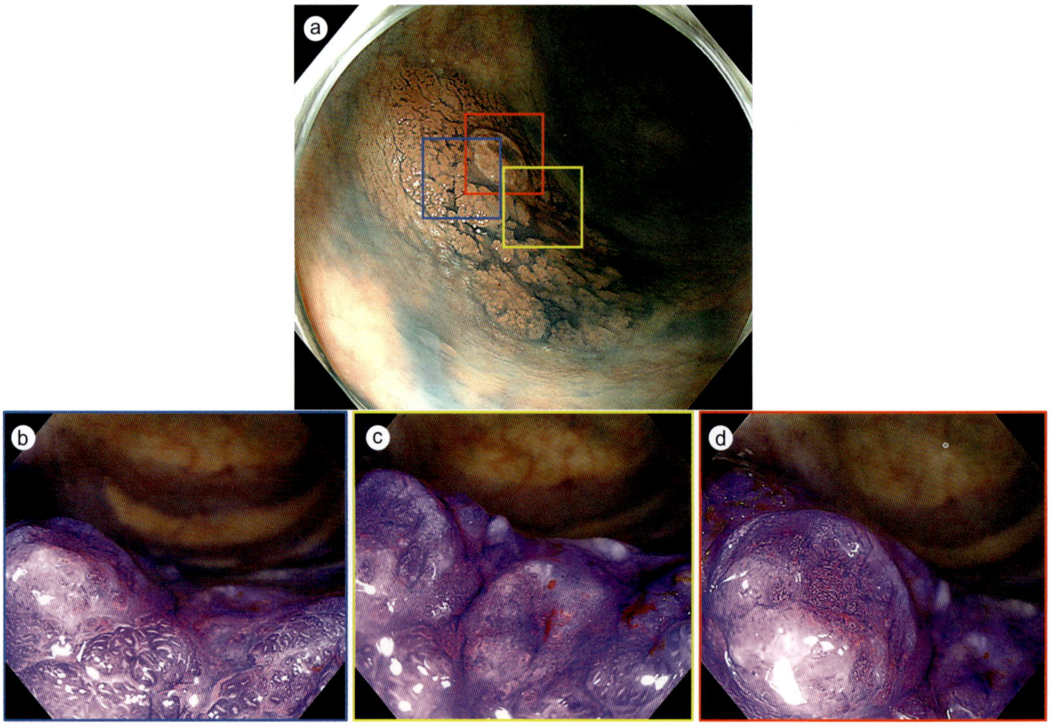

图 2-30-2 内镜检查图像

a. 喷洒靛胭脂。b～d. 结晶紫染色。

超声内镜检查

- 超声内镜（EUS）可见与结节状隆起一致的部分被描绘为向下凸出的（低回声）肿块（mass），该部分的第 3 层菲薄化，疑为黏膜下层高度浸润癌（图 2-30-3）。

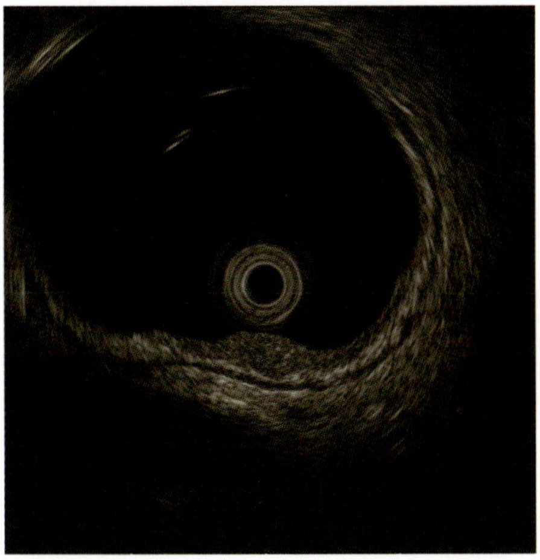

图 2-30-3　EUS 图像

综合内镜诊断　黏膜下层高度浸润癌

治疗

- 本例因怀疑结节部分为黏膜下层（SM）高度浸润癌，故未选择内镜治疗，而是选择腹腔镜下高位前切除术。

病理诊断（图 2-30-4、图 2-30-5）

tub1 + tub2，pT1b（2090 μm），INF b，ly0，v1，BD2，pPM0，pDM0，pN0（0/5）（pT1bN0M0，pStage Ⅰ）。

- 结晶紫放大观察可见半球状结节部分呈 V_I 高度不规则 pit，其周边的凹陷部分呈 V_I 轻度不规则 pit，这两处均可见黏膜下层深部浸润，且伴有静脉浸润。

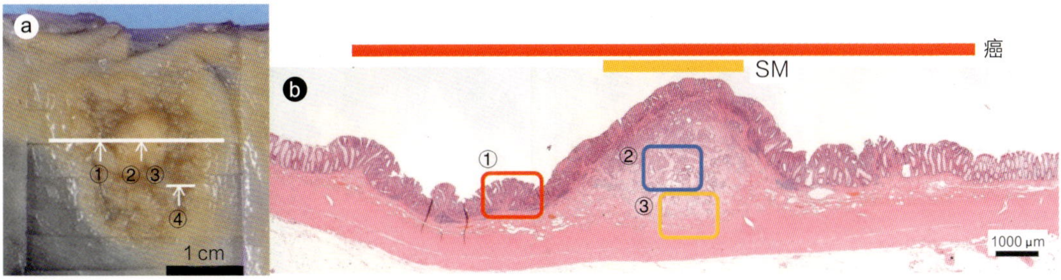

图 2-30-4　病理组织学图像

a. 切除标本肉眼观察。在扁平状表面不规则的隆起部中央可见半球状结节形成。

b. 肉眼照片长白线部分制作的标本的放大镜图像。

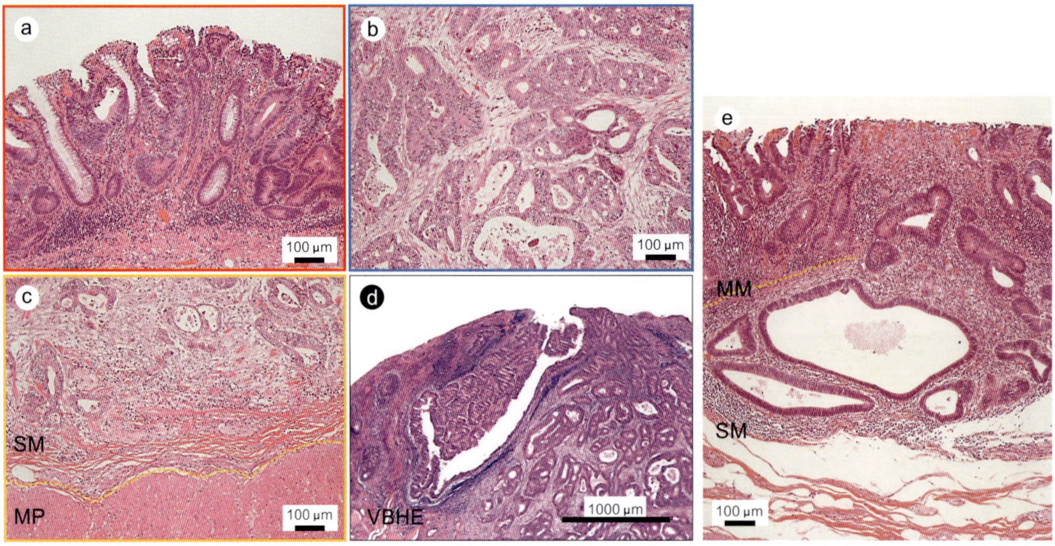

图 2-30-5 病理组织学图像

a. 扁平状隆起部（**图 2-30-4a** ①）的低倍放大图像：可见不规则腺管结构的高分化型管状腺癌成分。
b、c. 半球状结节部（**图 2-30-4a** ②③）的低倍放大图像：可见融合状腺管结构的中分化型管状腺癌成分渗入黏膜下层深部。
d. 维多利亚蓝苏木精 - 伊红（Victoria-blue HE）染色：可见静脉浸润。
e. 肉眼照片短白线部分（**图 2-30-4a** ④）制作的标本的低倍放大图像：可见扩张的癌腺管向黏膜下层浸润。
SM：黏膜下层；MM：黏膜肌层；MP：固有肌层。

请参照第 134 页内镜技师笔记“20. 了解如何看 EUS，助力与医生顺畅沟通”。

（寄木浩行，若林直树）

病例 31

- 80 多岁，男性。
- 因贫血原因待查行结肠镜检查，发现直肠病灶。
- 位于下部直肠（Rb）长径 15 mm 的病灶（图 2-31-1）。

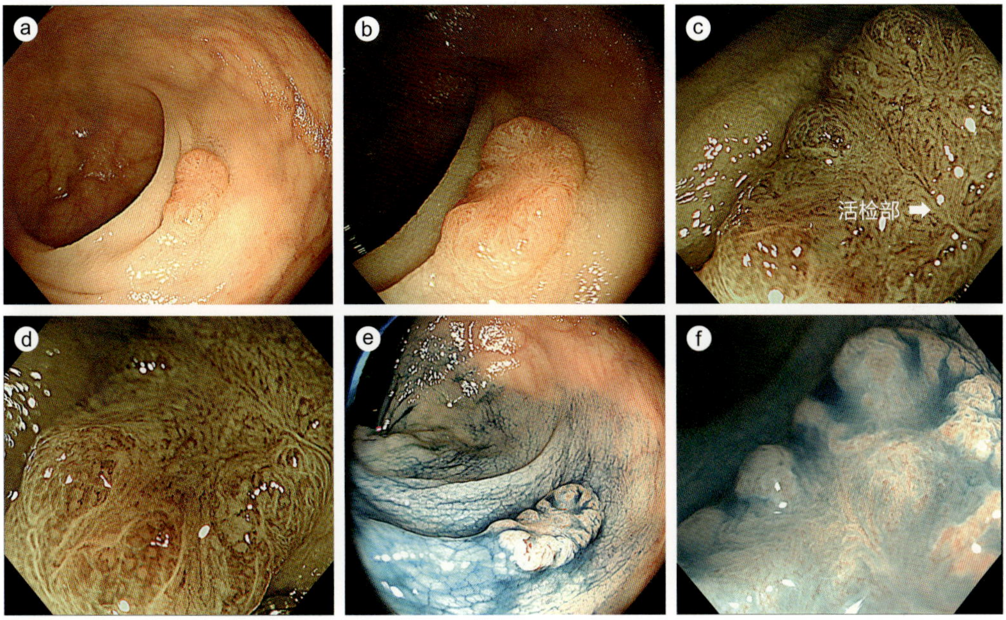

图 2-31-1　内镜检查图像

a、b. 白光。c、d. 窄带成像技术（NBI）。e、f. 喷洒靛胭脂。

问题 1　肉眼形态分类是什么？

① Ⅱa 型

② Ⅱc 型

③ Ⅱa + Ⅱc 型

④ Ⅰs 型

问题 2　内镜诊断是什么？

① 增生性息肉，无蒂锯齿状病变（SSL）

② 低异型度腺瘤

③ 高异型度腺瘤，腺癌（Tis~T1a）

④ 腺癌（T1b 以深）

⑤ 其他

问题 3　治疗方案是什么？

① 随访

② 息肉切除术［包括冷圈套器息肉切除术（CSP）］

③ 内镜黏膜切除术（EMR）

④ 内镜黏膜下剥离术（ESD）

⑤ 外科切除

答案

问题 1 ③ Ⅱa + Ⅱc 型

问题 2 ④ T1b（病理诊断结果为 ③ T1a）

问题 3 ④ ESD

白光观察读片

- 位于下部直肠（Rb）长径 15 mm 发红的表面隆起型病灶。病灶中央有浅凹陷。表面虽凹凸不平，但没有大的结节。送气后病灶口侧稍微伸展不良。

NBI 放大观察读片

- 病灶中央部分的凹陷边缘呈不规则的表面结构形态（surface pattern）。病灶边缘可见不均匀分布的粗细不同的血管。
- 病灶边缘的表面结构形态（surface pattern）边缘清晰，可见不规则的 V_I 型腺管开口（pit）样结构。综上所述，诊断为 JNET 2B 型。

腺管开口形态（pit pattern）观察读片

- 病灶中央部分的凹陷处可见 V_I 高度不规则，且有一定程度的区域性。图 2-31-2 可见 V_I 高度不规则 + 一部分 V_N 型。

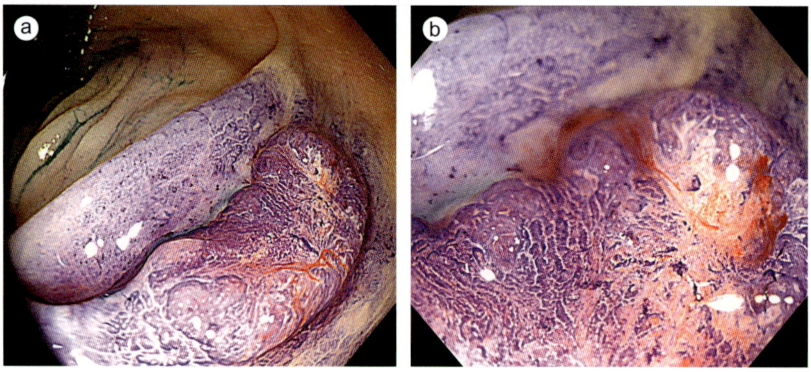

图 2-31-2 内镜检查图像

a、b. 结晶紫染色。

综合内镜诊断 黏膜下层高度浸润癌（T1b）

治疗

- 本例术前放大内镜检查怀疑有黏膜下层浸润，但因患者高龄，病灶位于下部直肠（Rb），故以切除活检为目的选择大肠 ESD。
- 局部注射 0.4% 透明质酸钠得到良好的膨隆，联合使用 S-O clip（ZEON 医疗公司）一次性完整切除了病灶（操作时间 19 分钟）（图 2-31-3）。

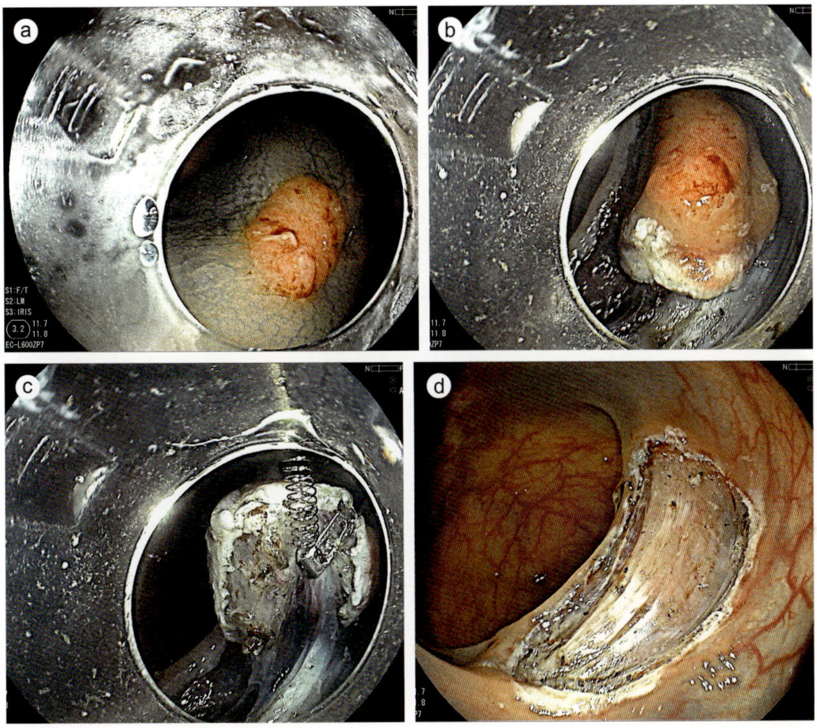

图 2-31-3　内镜治疗图像

a. 局部注射后。b. 全周切开后。c. 剥离。d. 切除后。

病理诊断

tub1，pT1a（100 μm）伴腺瘤成分，ly0，v0，pHM（ca：0，ad：0），pVM（ca：0，ad：0）。

- 伴有腺瘤成分的高分化型腺癌，浸润深度为黏膜下层轻度浸润（图 2-31-4）。

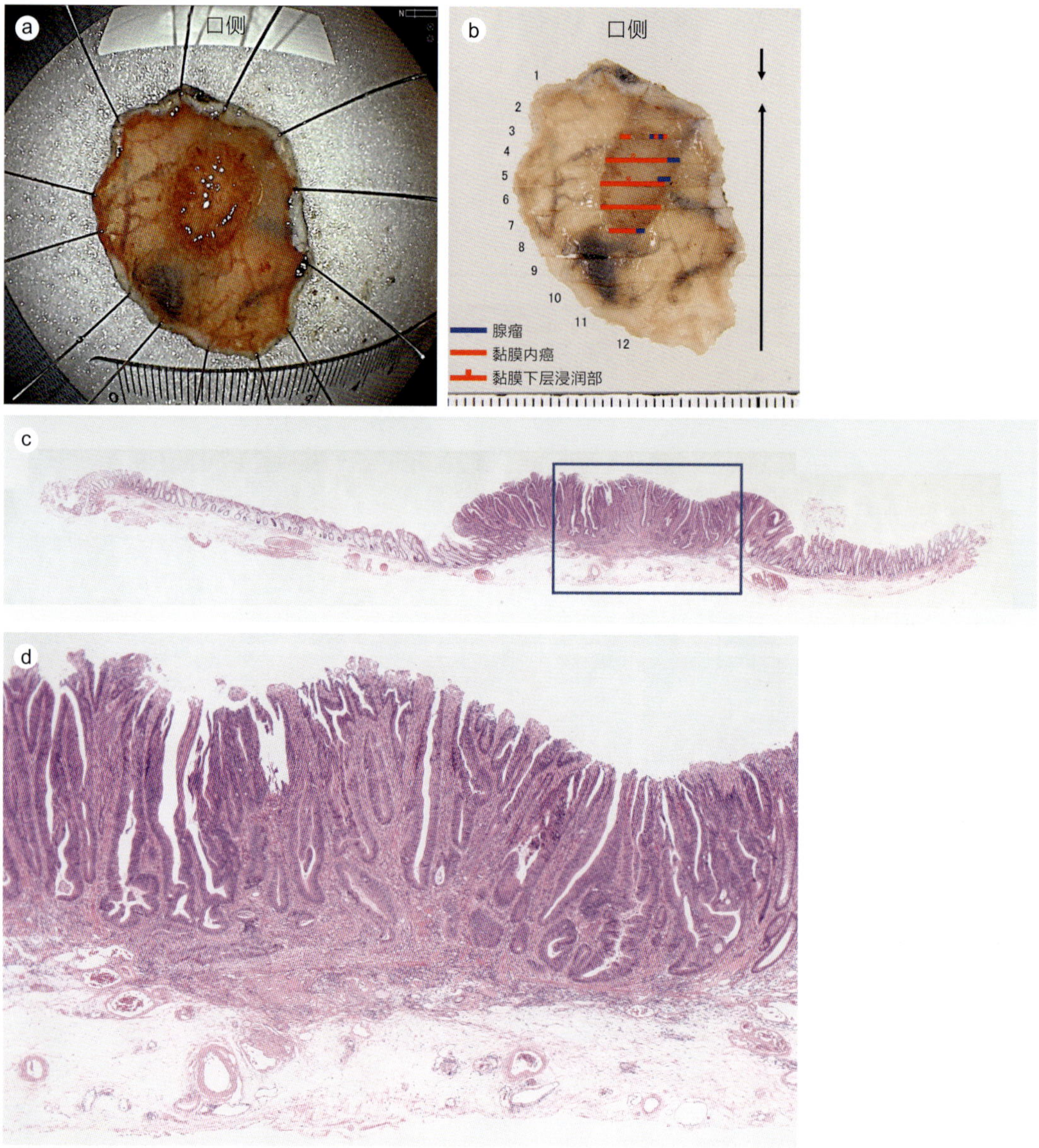

图 2-31-4 病理学组织图像

a. 内镜切除标本。b. 病理复原图。c. 放大镜图像（黏膜下层浸润部的切片）。d. 低倍放大图像（黏膜下层浸润部放大）。

（村上贵彬）

诀窍

NBI 和 BLI 放大内镜的诊断准确度

我们使用奥林巴斯公司和富士胶片公司的内镜进行术前放大内镜检查。使用窄带成像技术（NBI）和蓝激光成像技术（BLI）的大肠放大内镜检查对浸润深度诊断的确诊率为 77.8% vs. 74.0%，准确度基本一致[1]（**图 2-31-5**）。

目前欧美及日本都在使用高画质的带有 LED 光源的内镜（ELUXEO，富士胶片公司），在本例中也使用了 BLI 放大观察，下方照片显示其与奥林巴斯公司 NBI 图像的对比。与传统光源的内镜一样，LED 光源的内镜下也可进行详细的放大观察（**图 2-31-6**）。此外，奥林巴斯公司于 2020 年 7 月推出新型 LED 内镜（EVIS X1 系统）。

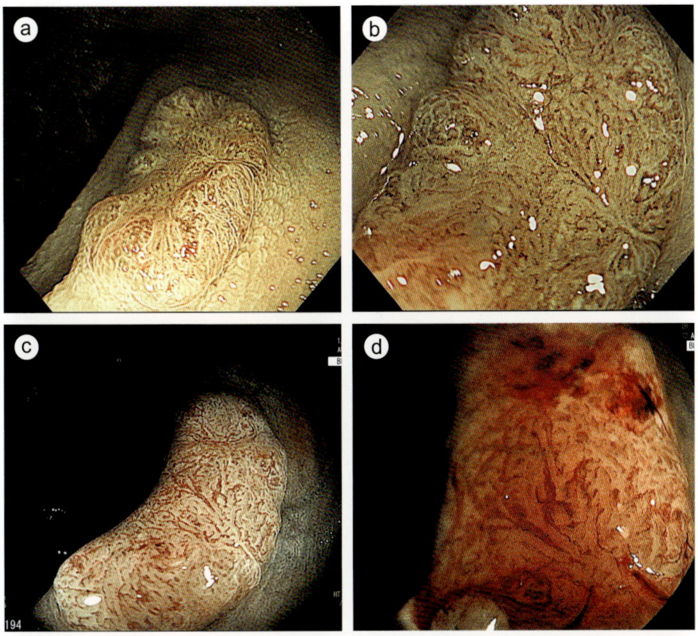

图 2-31-5　NBI 和 BLI 的对比（在不同日期拍摄病例 31 的病灶，Rb，15 mm，pT1a）

a. NBI 图像（远景）。
b. NBI 放大图像。
c. BLI 图像（远景）。
d. BLI 放大图像。

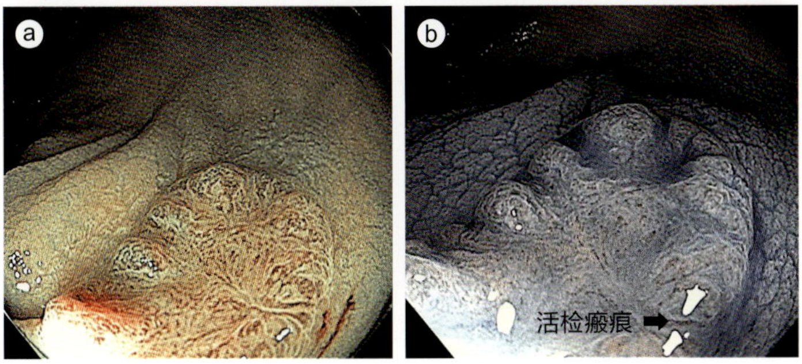

图 2-31-6　LED 内镜图像

a. BLI 放大图像。
b. 喷洒靛胭脂。

参考文献

[1] YOSHIDA N, HISABE T, INADA Y, et al. The ability of a novel blue laser imaging system for the diagnosis of invasion depth of colorectal neoplasms. J Gastroenterol, 2014, 49: 73–80.

（村上贵彬）

内镜技师
笔记

36. ESD 时的体位

ESD 时，重要的是需根据情况采取适当的体位，使治疗顺利进行。例如，当病灶被淹没时、内镜操作不良时、想要变更病灶位置时，都可以进行体位变换。在进行体位变换时，有时患者会想要自己移动，但此时可能会出现下述情况：患者的脚碰到内镜而导致内镜滑出，或内镜被推入引起穿孔。因此，助手应一边和患者交流，一边指导并协助患者更换体位。

（樋渡绚香）

病例 32

- 50 多岁，女性。
- 以筛查为目的进行大肠内镜检查，发现盲肠病灶，无阑尾切除史。
- 伸展至阑尾内的长径 30 mm 的病灶（图 2-32-1）。

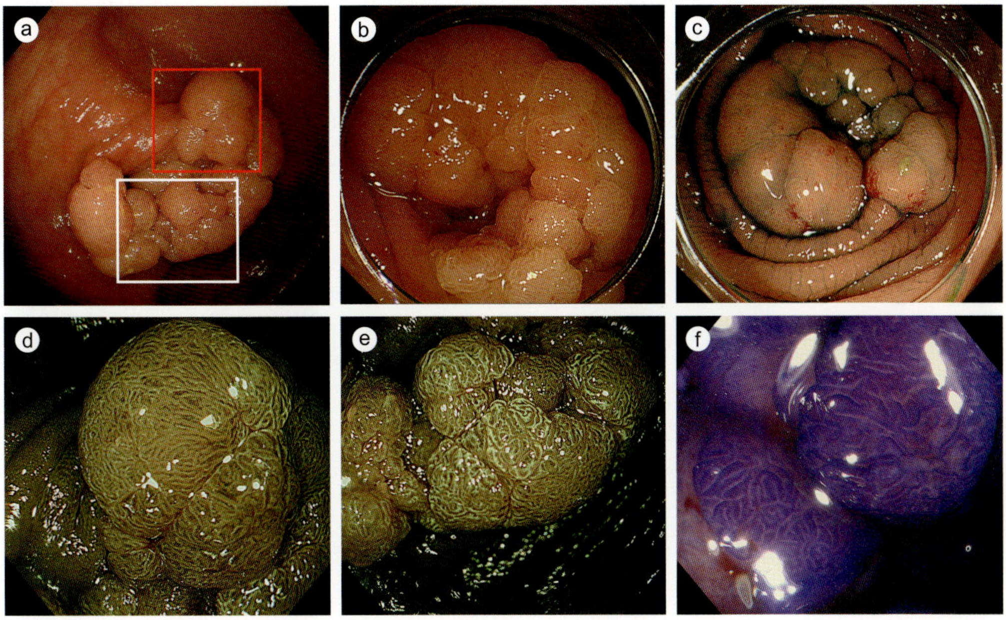

图 2-32-1 内镜检查图像

a. 白光。b. 靠近观察（白框）。c. 靠近观察（红框）。d，e. 窄带成像技术（NBI）。f. 结晶紫染色。

问题 1 肉眼形态分类是什么？

① Ⅰs 型

② Ⅰs + Ⅱa 型（LST-G）

③ Ⅱa 型 + Ⅱc 型

④ 1 型

问题 2 内镜诊断是什么？

① 增生性息肉，无蒂锯齿状病变（SSL）

② 低异型度腺瘤

③ 高异型度腺瘤，腺癌（Tis~T1a）

④ 腺癌（T1b 以深）

⑤ 其他

问题 3 治疗方案是什么？

① 随访

② 息肉切除术［包括冷圈套器息肉切除术（CSP）］

③ 内镜黏膜切除术（EMR）

④ 内镜黏膜下剥离术（ESD）

⑤ 外科切除

答案

问题 1 ② Ⅰs + Ⅱa 型（LST-G）

问题 2 ③ 高异型度腺瘤或 Tis

问题 3 ④ ESD

白光观察读片

- 阑尾开口处长径 30 mm 的盲肠病灶。表面混合存在大小不一的结节，肉眼形态为Ⅰs 型［LST-G（M）］。虽然病灶已伸展到阑尾内，但仍能确认病灶边缘。

NBI 放大观察读片

- 可见粗细均一的血管环绕着管状腺管。还可见部分白色不透明物质（white opaque substance，WOS）（图 2-32-1e）。判断为 JNET 2A 型。

腺管开口形态（pit pattern）观察读片

- $Ⅲ_L$ 型腺管开口（pit）和Ⅳ型 pit 混合存在（图 2-32-1f）。

综合内镜诊断 高异型度腺瘤或黏膜内癌

治疗

- 虽然病灶位于阑尾开口，但内镜诊断怀疑是高异型度腺瘤或黏膜内癌，而且还能确认向阑尾伸展的肿瘤边缘，故考虑通过 ESD 治疗（**图 2-32-2**）。

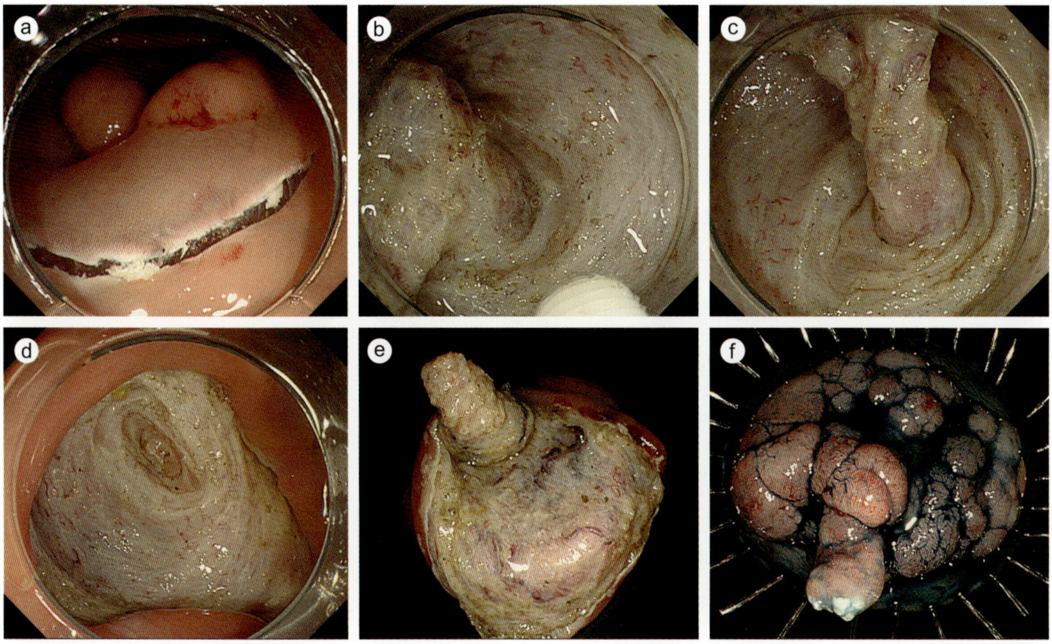

图 2-32-2　内镜治疗图像

a. 局部注射后，开始切开黏膜。b. 从周围开始进行黏膜下层剥离，到达阑尾开口。c. 以把阑尾露在外面的感觉，继续剥离黏膜下层。d. 最后切断阑尾一侧的黏膜。e. 切除标本。f. 把阑尾内翻后做成了标本。

病理诊断（图 2-32-3）

tub1，pTis 伴腺瘤成分，ly0，v0，pHM0，pVM0。

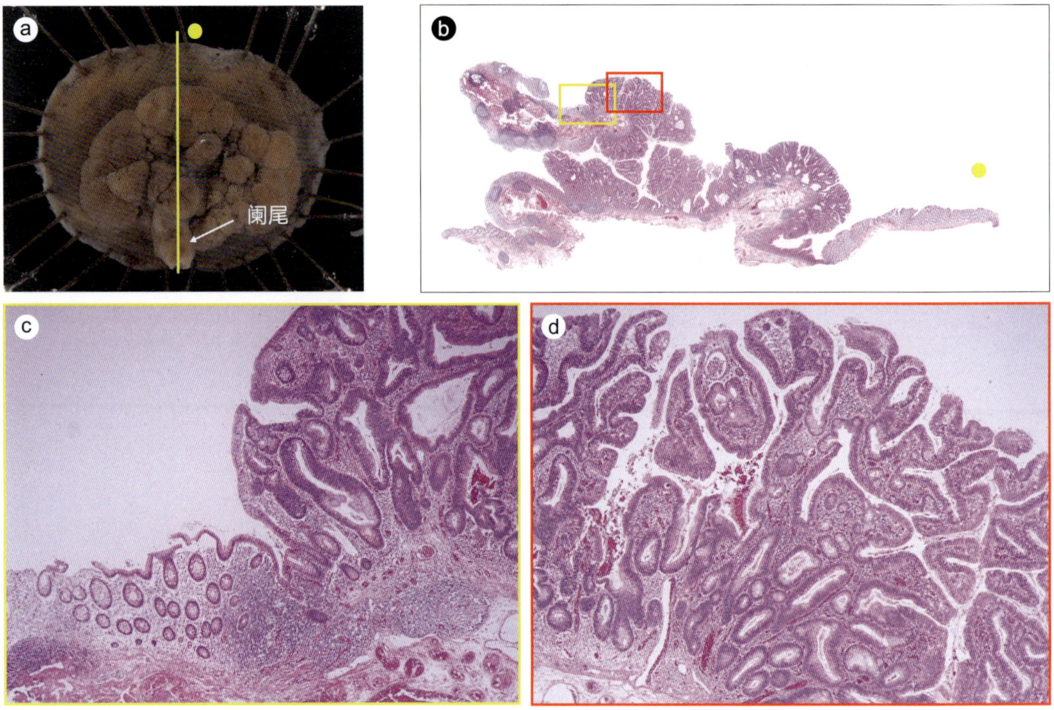

图 2-32-3 病理组织学图像

a. 固定标本。b. a 图的黄线放大镜图像：肿瘤局限于黏膜固有层内，水平切端、垂直切端呈阴性。c. b 图的黄框部高倍放大图像：肿瘤未伸展到阑尾最深处，切端呈阴性。d. b 图的红框部高倍放大图像：可见高分化型管状腺癌。

本例要点

- 对于阑尾病变，除了肿瘤大小和术前性质诊断外，能否确认阑尾内病灶的边缘，是否有阑尾切除史等对判断是否是 ESD 适应证很重要。
- 可以确认阑尾内病灶边缘的病例，以及不能确认病灶边缘但有阑尾切除史的病例均为 ESD 的适应证[1]。
- ESD 难度较高，有不少医院可能没有把这类病例归为 ESD 适应证，但因其术后阑尾炎的发生率较低，且可以避免外科切除，故根据情况可以考虑使用。

参考文献

[1] JACOB H, TOYONAGA T, OHARA Y, et al. Endoscopic submucosal dissection of cecal lesions in proximity to the appendiceal orifice. Endoscopy, 2016, 48: 829-836.

（迫智也，丰永高史）

诀窍

FlushKnife BT-S 型

FlushKnife 系列是首款配备了从外套管头端送水功能的尖头刀类电刀，目前广泛应用于 ESD（图 2-32-4）。该系列电刀因其具有送水功能，无须更换器械即可对术野进行冲洗或黏膜下层进行追加局部注射等，从而大大提高了 ESD 的效率。

FlushKnife BT 型（ball tipped）是将短针刀型 FlushKnife 的刀头部改良为 0.9 mm 的球形，刀本身的止血功能得到了提高，另外利用球部可以向多个方向进行牵引，操作性和安全性也得到了改善[1]。在最新的 FlushKnife BT-S 型（slim type）中，将手边的外套管进行细径化（图 2-32-5），在刀插入钳道的状态下，将其吸水速度提高到 2.7 倍（使用钳道径 3.2 mm 的内镜时）~7.7 倍（使用钳道径 2.8 mm 的内镜时），还降低了插入内镜时阻力，减轻了术者压力。FlushKnife BT-S 型头端的外套管直径维持了与过去的外套管相同的粗细，从而保持了操作性，与 FlushKnife BT 型相比，缩短了治疗时间[2]。BT-S 型的刀长有 1.5 mm、2.0 mm、2.5 mm、3.0 mm 四种，食管、大肠 ESD 使用 1.5 mm 的刀，胃 ESD 主要使用 2.5 mm 的刀。针对侧向发育型肿瘤非颗粒型（LST-NG）或内镜治疗后残余复发等纤维化较强的病例，可将高频电刀的模式设定从强制电凝（forced coagulation）改为快速电凝（swift coagulation）、DryCut、EndoCut/HighCut 模式使切割更为锐利，也可适当使用针型 FlushKnife N-S（slim type），这样对这种病例的处理会变得容易。

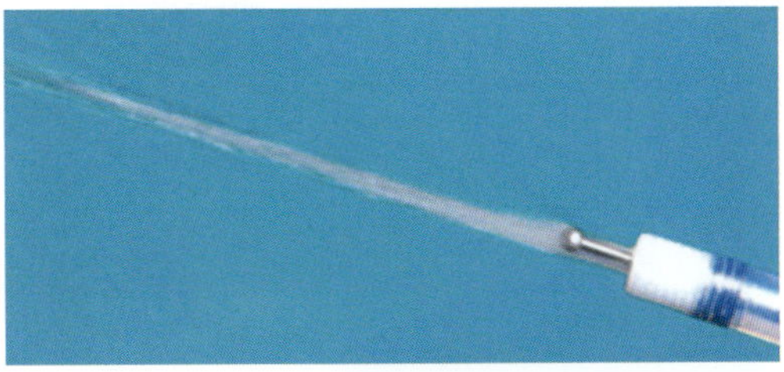

图 2-32-4 配备送水功能的 FlushKnife 系列

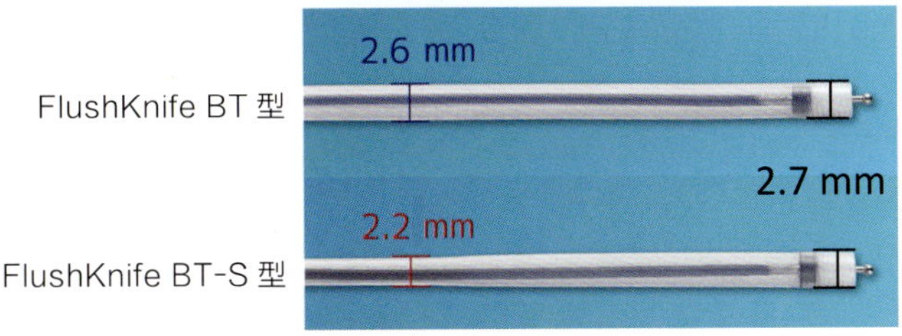

图 2-32-5 FlushKnife BT 型和 FlushKnife BT-S 型的比较

参考文献

[1] TOYONAGA T, MAN-I M, FUJITA T, et al. The performance of a novel ball-tipped Flush knife for endoscopic submucosal dissection: a case-control study. Aliment Pharmacol Ther, 2010, 32: 908–915.

[2] OHARA Y, TOYONAGA T, HOSHI N, et al. Usefulness of a novel slim type FlushKnife-BT over conventional FlushKnife-BT in esophageal endoscopic submucosal dissection. World J Gastroenterol, 2017, 23: 1657–1665.

（迫智也，丰永高史）

内镜技师笔记

36. 阑尾开口附近病灶的治疗注意点

阑尾开口处纤维化较强的情况较多，而且由于病灶位于内镜对面，其肌层会朝向内镜。纤维化强会使局部注射液很难进入，从而黏膜下层很难得到膨隆，切除线会接近肌层，需要特别注意。也有少数在治疗后发生阑尾炎的报告，因此确认是否有阑尾切除史很重要。在本院，病灶波及阑尾时，如果能确认切端，就进行内镜治疗。如病例 32 中所描述的一样，不同医院对类似病例选择的治疗方法会有所不同。

（樋渡绚香）

病例 33

- 60 多岁，男性。
- 因粪便隐血阳性行大肠内镜检查，发现数个属于内镜治疗适应证的息肉。
- 位于乙状结肠长径 20 mm 的病灶（图 2-33-1）。

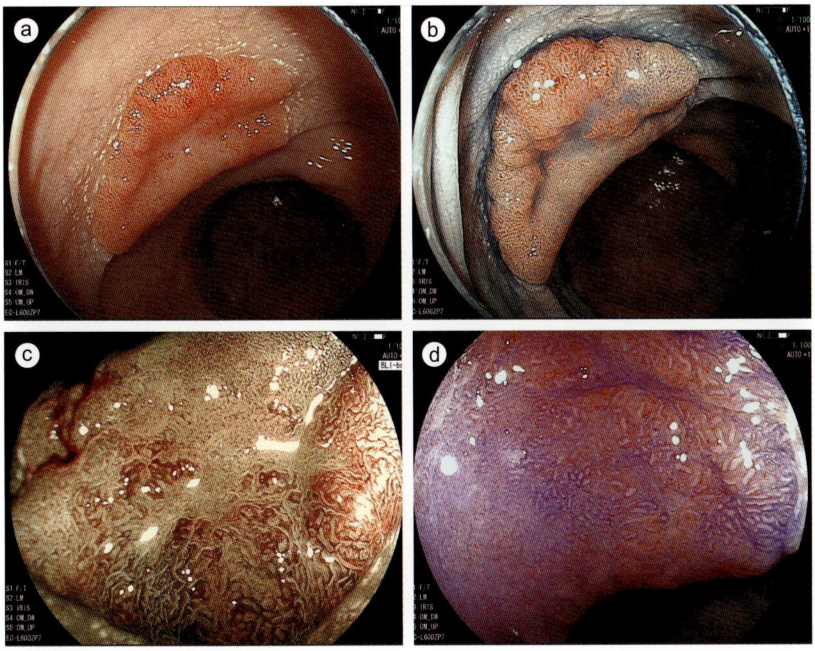

图 2-33-1　内镜检查图像

a. 白光。b. 喷洒靛胭脂。c. 蓝激光成像技术（BLI）。d. 结晶紫染色。

问题 1　肉眼形态分类是什么？

① Ⅱa 型

② Ⅱc 型

③ Ⅱa + Ⅱc 型

④ Ⅰs 型

问题 2　内镜诊断是什么？

① 增生性息肉，无蒂锯齿状病变（SSL）

② 低异型度腺瘤

③ 高异型度腺瘤，腺癌（Tis~T1a）

④ 腺癌（T1b 以深）

⑤ 其他

问题 3　治疗方案是什么？

① 随访

② 息肉切除术［包括冷圈套器息肉切除术（CSP）］

③ 内镜黏膜切除术（EMR）

④ 内镜黏膜下剥离术（ESD）

⑤ 外科切除

答案

问题 1 ③ Ⅱa + Ⅱc 型

问题 2 ③ Tis 或 T1a

问题 3 ④ ESD

白光观察读片

- 乙状结肠可见一顶部伴有浅凹陷面的低矮的隆起型病灶［侧向发育型肿瘤非颗粒型（LST-NG）］。
- 肛侧边缘的隆起高度稍高，病灶周围可见白斑。

BLI 放大观察读片

- BLI 放大观察可见，边缘较高部分与凹陷面的血管形态（vessel pattern）或表面结构形态（surface pattern）均不同，边缘部分以 JNET 2A 型为主，凹陷部分的血管形态和表面结构形态均不规则且不清晰，因此诊断为 JNET 2B 型。

染色放大观察读片

- 边缘部分呈 $Ⅲ_L$ 型腺管开口（pit），而凹陷部分为 V_I 轻度不规则。

综合内镜诊断 黏膜内癌至黏膜下层轻度浸润癌

治疗

- 该病灶大小约 2 cm，可选择 EMR 或 ESD，但考虑到 LST-NG 可能存在黏膜下层纤维化，因此选择了一次性切除率高的 ESD。

病理诊断

tub1，pT1a（300 μm），ly0，v0，BD1，pHM0，pVM0。

- 对应于福尔马林固定标本的 6 号和 8 号切片均可见黏膜下层浸润，黏膜下层浸润距离分别为 200 μm 和 300 μm（图 2-33-2）。

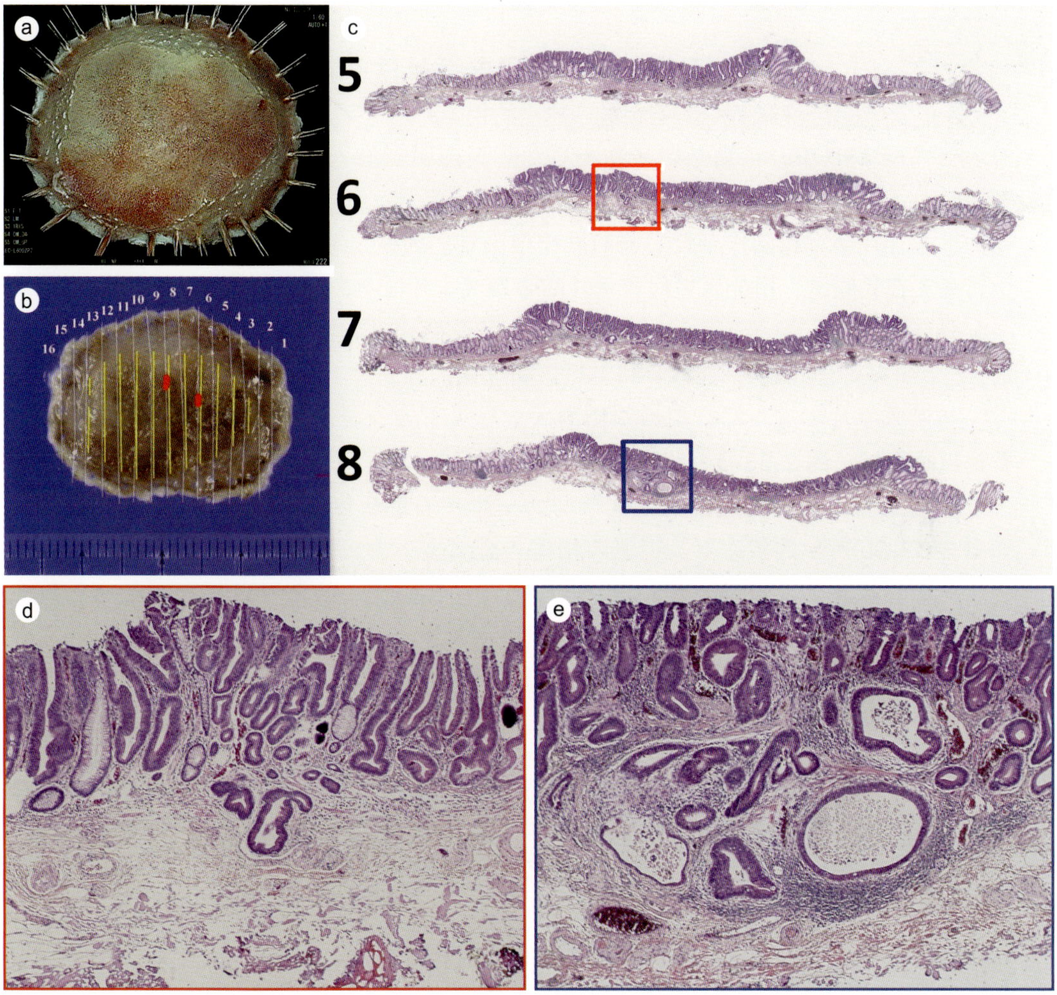

图 2-33-2 病理组织学图像

a. ESD 刚切下来的标本。肿瘤大小 21 mm × 16 mm。b. 福尔马林固定后切除标本标记图。c. 苏木精 - 伊红（HE）染色放大镜图像。d. HE 染色，黏膜下层浸润距离 200 μm（6 号切片）。e. HE 染色，黏膜下层浸润距离 300 μm（8 号切片）。

（山本克己）

诀窍

在大肠 ESD 中金属夹垂片法的用处

在大肠 ESD 中，特别是切开黏膜后，直至透明帽潜入黏膜下层之前这一阶段，剥离时由于黏膜下层会被黏膜遮住，容易出现盲操作。此时容易出现意外出血和穿孔，术者往往会觉得制作垂片之前的操作很困难。为此，笔者发明了制作垂片之前，金属夹夹在黏膜上，用金属夹代替垂片的金属夹垂片法[1, 2]。

具体做法是，局部注射，进行一定程度的黏膜切开和深切后，用奥林巴斯公司的 EZ 金属夹（粉红色 HX-611-135）抓住病灶侧的黏膜。

与潜入垂片下方一样，用透明帽潜入金属夹下方，金属夹会抬起黏膜，就可以看到黏膜下层（**图 2-33-3**），继续剥离看到的黏膜下层，垂片就比较容易做成。

使用金属夹的诀窍是使用从头端开始一半左右的长度，即浅浅地夹在黏膜上，如**图 2-33-3b** 所示的状态下，把透明帽潜入金属夹下方，可得到展开的视野。有时金属夹会摇摇晃晃，难以潜入，此时，在已经夹在黏膜上的金属夹上方再夹一个金属夹（clip on clip），就比较容易让透明帽潜入其下方（**图 2-33-3c、d**）。重要的是要尽量将想潜入的部分移到重力作用的上方，如**图 2-33-3b、c** 所示，金属夹尾部朝向管腔内，这样就容易潜入金属夹下方，之后的剥离就可以安全地施行。

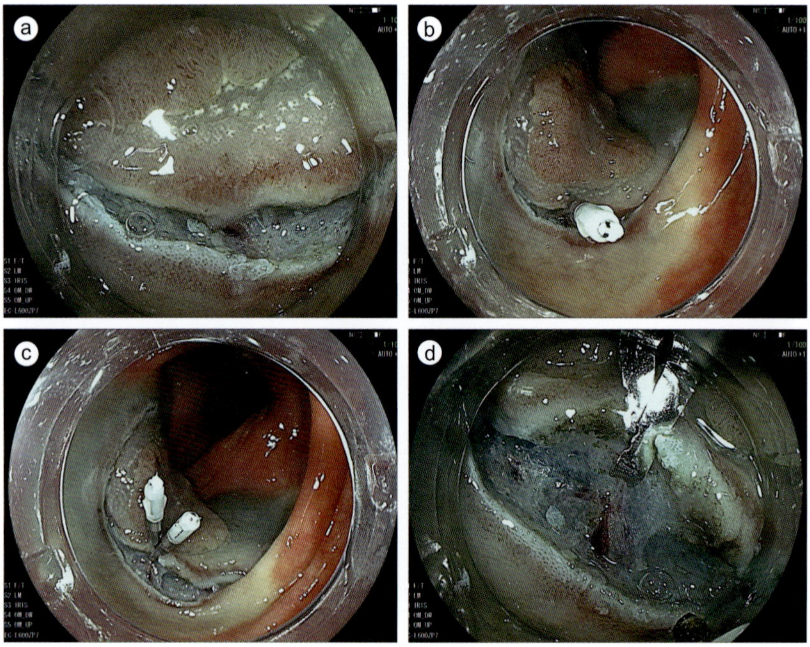

图 2-33-3 金属夹垂片法

参考文献

[1] YAMAMOTO K, HAYASHI S, ICHIBA M, et al. Endoscopic submucosal dissection using endoclips to assist in mucosal flap formation (novel technique: "clip flap method"). Endoscopy, 2012, 44 Suppl 2 : E334–335.
[2] YAMAMOTO K, HAYASHI S, SAIKI H, et al. Endoscopic submucosal dissection for large superficial colorectal tumors using the "clip-flap method". Endoscopy, 2015, 47: 262–265.

（山本克己）

内镜技师笔记

38. NBI 和 BLI 是什么

窄带成像技术（NBI）、蓝激光成像技术（BLI）与普通白光观察不同，是通过特殊光源照射黏膜表面，以增强黏膜表面的血管和微细纹理。NBI 与 BLI 的不同点在于其光源，前者为奥林巴斯公司生产，后者为富士胶片公司生产，分别使用氙气光和激光。两者波长不同，NBI 为 415 nm、540 nm，BLI 为 410 nm、450 nm。NBI 波幅为 30 nm，BLI 波幅为 2 nm，BLI 激光的波幅比 NBI 窄。两者均可以很好地显示表面结构形态（surface pattern）和血管形态（vessel pattern），但需要注意的是图像略有不同。

（樋渡绚香）

内镜技师笔记

39. ESD 中黏膜切开应距离病灶多远

大肠病灶的 ESD 与胃癌等不同，大肠肿瘤的边界容易分辨，通常不需要切除比病灶更大的范围，也大多不需要在切开黏膜前做标记。但是，SSL 或伴有炎症的癌病灶等的边界很难判断，如果不留有切缘进行切除，切端阳性的风险就会提高，因此需保留足够宽的切缘进行切除。

对位于皱襞上的病灶、高度纤维化的病灶或黏膜下层浸润的 T1b 等进行 ESD 时，常会在病灶靠近内镜的一侧留出较宽的范围，在更容易潜入黏膜下层的正常黏膜处开始切开黏膜，助手需注意这点。

（石田龙太）

病例 34

- 60 多岁，男性。
- 因粪便隐血阳性原因待查行下消化道内镜检查，发现乙状结肠隆起型病灶。
- 位于乙状结肠长径 16 mm 的病灶（图 2-34-1）。

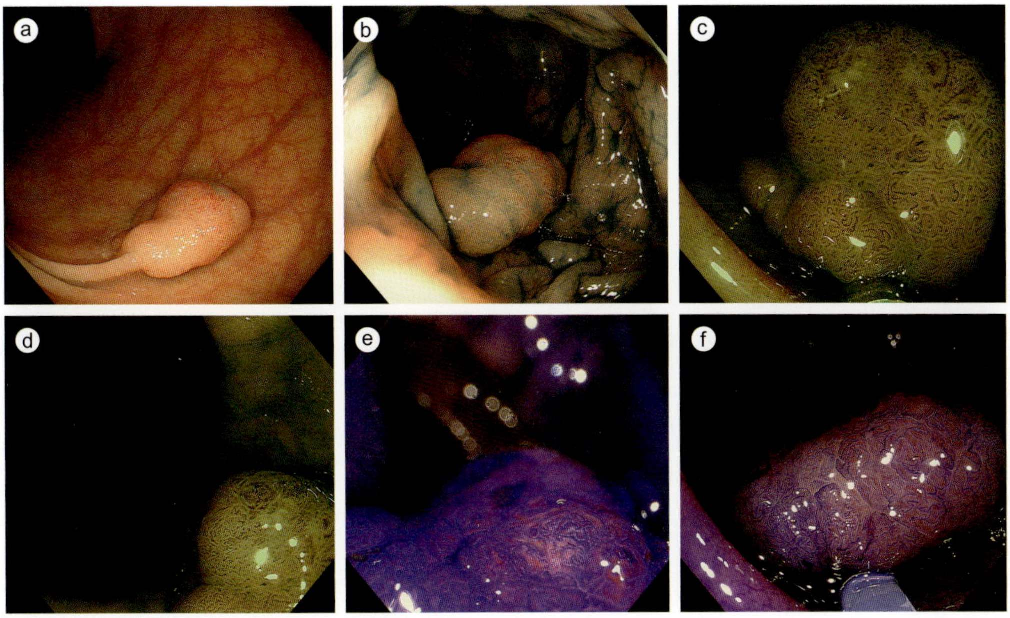

图 2-34-1　内镜检查图像

a. 白光。b. 喷洒靛胭脂。c、d. 窄带成像技术（NBI）。e、f. 结晶紫染色。

问题 1　肉眼形态分类是什么？

① Ⅱa 型

② Ⅰs 型

③ Ⅰs + Ⅱa 型

问题 2　内镜诊断是什么？

① 增生性息肉，无蒂锯齿状病变（SSL）

② 低异型度腺瘤

③ 高异型度腺瘤，腺癌（Tis~T1a）

④ 腺癌（T1b 以深）

⑤ 其他

问题 3　治疗方案是什么？

① 随访

② 息肉切除术［包括冷圈套器息肉切除术（CSP）］

③ 内镜黏膜切除术（EMR）

④ 内镜黏膜下剥离术（ESD）

⑤ 外科切除

答 案

问题 1 ③ Ⅰs + Ⅱa 型

问题 2 ④ 疑似 T1b

问题 3 ③ EMR［水下 EMR（underwater EMR）］：诊断性治疗（根据病理诊断结果应行 ⑤ 外科切除）

白光观察读片

- 位于乙状结肠长径 16 mm 略发红的隆起型病灶（图 2-34-1a）。肛侧可见较高隆起部分，口侧隆起部分较低，高隆起的顶部可见发红。病灶左侧可见和半月襞不同的异常皱襞。
- 吸取肠管内的空气后隆起部的形状保持不变，疑似其为较硬的隆起（图 2-34-1b）。

NBI 放大观察读片

- 隆起的边缘部分可见边缘平滑的管状、树枝状表面结构形态（surface pattern），以及规则的扩张的血管形态（vessel pattern）（图 2-34-1c）。
- 接近顶部的部分表面结构变得细微且不清晰，血管也出现碎片化或扩张，且分布不均一（图 2-34-1d）。根据以上诊断为 JNET 2B 型。

腺管开口形态（pit pattern）观察读片

- 病灶边缘可见脑回状结构（Ⅳ型 pit pattern），顶部可见边缘不规则的不清晰的结构［V_I 高度不规则腺管开口（pit）］（图 2-34-1e、f）。

综合内镜诊断 黏膜下层高度浸润癌

治疗

- 通过常规观察及放大观察，疑似 T1b，但可信度不高，且病灶看起来可以用圈套器切除，于是采用水下 EMR（underwater EMR）进行了一次性完整切除，操作时间为 2 分钟（图 2-34-2）。

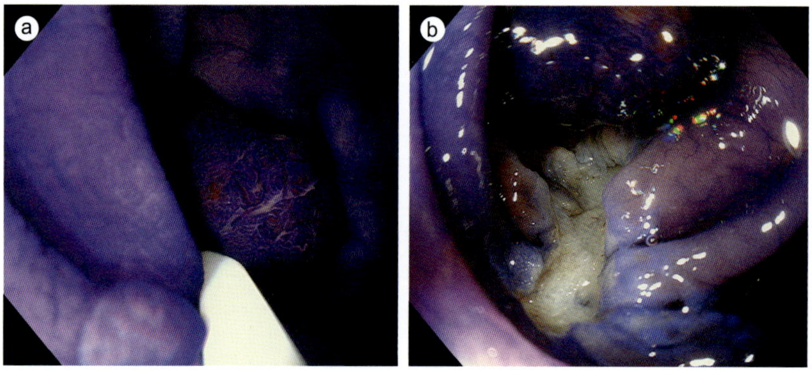

图 2-34-2 内镜治疗图像

a. 水下圈套器操作。b. 切除后的黏膜缺损部分。

病理诊断

tub1>pap，pT1b（3630 μm），ly1（D2-40），v0（Victoria blue），BD1，pHM0，pVM0。

- 以中度至高度异型管状绒毛状腺瘤为背景，可见高分化型腺癌或乳头状腺癌。切端阴性，#8 切片显示黏膜下层浸润，从肿瘤表面测定的黏膜下层浸润距离为 3630 μm（**图 2-34-3a～c**），#9 切片显示虽为黏膜内癌，但可见淋巴管浸润（**图 2-34-3d、e**）。

本例要点

- 病灶在白光观察下缺乏明显的浸润表现，但随着空气量的变化形状不变，疑似为有硬度的浸润癌，因此通过放大观察进行了详细检查。本例提醒临床医生注意的是，即使常规观察乍一看以为是黏膜内病灶，也需要通过喷洒色素和增减空气量等观察是否有浸润，考虑进一步的处理。
- 放大观察怀疑有浸润，但不能确定，为了通过切除标本实测浸润距离，选择了内镜切除。从大小来看，可以很容易地用圈套器进行一次性切除，但如果黏膜下层有浸润，局部注射就有可能无法使病灶隆起而切除。本例采用不需要局部注射的水下 EMR（underwater EMR）在短时间内切除了病灶。
- 侧方切端很小，但考虑到年龄等因素，追加外科手术的可能性很高，因此术者没有浪费时间在保证更多的切端上，得到了深度评估完全没问题的标本。

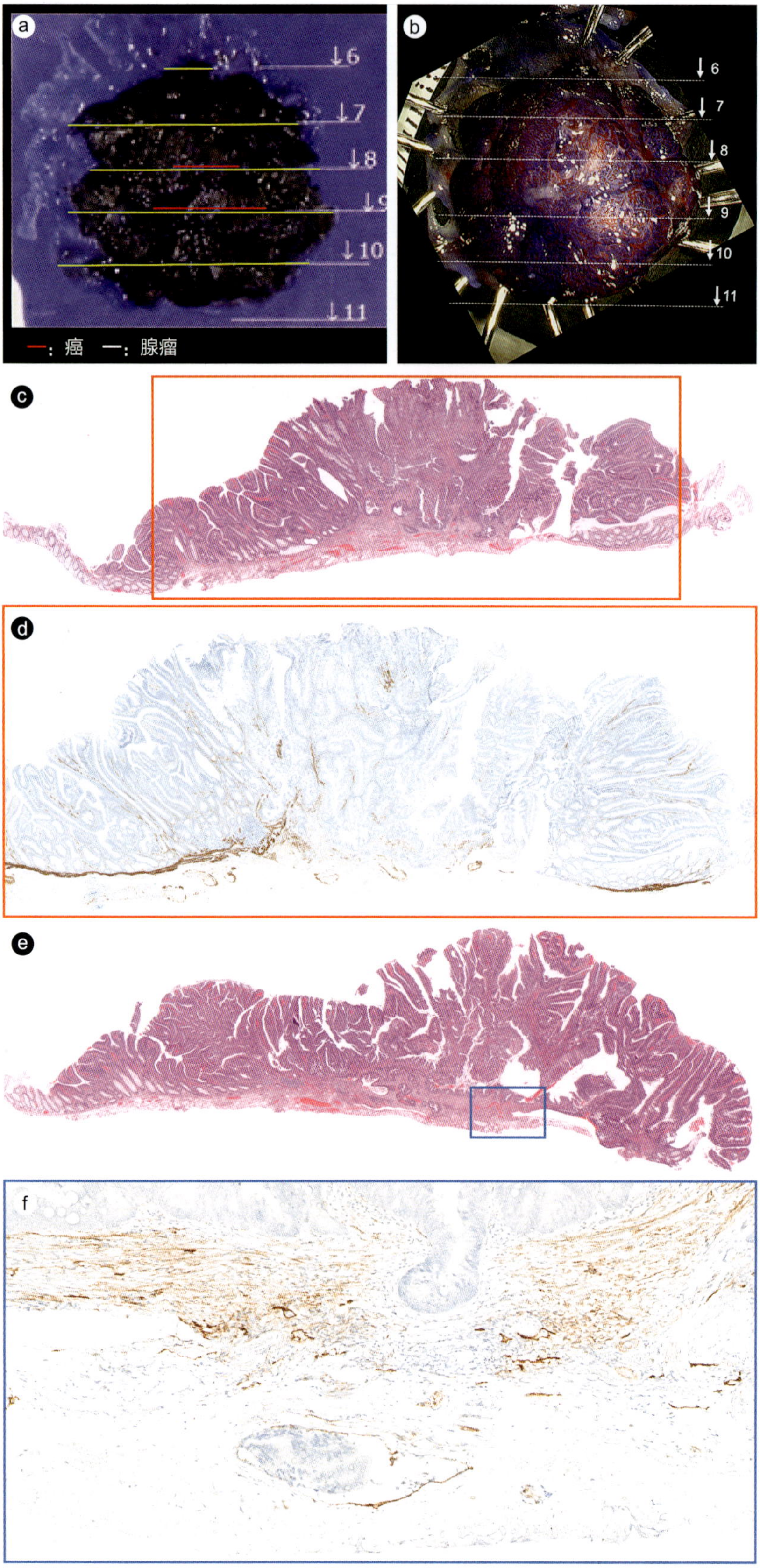

图 2-34-3 病理组织学图像

a、b. 病理复原图。
c. #8 切片放大镜图像。
d. #8 切片结蛋白染色。
e. #9 切片放大镜图像。
f. #9 切片 D2-40 染色。

（竹内洋司）

诀窍

关于水下 EMR 的要点

水下内镜黏膜切除术（underwater endoscopic mucosal resection, UEMR）是 2012 年 Binmoeller 等报告的方法，在消化道内储水，在不进行黏膜下局部注射的情况下对病灶进行绞窄，然后通电切除。在水中黏膜的张力会消失，病灶处于悬浮状态，这样不需要局部注射，就可以很容易地用圈套器套扎。虽然不局部注射可能有穿孔风险，但据报告穿孔率很低，因为此时与超声内镜（EUS）观察时一样肌层保持环状，且病灶浮在水中，和肌层之间的距离更大，更不容易绞窄到肌层。在以笔者医院为中心的多机构研究中，以 10~19 mm 的息肉为对象，与传统 EMR 进行了随机对照试验，发现切端阴性切除率更高，有统计学意义[1]。因为只需要把病灶浸在水中，套上圈套器通电就可切除病灶，所以只要能做 EMR 的医院就能完成该手法。

该手法的诀窍是，首先吸取消化道内空气，使其脱气，然后利用内镜的送水功能使消化道内充满水（本院使用的是生理盐水）。由于在浸水下病灶的边界会变得不清晰，所以使用 NBI 内镜进行操作。太硬的圈套器有穿孔的风险，故使用较软的圈套器。笔者使用的是 Snare Master Plus 圈套器、内镜电切模式（Endocut Q，effect 3，duration 2，interval 4），强制电凝模式（forced coagulation，effect 2，30 W），VIO300D 高频电刀（爱尔博公司）。在圈套器绞窄病灶的瞬间，从内镜无法观察到病灶口侧，有切端阳性（分片切除）的可能性，故需一边看着病灶口侧，一边把圈套器的头端在病灶肛侧展开。绞窄病灶后，在通电前用力收紧圈套器，通电时要尽可能短时间内完成，确认切除无残留后（特别是结肠）用金属夹进行缝缩。金属夹的效果尚不明确，但因切除前不进行局部注射，黏膜缺损部绞窄呈收缩状，故容易用金属夹进行缝缩。如果有病灶残留，则继续注水后，分片切除。UEMR 的优点是，分片切除时圈套器不容易滑动，容易完成残留少的高质量的分片切除。

UEMR 是一种颠覆传统概念的技术，其实用性（易绞窄，分片质量高）难以直观感受到，且浸水操作需要时间，因此该手法的普及稍慢。人类普遍具有保守倾向，要改变过去的方法是需要勇气的，但不应尝试两三次就否定该手法。笔者希望大家在亲身体验过一段时间之后，能够体会到它的真正价值。至少在笔者医院该手法已经作为标准治疗方法之一在日常使用，是非常有用的手法。

参考文献

[1] YAMASHINA T, UEDO N, AKASAKA T, et al. Comparison of underwater vs conventional endoscopic mucosal resection of intermediate-size colorectal polyps. Gastroenterology, 2019, 157: 451-461.

（竹内洋司）

内镜技师
笔 记

40. UEMR 是什么

水下 EMR（underwater EMR, UEMR）是像超声内镜（EUS）一样在病灶周围蓄水后切除病灶的治疗方法。通过蓄水（生理盐水或蒸馏水），病灶向腔内漂浮，肌层被拉平，同时减少热的影响，可以安全地进行圈套器切除。由于治疗是在水下进行的，需把周围残渣处理得比常规 EMR 更干净，否则术中肿瘤的辨识会变得困难，需要特别注意。与常规 EMR 相比，由于通电时间较长，所以收紧圈套器的速度最好稍慢一些。此外，由于病灶稍难辨认，所以必须仔细确认切端，慎重地进行圈套器操作。不局部注射，刚切除后伤口较小，非常容易操作金属夹。本院为了减少热凝固对切除标本和肌层的影响，高频电刀的设定比常规 EMR 更注重切开模式，具体在 VIO3 上的模式是 Endocut I，effect 1，duration 4，interval 1。

（樋渡绚香）

病例 35

- 60 多岁，女性。
- 约 1 个月前出现血便，在本院就诊，行大肠内镜检查。
- 位于下部直肠长径 30 mm 的病灶（图 2-35-1）。

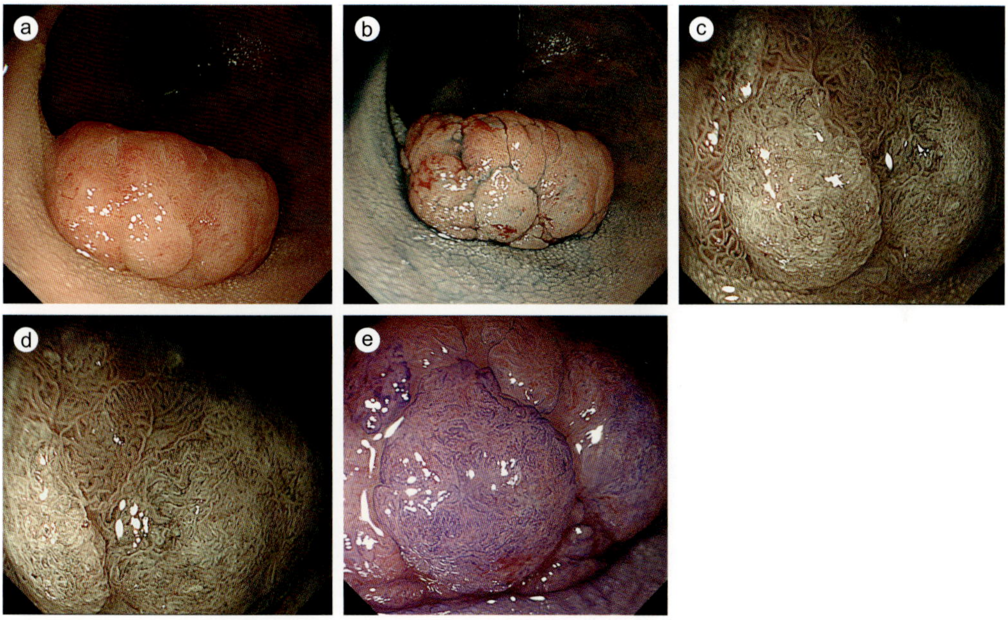

图 2-35-1 内镜检查图像

a. 白光。b. 喷洒靛胭脂。c、d. 窄带成像技术（NBI）。e. 结晶紫染色。

问题 1 肉眼形态分类是什么？

① Ⅱa 型
② Ⅰs 型
③ 1 型
④ 2 型

问题 2 内镜诊断是什么？

① 增生性息肉，无蒂锯齿状病变（SSL）
② 低异型度腺瘤
③ 高异型度腺瘤，腺癌（Tis~T1a）
④ 腺癌（T1b 以深）
⑤ 其他

问题 3 治疗方案是什么？

① 随访
② 息肉切除术［包括冷圈套器息肉切除术（CSP）］
③ 内镜黏膜切除术（EMR）
④ 内镜黏膜下剥离术（ESD）
⑤ 外科切除

答案

问题 1 ② Ⅰs 型

问题 2 ③ Tis 或 T1a（病理诊断结果为 ④ T1b）

问题 3 ④ ESD（根据病理诊断结果应行 ⑤ 外科切除）

白光观察读片

- 位于下部直肠长径 30 mm 的发红隆起型病灶，表面呈结节状（图 2-35-1a、b）。

NBI 放大观察读片

- 对从表面结构推测可能有高度异型的结节部位进行 NBI 放大观察，发现表面结构形态（surface pattern）/ 血管形态（vessel pattern）均不规则，该部诊断为 JNET 2B 型（图 2-35-1c、d，图 2-35-2）。

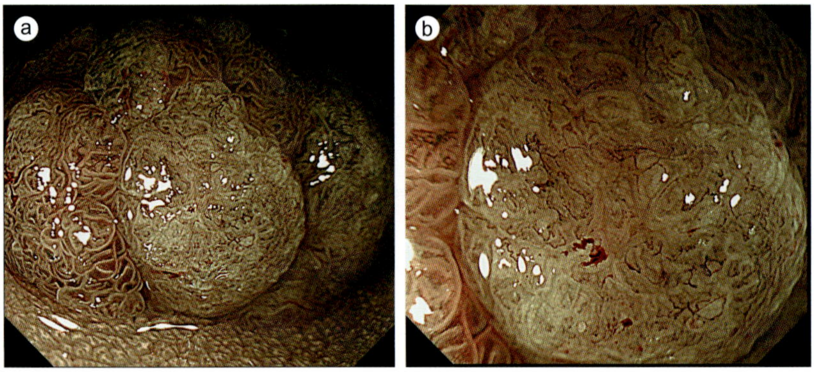

图 2-35-2 NBI 图像

腺管开口形态（pit pattern）观察读片

- 诊断为 JNET 2B 型的部位进行结晶紫染色放大观察，可见不规则的 pit pattern，未见明显的无结构区域，诊断为 V_I 高度不规则（图 2-35-3）。

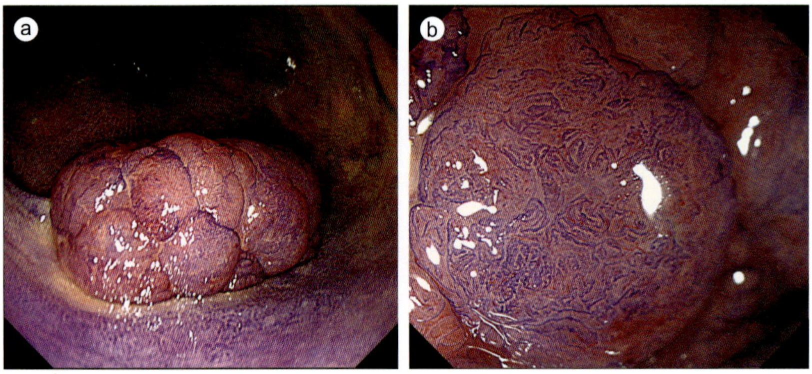

图 2-35-3 结晶紫染色图像

综合内镜诊断 黏膜内癌、黏膜下层轻度浸润癌

治疗

- 虽然首先怀疑病灶是黏膜内癌，但无法排除黏膜下层高度浸润癌的可能性，故选择可以一次性完整切除的 ESD（图 2-35-4）。ESD 术中可见黏膜下层轻度纤维化，操作时间 95 分钟。

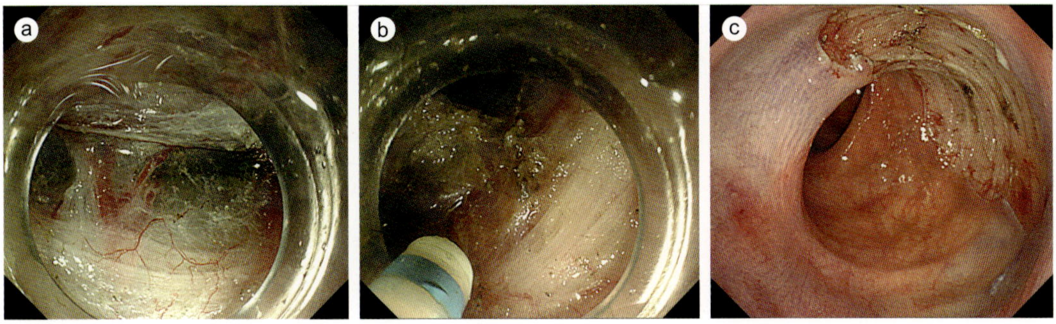

图 2-35-4 内镜治疗图像

a. 黏膜下层剥离。b. 切除快结束时。c. 切除后。

病理诊断

tub1，pT1b（2000 μm）伴腺瘤成分，ly1，v0，BD1，HM0，VM0。

- 对 ESD 标本进行拍摄，如图 2-35-5a、b 所示对感兴趣区域进行取材。放大内镜图像中该部位切片Ⓐ的放大镜图像如图 2-35-5c。在内镜检查认为最不规则的部分发现癌腺管（图 2-35-5d），其周围比较广泛地伴有腺瘤成分。癌腺管大部分为黏膜内病灶，有部分向黏膜下层浸润，浸润部伴有淋巴管浸润（图 2-35-5e）。切片Ⓑ的放大镜图像可见浸润距离为 2000 μm（图 2-35-5f）。
- 由此可诊断为追加手术的适应证，其后施行了腹腔镜下直肠低位前切除术。追加切除的结果显示没有癌残留及淋巴结转移。

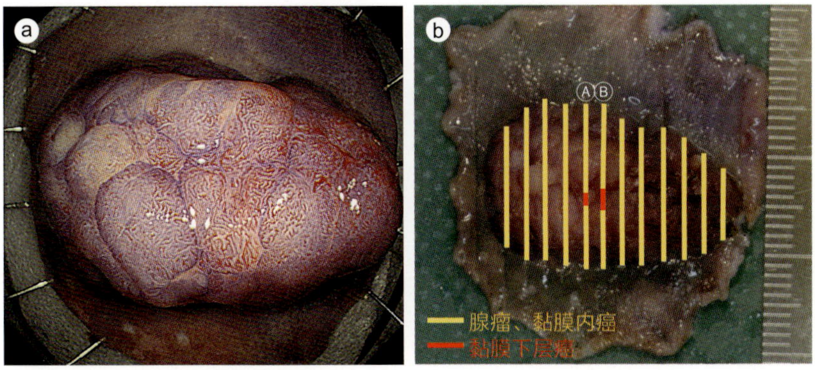

图 2-35-5 病理组织学图像

a. 切除标本。b. 病理复原图。

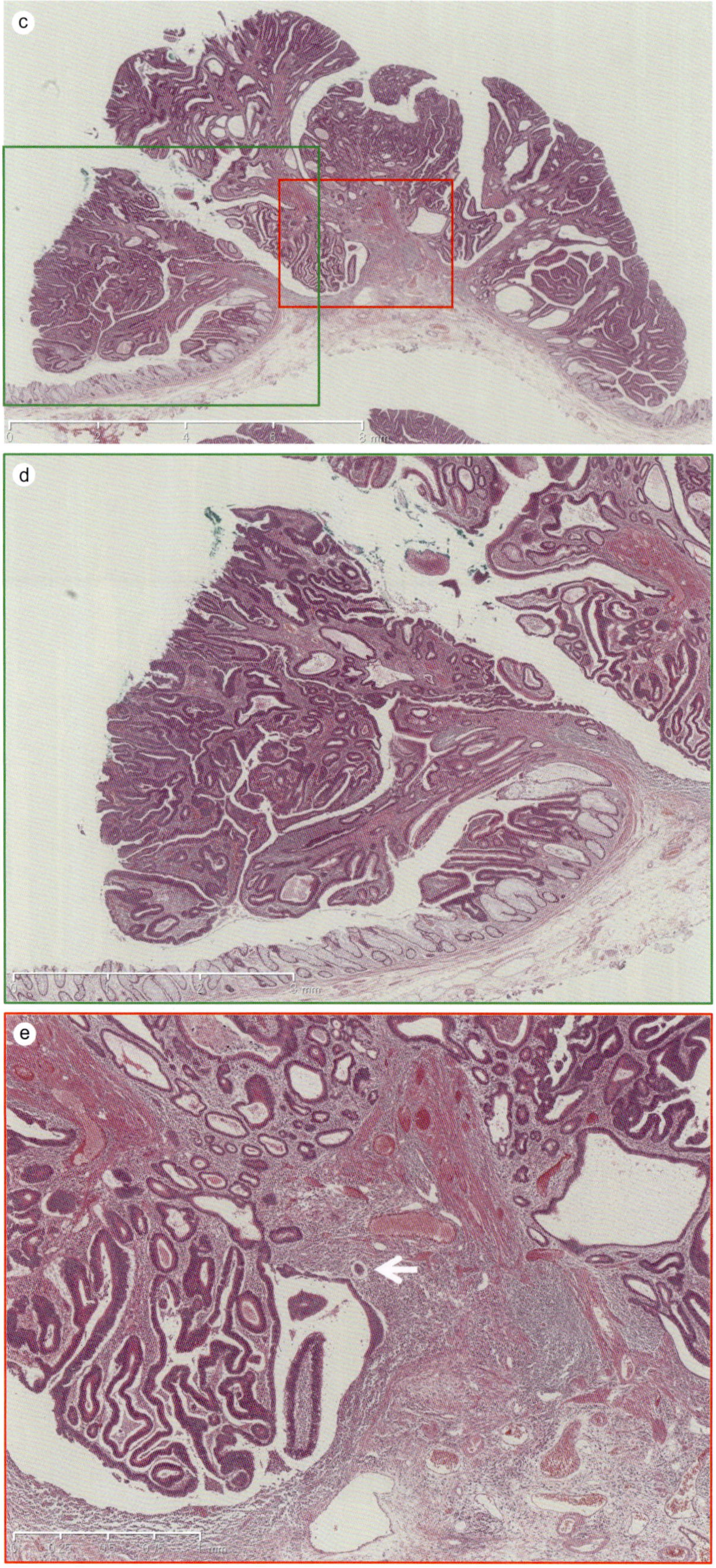

图 2-35-5 （续）

c. 切片Ⓐ放大镜图像。
d. 低倍放大图像（绿框）。
e. 低倍放大图像（红框）。
f. 切片Ⓑ放大镜图像。

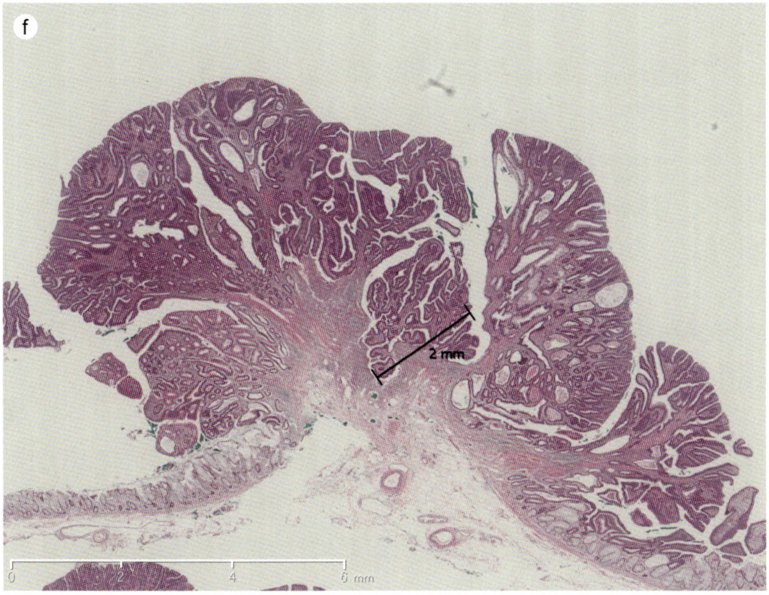

图 2-35-5 （续）

本例要点

- 本例为大的隆起型病灶，从肉眼形态就可以怀疑为癌，放大观察也强烈怀疑为癌。NBI 放大观察及色素内镜放大观察均不能否定黏膜下层高度浸润，但病灶也有可能是黏膜内癌。最终诊断结果是黏膜下层高度浸润癌，伴有淋巴管浸润，但从浸润部的状况来看，本例很难从表面结构来正确推测浸润程度，故考虑先做内镜治疗是妥当的。像本例一样在术前已经判断为癌的情况下，为了正确评价脉管浸润和黏膜下层浸润的程度，需要一次性全部切除。

请参照第 208 页内镜技师笔记“35. 下部直肠癌和肠造口术的关系”。

（河村卓二）

诀窍

关于冷圈套器息肉切除术

冷圈套器息肉切除术（cold snare polypectomy，CSP）的手法本身并不难。然而，其简便性也意味着一种潜在风险，即可能对高异型度病灶或浸润癌误用 CSP。尽管 CSP 被认为是一种很好的治疗方法，但报告显示，与传统方法相比，CSP 切除黏膜下层的比例较低[1]。特别需要注意，不要对浸润癌进行该治疗。请精读本书，认识到即使肿瘤的大小很小，也需要引起注意。

虽然 CSP 不是一项困难的技术，但还是有一些诀窍需要了解。

一是对圈套器的选择。一般认为适合 CSP 的圈套器是用锋利的细钢丝制成的（**图 2-35-6**）。近年来随着 CSP 的普及，各公司都在销售适合 CSP 的圈套器。以通电为前提的现有圈套器往往会出现下述情况，即确保切端而比较大范围圈套病灶时常无法切除。如果用 CSP 专用圈套器，包括息肉周围的大面积切除就不会很困难。最好先从感觉上记住所用圈套器能切除的范围程度。

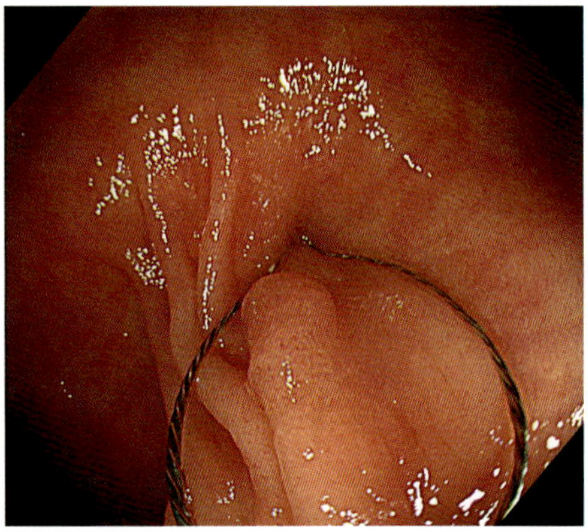

图 2-35-6　适用于 CSP 的圈套器

近年来上市的适用于 CSP 的圈套器一般都由细钢丝制成，较锋利。

二是息肉回收。CSP 切除的息肉多通过钳道回收，经过手边的吸引按钮部分时可能会出现标本破损[2]。此时可拆掉吸引按钮，用手指按压该部位进行吸引，可以减少标本的破损（**图 2-35-7**）。

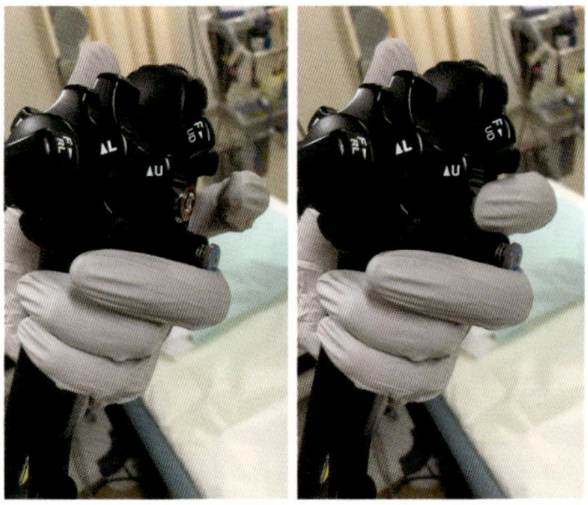

图 2-35-7　吸引按钮的控制

拆掉吸引按钮，用手指按压该部位进行回收，可减少破损。

以预防将来的大肠癌为目的，对小于 10 mm 的良性腺瘤进行治疗，CSP 的治疗效果不逊于需通电的息肉切除术或 EMR [3]。期待安全的 CSP 能够得到适宜应用和普及。

参考文献

[1] SUZUKI S, GOTODA T, KUSANO C, et al. Width and depth of resection for small colorectal polyps: hot versus cold snare polypectomy. Gastrointest Endosc, 2018, 87: 1095–1103.

[2] BARGE W, KUMAR D, GIUSTO D, et al. Alternative approaches to polyp extraction in colonoscopy: a proof of principle study. Gastrointest Endosc, 2018, 88: 536–541.

[3] KAWAMURA T, TAKEUCHI Y, ASAI S, et al. A comparison of the resection rate for cold and hot snare polypectomy for 4–9 mm colorectal polyps: a multicentre randomised controlled trial (CRESCENT study). Gut, 2018, 67: 1950–1957.

（河村卓二）

内镜技师笔记

41. Ⅰp 型癌的转移风险

Ⅰp 型黏膜下层癌，在大肠癌处理规则中根据浸润形式分为仅头部有浸润的（head invasion）和浸润至颈部（stalk invasion）的两种（图 2-35-8）。如果仅头部有浸润，转移风险较低，但如果浸润至颈部，转移风险就会上升。Ⅰp 型癌与其他形态大肠癌黏膜下层浸润的评价法有所不同，其肉眼形态的判定是非常重要的。

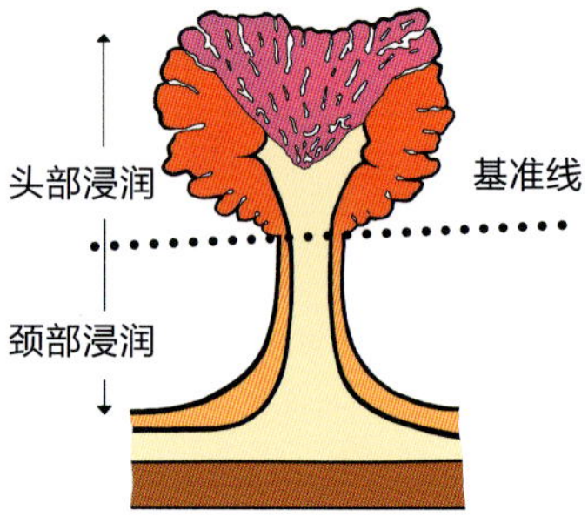

图 2-35-8 Ⅰp 型癌的浸润形式

（樱木海渡）

病例 36

- 70 多岁，男性。
- 因需行大肠息肉切除术就诊于本院。进行息肉切除术时，发现位于升结肠之前未被发现的病灶。
- 位于升结肠长径 30 mm 以上的病灶（图 2-36-1）。

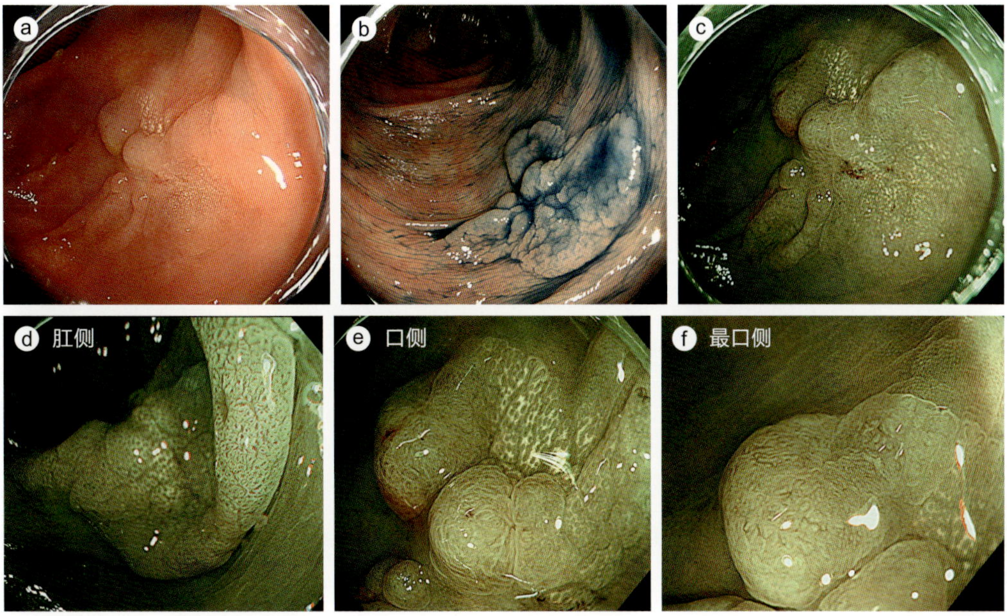

图 2-36-1 内镜检查图像

a. 白光。b. 喷洒靛胭脂。c~f. 窄带成像技术（NBI）。

问题 1 肉眼形态分类是什么？

① Ⅱa 型

② Ⅱc 型

③ Ⅱa + Ⅱc 型

④ Ⅰs 型

问题 2 内镜诊断是什么？

① 增生性息肉，无蒂锯齿状病变（SSL）

② 低异型度腺瘤

③ 高异型度腺瘤，腺癌（Tis~T1a）

④ 腺癌（T1b 以深）

⑤ 其他

问题 3 治疗方案是什么？

① 随访

② 息肉切除术［包括冷圈套器息肉切除术（CSP）］

③ 内镜黏膜切除术（EMR）

④ 内镜黏膜下剥离术（ESD）

⑤ 外科切除

答案

问题 1 ① Ⅱa 型

问题 2 ⑤ 与 SSL 合并的高异型度腺瘤或黏膜内癌

问题 3 ④ ESD

白光观察读片

- 位于升结肠长径超过 30 mm 的表面隆起型病灶。表面有光泽，可见黏液附着。口侧有隆起稍明显的部分，与该部分相连可见看似有皱襞集中的部分（图 2-36-1a、b）。

NBI 放大观察读片

- NBI 观察可见在肛侧平坦部分呈略有张开的腺管开口（pit）样表面结构形态（surface pattern），血管不明显。在口侧隆起部分可见轻度不规则的表面结构形态（surface pattern），以及显示轻度粗细不同的网状不规则血管形态（vessel pattern）（图 2-36-1c~f）。

结晶紫染色放大观察读片

- 在肛侧平坦部分可见与 SSL 不矛盾的锯齿状 pit，在口侧隆起部分可见大小不一、轻度不规则的 pit。此外，在与口侧隆起部分相连的看起来皱襞集中的部分，未见不规则的 pit（图 2-36-2）。

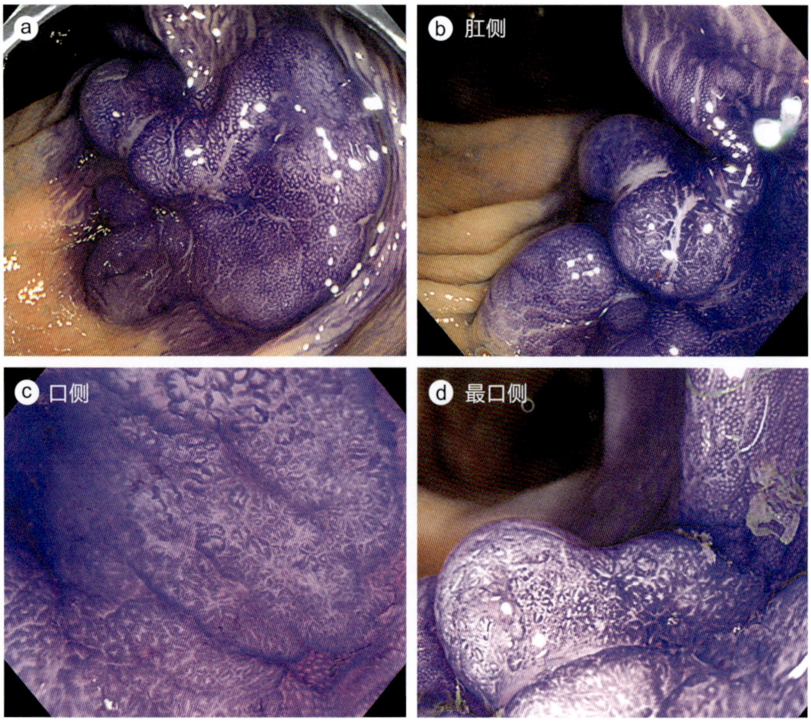

图 2-36-2 结晶紫染色图像

综合内镜诊断 SSL 合并高异型度腺瘤或黏膜内癌

治疗

- 在本例中，由于怀疑口侧有癌的可能性，以及可见可能因纤维化而出现的非抬举征（non-lifting sign）阳性，所以选择 ESD，进行了一次性完整切除（图 2-36-3）。

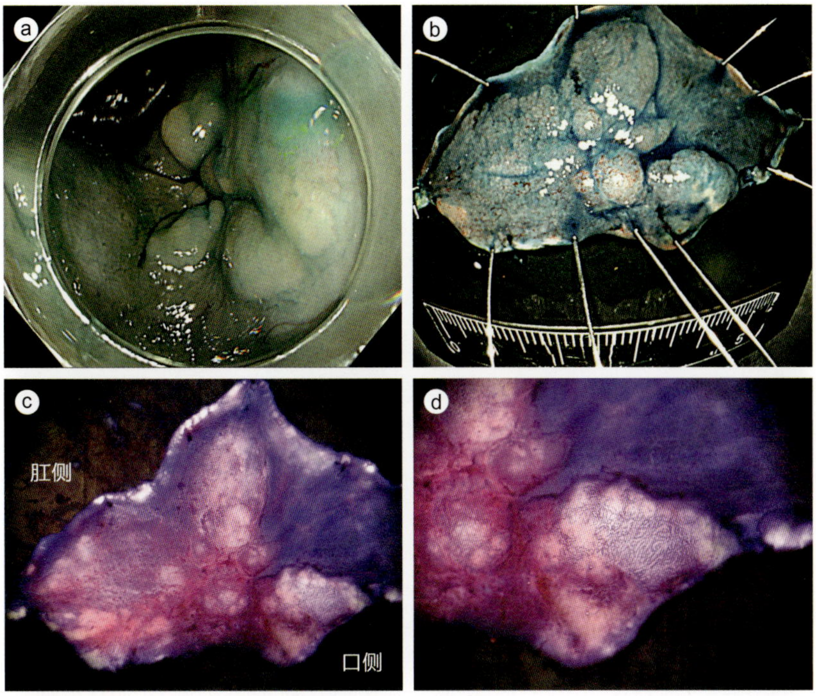

图 2-36-3 内镜治疗和切除标本图像

a. 非抬举征阳性。b～d. 内镜切除标本。

病理诊断

SSL 伴异型增生，pHM0，pVM0。

- 在肛侧平坦部分中心可见锯齿状腺管扩张、分支，诊断其背景病灶是 SSL。和口侧隆起部分一致可见异型明显的腺管，诊断为高异型度腺瘤，未见明显的癌的部分（图 2-36-4）。

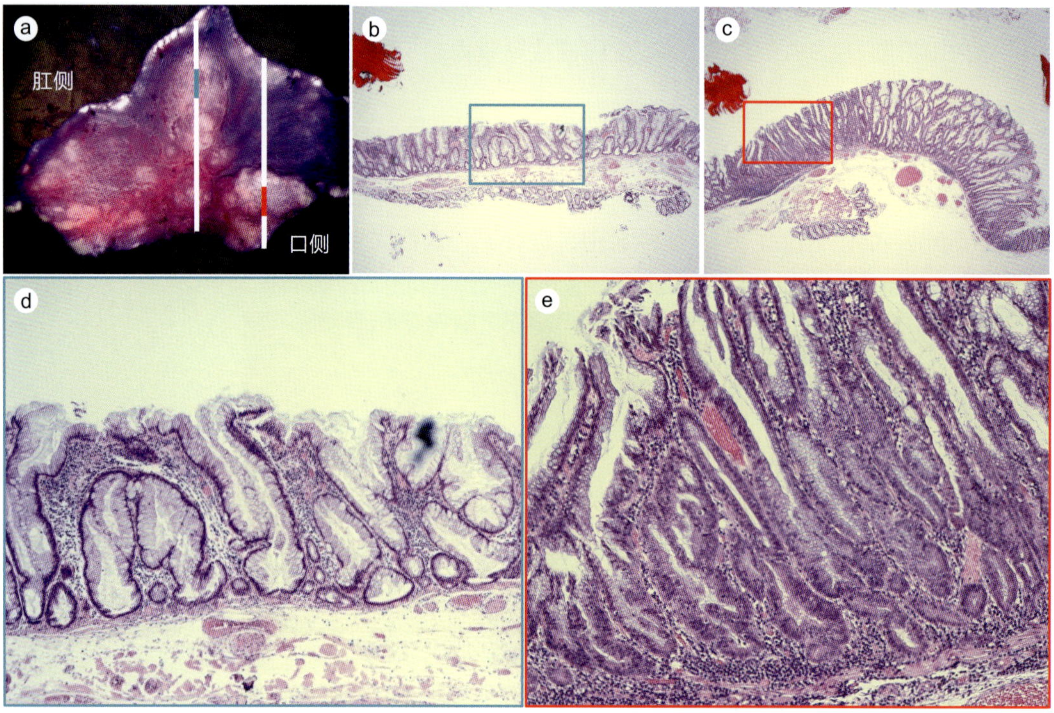

图 2-36-4 病理组织学图像

a. 病理复原图。b. 平坦部分（SSL）。c. 隆起部分（异型增生）。d、e. 低倍放大图像。

本例要点

- 本例为非抬举征（non-lifting sign）阳性（参照第 249 页“诀窍”）的伴有肿瘤性变化的 SSL。在 SSL 中，有一定概率会出现像本例一样伴有包括癌在内肿瘤性变化的病灶，诊断时通过图像增强放大观察是有用的。此外，像本例这样平坦的大病灶，即使未活检，也有时会因黏膜下层纤维化出现抬举不良的情况。此时对浸润癌的排除诊断也必须通过放大观察，排除浸润癌后，内镜治疗选择 ESD 是有用的。

（藤井茂彦，日下利广）

诀窍

关于非抬举征

非抬举征（non-lifting sign）是指局部注射至病灶的黏膜下层，黏膜下层纤维化等造成病灶不能隆起的状态（**图 2-36-5**），Uno 等将其作为黏膜下层癌的指标[1]。因大肠黏膜很薄，蠕动或活检都可能造成非抬举征阳性[2]，故应积极进行图像增强放大观察，避免不慎活检。在针对黏膜下层高度浸润癌的多中心前瞻性对比试验中，与常规观察相比，非抬举征的灵敏度和确诊率明显较低[3]。综上所述，无论是否进行活检，如果通过图像增强放大观察等诊断为黏膜内肿瘤，就应考虑进行包括 ESD 在内的内镜治疗。

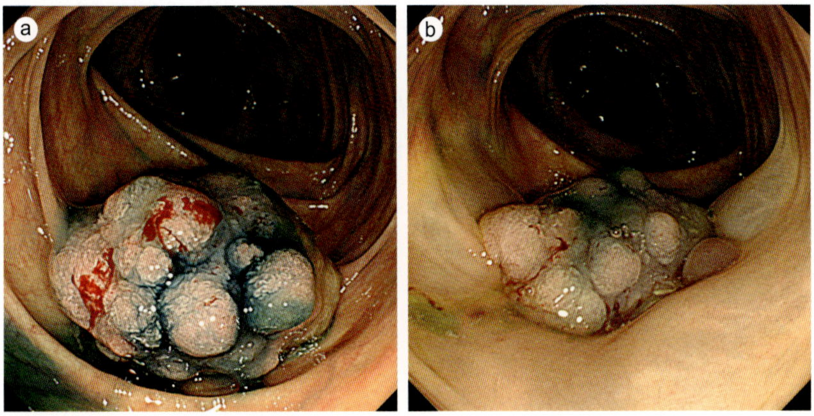

图 2-36-5　非抬举征阳性（黏膜下层癌）

a. 局部注射前。b. 局部注射后。

参考文献

[1] UNO Y, MUNAKATA A. The non-lifting sign of invasive colon cancer. Gastrointest Endosc, 1994, 40: 485–489.

[2] 豊永高史, 広岡大司, 大地宏昭, 他. 表面型大腸腫瘍に対する生検の問題点について. Gastroenterol Endosc, 1997, 39: 984–989.

[3] KOBAYASHI N, SAITO Y, SANO Y, et al. Determining the treatment strategy for colorectal neoplastic lesions: endoscopic assessment or the non-lifting sign for diagnosing invasion depth? Endoscopy, 2007, 39: 701–705.

（藤井茂彦，日下利广）

诀窍

SSL 的病理组织学诊断与癌变

作为大肠锯齿状病变的一种，由 Torlakovic 等[1]提出的无蒂锯齿状腺瘤 / 息肉（sessile serrated adenoma/polyp, SSA/P）的病理组织学特征如下[2]：

- 隐窝深部明显的锯齿状构造及表层绒毛状、乳头状构造。
- 隐窝分支增加及水平方向变形。
- 隐窝扩张。
- 上皮间质比增大。
- 隐窝上部核分裂。
- 隐窝上部细胞异型。
- 黏液产生增加。

然而，SSA/P 的诊断即使在消化道专业病理医生之间，一致率也很低，因此需要客观简便的诊断标准。在日本大肠癌研究学会（JSCCR）的锯齿状病变研究项目中，重视了下述 SSA/P 病理组织学结构的 3 个特点（**图 2-36-6**）：

- 隐窝扩张。
- 隐窝不规则分支。
- 隐窝底部向水平方向变形（倒 T 形、L 形隐窝）。

该研究项目提出了“不能明显判定为肿瘤的锯齿状病变中，病灶 10% 以上区域可见上述 3 个特点的 2 个及以上时诊断为 SSA/P”的诊断标准。大肠癌处理规则中也有明确规定[3]。此外，2019 年世界卫生组织（WHO）分类修订中，SSA/P 的名称变更为无蒂锯齿状病变（sessile serrated lesion，SSL）[4]。

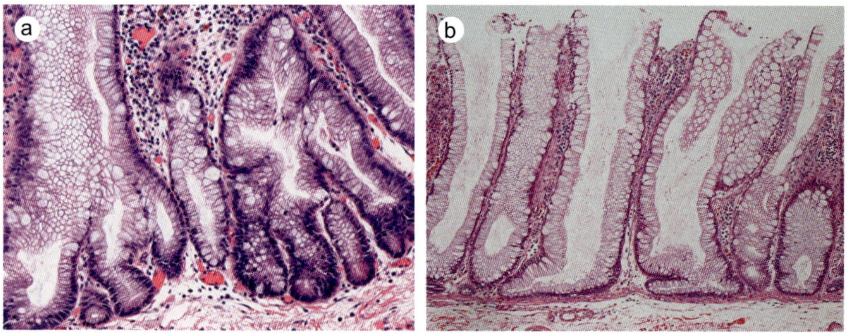

图 2-36-6　SSL 病理组织学图像

a. 隐窝扩张，隐窝不规则分支。b. 隐窝底部向水平方向变形。

研究表明，SSL 与普通腺瘤一样具有癌变潜力，根据 Lash 等[5]的大规模调查，SSL 伴有癌的比率为 2.8%（68/2416）。在日本，藤井等[6]报告 SSL 伴有癌的比率为 8.1%（51/632），其中 21 mm 以上病灶伴有癌的比率高达 20.7%（12/58），癌变率并不低。此外，本科室对 1955 个早期大肠癌病灶进行病理检查的结果显示，源自 SSL 的癌有 22 例（1.1%），其病理组织学特征显示，多为中分化型腺癌（**图 2-36-7a**），癌部也可见锯齿状结构（**图 2-36-7b**），并有黏膜下层浸润癌较多的倾向。与常规腺瘤不同的是，SSL 中有很多病灶没有进行内镜切除而选择随访，故包含大量病例的分析数据较少，其癌变率或并发癌的特征目前尚不明确。

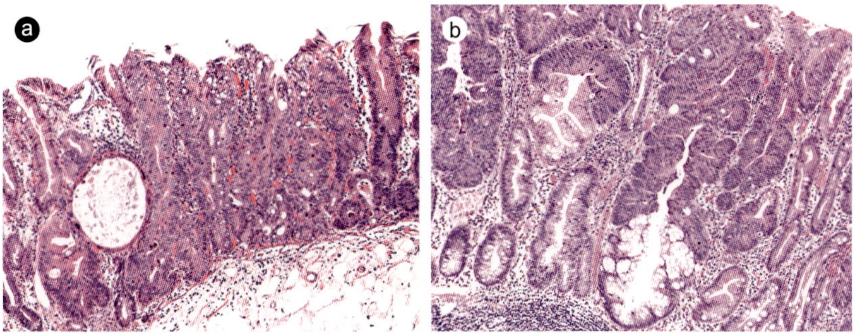

图 2-36-7　来源于 SSL 的大肠癌病理组织学图像

a. 可见中分化型腺癌。b. 锯齿状结构的病灶。

参考文献

[1] TORLAKOVIC E, SKOVLUND E, SNOVER D C, et al. Morphologic reappraisal of serrated colorectal polyps. Am J Surg Pathol, 2003, 27: 65–81.

[2] HIGUCHI T, SUGIHARA K, JASS J R. Demographic and pathological characteristics of serrated polyps of colorectum. Histopathology, 2005, 47: 32–40.

[3] 大腸癌研究会. 大腸癌取扱い規約. 9版. 東京: 金原出版, 2018: 61.

[4] WHO Classification of Tumours Editorial Board. WHO classification of tumours, digestion system tumours. 5th ed. Geneva: IARC Press, 2019: 163–169.

[5] LASH R H, GENTA R M, SCHULER C M. Sessile serrated adenomas: prevalence of dysplasia and carcinoma in 2139 patients. J Clin Pathol, 2010, 63: 681–686.

[6] 藤井隆広, 九嶋亮治. 大腸鋸歯状病変の癌化を考える. 消化器内視鏡, 2012, 24: 1199–1201.

（藤井茂彦，日下利广）

内镜技师笔记

42. 升结肠息肉的漏诊率高

各种研究表明，大肠内镜检查中升结肠息肉的漏诊率很高。据报告，漏诊率为20%~30%，漏诊较多的主要原因如下：

- 升结肠比较容易有残渣。
- 升结肠的肠腔宽。
- 升结肠的皱襞多。

本院为了减少漏诊，使用透明帽，且在对升结肠进行白光观察后，使用联动成像技术（LCI）或窄带成像技术（NBI）进行第二次观察，每个医院都仍需要再想办法多努力。

（石田龙太）

病例 37

- 40 多岁，女性。
- 大肠内镜筛查发现了升结肠病灶。
- 位于升结肠长径 12 mm 的有蒂隆起型病灶（图 2-37-1）。

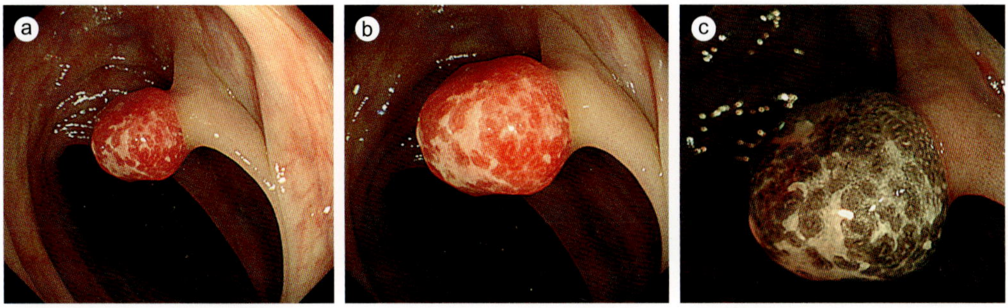

图 2-37-1 内镜检查图像

问题 1 肉眼形态分类是什么？

① Ⅰs 型
② Ⅰsp 型
③ Ⅰp 型
④ Ⅱa 型

问题 2 内镜诊断是什么？

① 增生性息肉，无蒂锯齿状病变（SSL）
② 低异型度腺瘤
③ 高异型度腺瘤，腺癌（Tis~T1a）
④ 腺癌（T1b 以深）
⑤ 其他

问题 3 治疗方案是什么？

① 随访
② 内镜黏膜切除术（EMR）
③ 蒂部留置尼龙绳后 EMR
④ 金属夹处理蒂部后 EMR
⑤ 内镜黏膜下剥离术（ESD）

答 案

问题 1 ③ Ⅰp 型

问题 2 ⑤ 幼年性息肉（juvenile polyp）

问题 3 ② EMR

白光观察读片

- 病灶长径 12 mm，表面发红，并伴有部分糜烂，没有明显的饱胀感。

NBI 放大观察读片

- 放大观察可见一部分扩张腺管，但未见明显的肿瘤性变化。

综合内镜诊断 非肿瘤性息肉（疑似幼年性息肉）

治疗

- 病灶虽是良性息肉，但有蒂，故选择 EMR（图 2-37-2）。

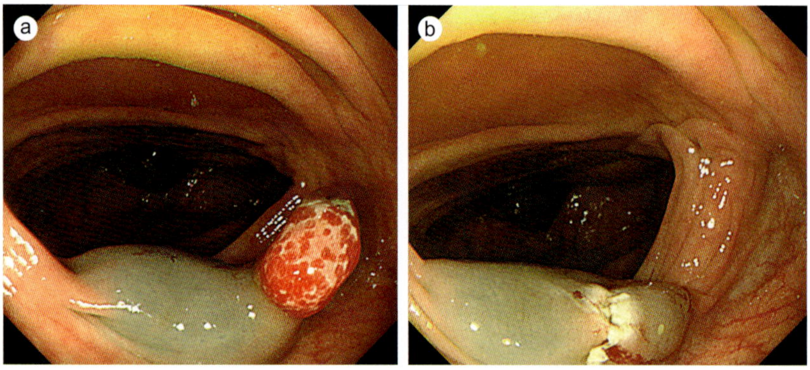

图 2-37-2 内镜治疗图像

a. 局部注射后。b. EMR 后。

病理诊断（图 2-37-3）

幼年性息肉，pHM0，pVM0。

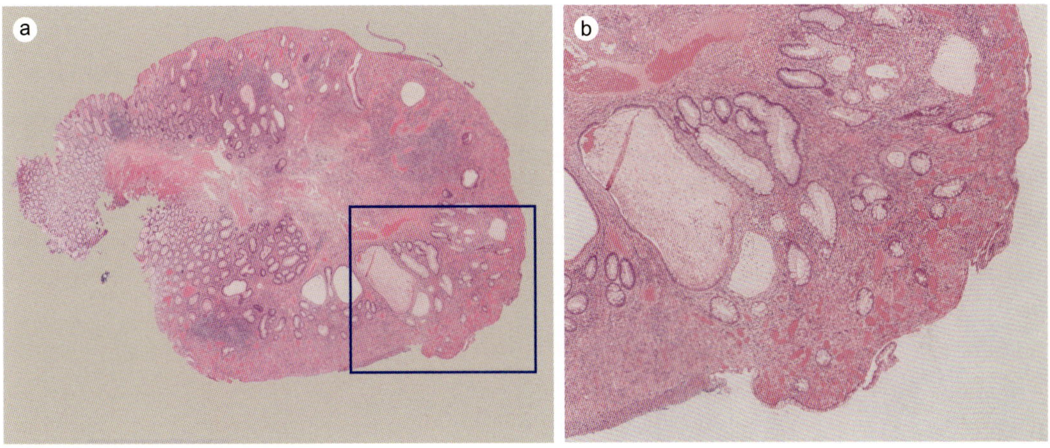

图 2-37-3 病理组织学图像

a. 放大镜图像。b. 低倍放大图像。

本例要点

- 幼年性息肉常见于儿童时期，但有 1/3 左右在成人时期发病。病灶表面发红，有时伴有糜烂，提示为幼年性息肉的典型病例。
- 幼年性息肉因会导致出血，故是治疗适应证，癌变报告罕见。

（吉田直久）

内镜技师笔记

43. 幼年性息肉是什么

幼年性息肉因其名称及好发于幼年期而常被误解，决定病名的不是年龄而是病理诊断。这种息肉属于错构瘤性息肉（组织过度增生形成的息肉），多呈有蒂状，几乎都有表层上皮剥落，多数患者以便血为主诉。被发现时一般用内镜切除，也有自然脱落的情况。

（石田龙太）

病例 38

- 80 多岁，女性。
- 因粪便隐血阳性原因待查行大肠内镜检查，发现肝曲病灶。
- 位于肝曲长径 60 mm 的病灶（**图 2-38-1**）。

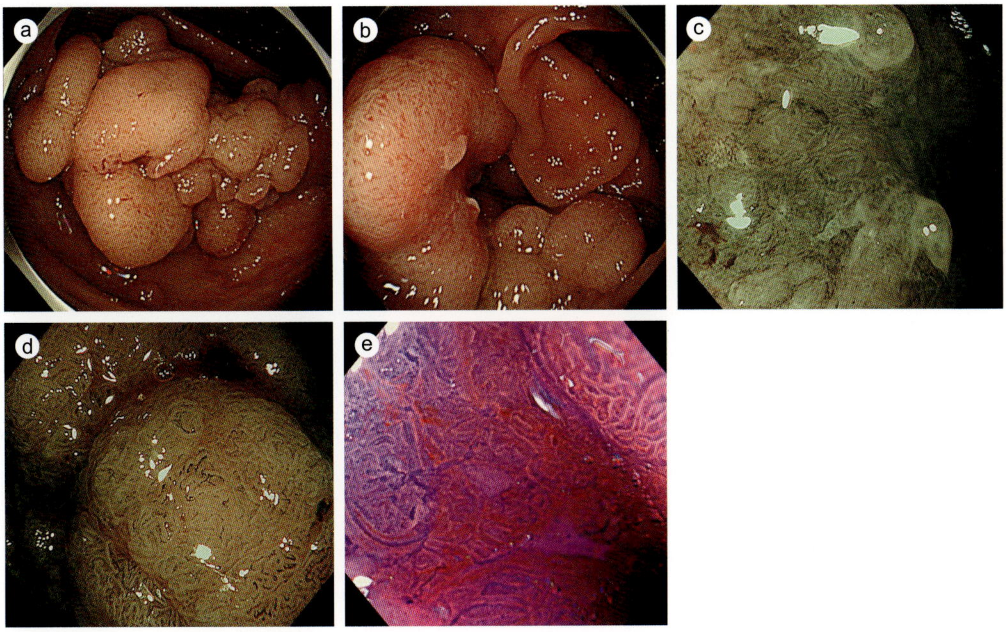

图 2-38-1　内镜检查图像

a、b. 白光。c、d. 窄带成像技术（NBI）。e. 结晶紫染色。

问题 1　**肉眼形态分类是什么？**

① 侧向发育型肿瘤（LST）非颗粒型，平坦隆起型

② LST 非颗粒型，假凹陷型

③ LST 颗粒型，颗粒均一型

④ LST 颗粒型，结节混合型

问题 2　**内镜诊断是什么？**

① 增生性息肉，无蒂锯齿状病变（SSL）

② 低异型度腺瘤

③ 高异型度腺瘤，腺癌（Tis~T1a）

④ 腺癌（T1b 以深）

⑤ 其他

问题 3　**治疗方案是什么？**

① 随访

② 息肉切除术［包括冷圈套器息肉切除术（CSP）］

③ 内镜黏膜切除术（EMR）

④ 内镜黏膜下剥离术（ESD）

⑤ 外科切除

答案

问题 1 ④ LST 颗粒型，结节混合型

问题 2 ④ T1b

问题 3 ④ ESD：根据患者期望及年龄选择（根据病理诊断结果应行⑤外科切除）

白光观察读片

- 跨越肝曲皱襞的长径 60 mm 的侧向发育型肿瘤。皱襞肛侧可见颗粒状黏膜及其中的大结节（图 2-38-1a）。皱襞口侧可见伴有顶部凹陷的大结节（图 2-38-1b）。

NBI 放大观察读片

- NBI 放大观察可见口侧凹陷处有扩张蛇形的不规则血管，多处可见疑似无血管的部位。根据血管形态（vascular pattern），考虑为 JNET 2B~3 型。此外，表面结构形态（surface pattern）不规则，部分部位不清晰，诊断为 JNET 2B 型（图 2-38-1c）。
- 肛侧的大结节处整体呈规则的血管形态（vessel pattern）和表面结构形态（surface pattern），诊断为 JNET 2A 型（图 2-38-1d）。

结晶紫染色放大观察读片

- 口侧凹陷部分可见不规则的腺管开口形态（pit pattern），也可见轮廓不清晰的部分，诊断为 V_I 高度不规则（图 2-38-1e）。

综合内镜诊断 黏膜下层高度浸润癌

治疗

- 本例凹陷部分诊断为黏膜下层高度浸润癌，是外科手术的适应证。由于患者高龄，又有基础疾病，且本人不希望接受手术，所以在充分知情同意的基础上，选择了 ESD（图 2-38-2a）。
- 在剥离凹陷部分的正下方时，发现纤维化及轻度肌层牵拉（图 2-38-2b），但最终没有并发症出现，顺利完成了一次性完整切除（操作时间 95 分钟）（图 2-38-2c、d）。

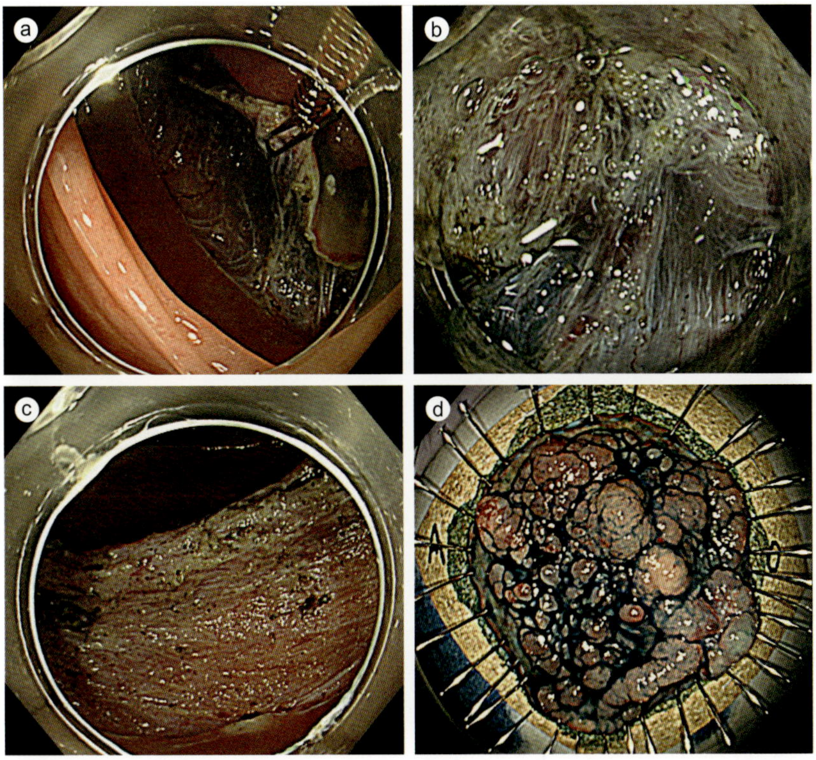

图 2-38-2 内镜治疗图像

a. 用 S-O clip 牵引。b. 轻度纤维化。c. ESD 后的溃疡底。d. 切除标本。

病理诊断

tub1，pT1b（1100 μm）伴腺瘤成分，ly0，v0，BD1，pVM0，pHM0。

- LST 大部分为高异型度腺瘤，但在 #19、#21、#23、#25、#29 切片发现腺管伴有异型，诊断为腺瘤内癌（图 2-38-3a）。
- 在 #21、#23、#27 切片的凹陷处，发现有多中心性浸润至黏膜下层的癌腺管，最深的在 #23 切片，其黏膜下层浸润距离为 1100 μm（图 2-38-3b、c）。

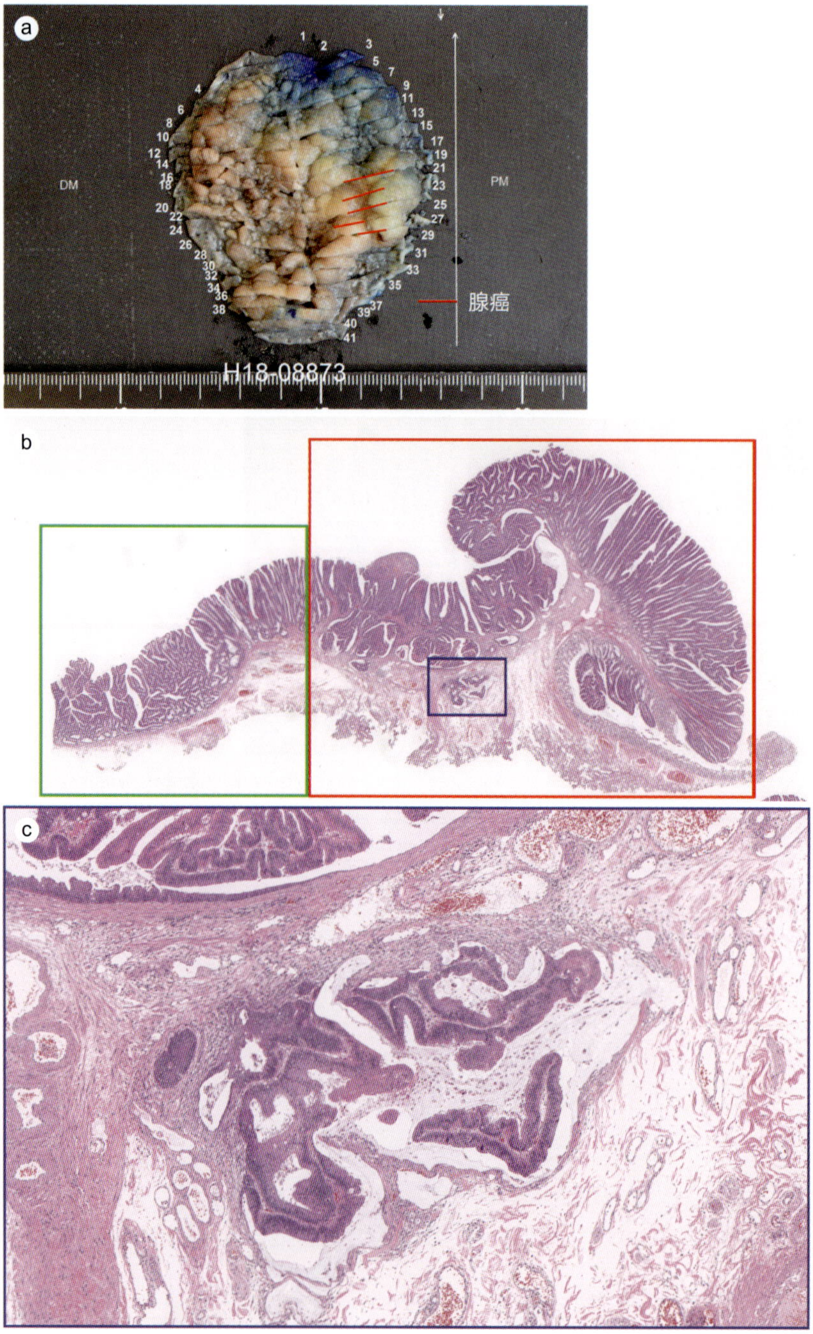

图 2-38-3 病理组织学图像

a. 病理复原图。b. #23 切片的放大镜图像。绿框：腺瘤。红框：癌。蓝框：黏膜下层浸润部分。c. b 蓝框的放大图像。

本例要点

- 术前大肠内镜检查强烈怀疑是黏膜下层高度浸润癌，但因患者不希望接受外科手术，故在充分知情同意下进行了内镜治疗。病理诊断显示黏膜下层的浸润距离稍稍超过了 1000 μm，判断为非治愈性切除。
- 也有报告称，黏膜下层浸润距离不满足根治标准时，若未发现其他转移危险因素，淋巴结转移率极低 [1-3]。
- 本例围手术期 CT 未见明显的淋巴结肿大，目前（术后 1 年）没有特别追加治疗，无复发，正在随访中。
- 今后对老年人大肠肿瘤的内镜治疗将会越来越多，但是像本例一样，只有黏膜下层浸润距离是非治愈性切除因素的情况下，对于外科手术风险高的患者很难判断是否需追加外科手术。笔者认为今后有必要积累更多的病例。

参考文献

[1] 吉井新二, 石垣沙織, 塚越洋元, 他. 大腸 SM 癌の内視鏡的摘除後経過観察例の予後. Gastroenterol Endosc, 2012, 54: 244–252.

[2] 依田雄介, 池松弘朗, 松田尚久, 他. 大腸癌治療ガイドライン2005 / 2009の妥当性. 胃と腸, 2011, 46: 1442–1448.

[3] OKA S, TANAKA S, KANAO H, et al. Mid-term prognosis after endoscopic resection for submucosal colorectal carcinoma: summary of a multicenter questionnaire survey conducted by the colorectal endoscopic resection standardization implementation working group in Japanese Society for Cancer of the Colon and Rectum. Dig Endosc, 2011, 23: 190–194.

（深津和弘，北野雅之）

内镜技师笔记

44. 高龄患者的追加手术，做还是不做

内镜治疗后的病理诊断是 T1b 癌时，因不能排除转移的可能性，常规会考虑追加外科手术。若患者为 75 岁以上高龄者，则不限于此，应根据病理表现得出的实际转移风险、预期寿命和预后、基础疾病、本人意愿、主治医生的想法等各种因素综合考虑是否手术。侵入性外科手术有可能导致生活质量下降，因此必须慎重决定治疗方案。需注意，医生不能因患者是老年人这一原因，就认为最好不要追加外科手术而是随访观察，这样有可能导致患者在健康状态尚好的情况下出现致命性复发。最重要的是，要不断告知患者各种方案的优缺点，在此基础上进行协商。

（石田龙太）

病例 39

- 60 多岁，男性。
- 胃癌术前筛查行下消化道内镜检查，发现直肠病灶。
- 位于下部直肠（Rb）长径约 15 mm 的病灶（图 2-39-1）。

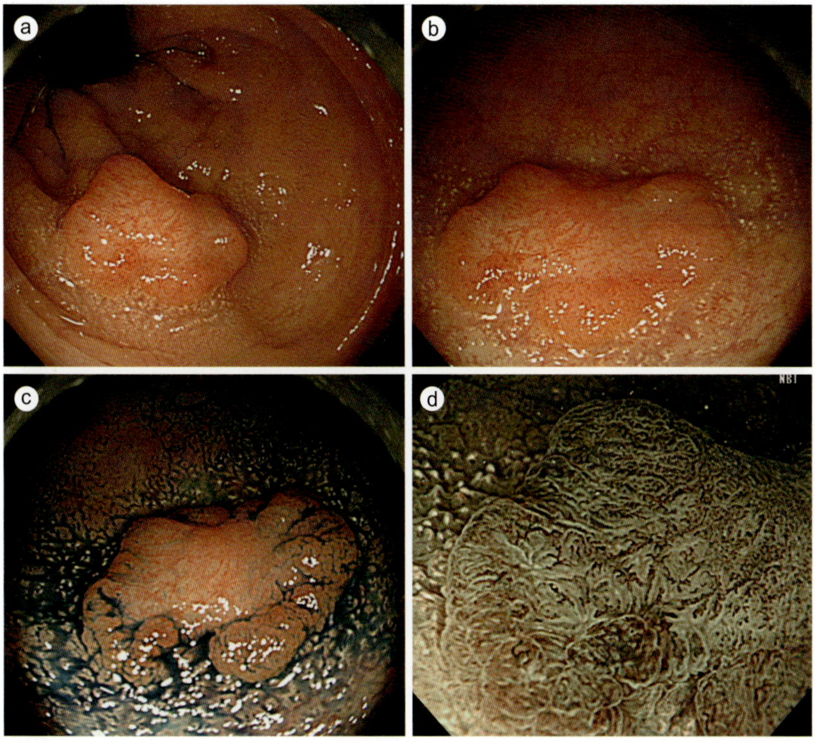

图 2-39-1 内镜检查图像

a、b. 白光。
c. 喷洒靛胭脂。
d. 窄带成像技术（NBI）。

问题 1 肉眼形态分类是什么？

① Ⅱa 型
② Ⅱc 型
③ Ⅱa + Ⅱc 型
④ Ⅰs 型

问题 2 JNET 大肠放大 NBI 分类是什么？

① JNET 1 型
② JNET 2A 型
③ JNET 2B 型
④ JNET 3 型

问题 3 内镜诊断是什么？

① 增生性息肉，无蒂锯齿状病变（SSL）
② 低异型度腺瘤
③ 高异型度腺瘤，腺癌（Tis~T1a）
④ 腺癌（T1b 以深）
⑤ 其他

问题 4 治疗方案是什么？

① 随访
② 息肉切除术［包括冷圈套器息肉切除术（CSP）］
③ 内镜黏膜切除术（EMR）
④ 内镜黏膜下剥离术（ESD）
⑤ 外科切除

答案

问题 1 ③ Ⅱa + Ⅱc 型

问题 2 ③ JNET 2B 型

问题 3 ③ ④可能是黏膜内癌至黏膜下层高度浸润癌

问题 4 ④ ESD：根据患者要求及诊断性治疗（根据病理诊断结果应行⑤外科切除）

白光观察、色素（靛胭脂）观察读片

- 位于下部直肠（Rb）长径约 15 mm 的发红病灶。病灶整体轻度隆起，喷洒靛胭脂后中央的凹陷部分变得更为清晰［Ⅱa + Ⅱc 型，侧向发育型肿瘤非颗粒型假凹陷型（LST-NG-PD）］。此外，中央部呈缓缓的隆起、有饱胀感，吸气后仍能保持形态，推测该病灶较硬。综上所述，此为上皮性肿瘤，有黏膜下层高度浸润癌的可能性。

NBI 放大观察读片

- 血管形态（vessel pattern）可见粗细不同和分布不均一，但未见血管稀少的区域和粗血管中断等表现。
- 表面结构形态（surface pattern）不规则，部分不清晰，但无结构的区域不明显。综上诊断为 JNET 2B 型。

方针

- 考虑到有黏膜下层高度浸润癌的可能性，追加结晶紫染色的腺管开口形态（pit pattern）诊断及超声内镜检查。

超声内镜观察读片

- 第 3 层虽然有一部分凹凸，但大致上保持完好，没有断裂。没有得到可信度高的可以断言是黏膜下层高度浸润癌的图像（图 2-39-2）。

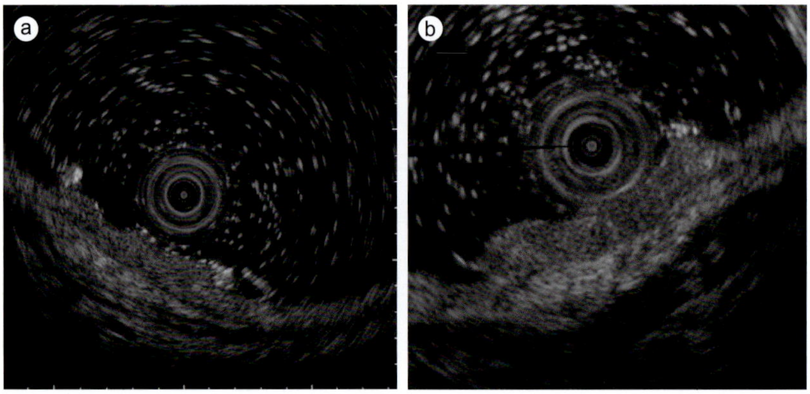

图 2-39-2 超声内镜图像

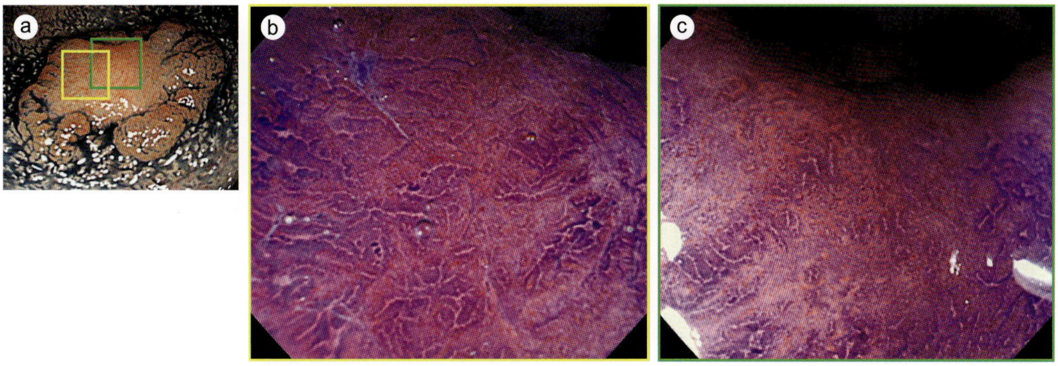

图 2-39-3 结晶紫染色图像

腺管开口形态（pit pattern）观察（结晶紫染色放大观察）读片

- 不规则腺管开口（pit）（排列不规则、大小不一、左右不对称等），且内腔狭窄，边缘不规则，轮廓不清晰，间质区（stromal area）的染色性低下，可诊断为 V_I 高度不规则（尽管面积狭窄也可见无结构区域）。

综合内镜诊断 疑似黏膜下层高度浸润癌

治疗

- 虽然怀疑病灶是黏膜下层高度浸润癌，但不能断言完全没有黏膜下层轻度浸润癌的可能性。此外，由于病灶存在于 Rb 附近，外科手术时可能需要行肠造口术。对患者进行了充分的说明，患者选择可作为诊断性治疗的内镜治疗。因为需要对包括黏膜下层在内一次性完整切除的组织进行病理评估，所以选择 ESD。
- ESD 术中可见轻度纤维化。
- 操作时间 63 分钟。

病理诊断

tub1>pap>tub2，pT1b（1050 μm），ly1（D2-40），v0（VB），BD1，pHM0，pVM0。

- 与隆起部一致可见高分化型管状腺癌。苏木精 - 伊红（HE）染色乍看黏膜下层浸润不明显，但可以看到结缔组织增生反应（desmoplastic reaction），此外，黏膜肌层错综复杂，有断裂的迹象（结蛋白染色后更为明显）。
- 由此可诊断为无法确定黏膜肌层的黏膜下层高度浸润癌，从肿瘤表面测量浸润距离是妥当的（根据大肠癌处理规则第 9 版、大肠癌治疗指南）。D2-40 染色可见淋巴管浸润（**图 2-39-4d** 红箭头）。

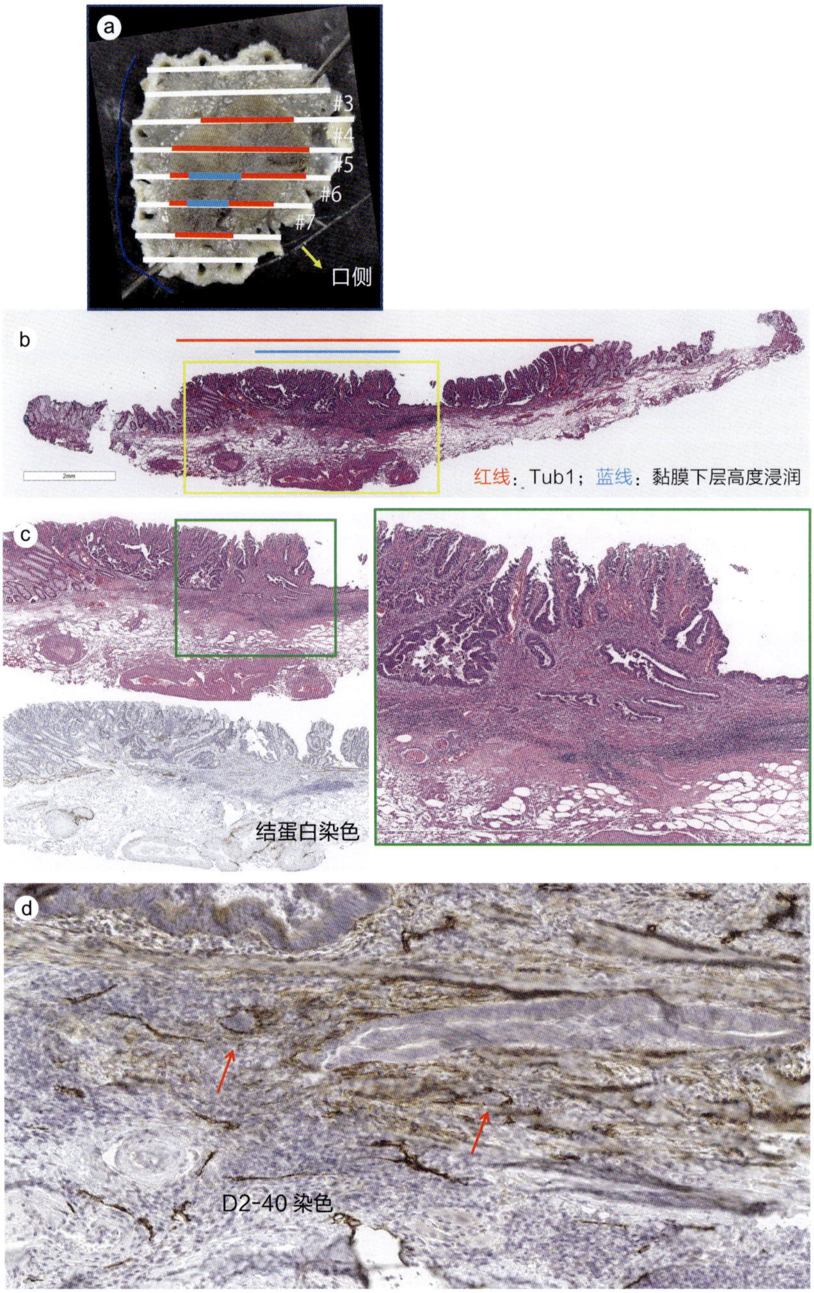

图 2-39-4 病理组织学图像

a. 病理复原图。b. #5 切片的放大镜图像。c. 黄框部的中倍放大图像及同部位的结蛋白染色图像，以及绿框部的高倍放大图像（黏膜下层高度浸润部）。d. D2-40 染色图像。

本例病程

- 由于有淋巴结转移风险，建议追加外科手术，但患者拒绝。因胃癌行全胃切除术，此后随访中。ESD 后约 3 年 6 个月未见转移和复发。

本例要点

- 首要之务是不要漏诊直肠下端附近的病灶。除了顺镜仔细观察外，如果可能，最好也进行倒镜观察。发现肿瘤时，首先改变空气量进行白光观察。如果同时喷洒靛胭脂，病灶的凹凸和黏膜结构就容易观察。接着进行 NBI 观察（如果可能放大观察）。对于可能是黏膜下层癌的病灶，还应进行结晶紫染色观察和超声内镜观察，综合进行浸润深度诊断。
- 像本例这样肿瘤直径小于 20 mm 而被怀疑是黏膜下层高度浸润癌的病灶，难以选择治疗方案的病例不少。需要考虑病灶部位和患者全身状态等，与患者及外科充分商量后决定治疗方案。
- 在病理诊断中，怀疑黏膜下层浸润和淋巴管浸润时，要追加结蛋白染色或 D2-40 染色等免疫组化染色。

〈致谢〉

关于病理诊断，笔者请教了日本京都府立医科大学研究生院人体病理学岸本光夫老师，借此机会深表谢意。

（赤松拓司）

内镜技师笔记

45. 对下部直肠病灶进行 ESD 时的注意事项

在对下部直肠（Rb）病灶进行 ESD 时，有大肠其他部位所没有的特殊注意事项：

① 因为肛门有感觉神经，所以切除时患者会有强烈的疼痛。

② 被称为肛门齿状线的直肠和肛门上皮分界线处有痔静脉丛，血管很多。

③ 直肠下部与结肠等不同，剥离黏膜下层时可见较粗的动脉。

本院对 ①，局部注射液使用透明质酸钠：0.5% 利多卡因注射液 =1：1 的混合溶液来缓解疼痛。对于 ② ③ 在选择器械时，使用剪刀型刀 ClutchCutter，更容易止血。

（石田龙太）

病例 40

- 60 多岁，男性。
- 大肠癌筛查发现异常，行内镜检查发现直肠肿瘤性病灶。
- 位于下部直肠（Rb）长径 20 mm 的病灶（图 2-40-1）。

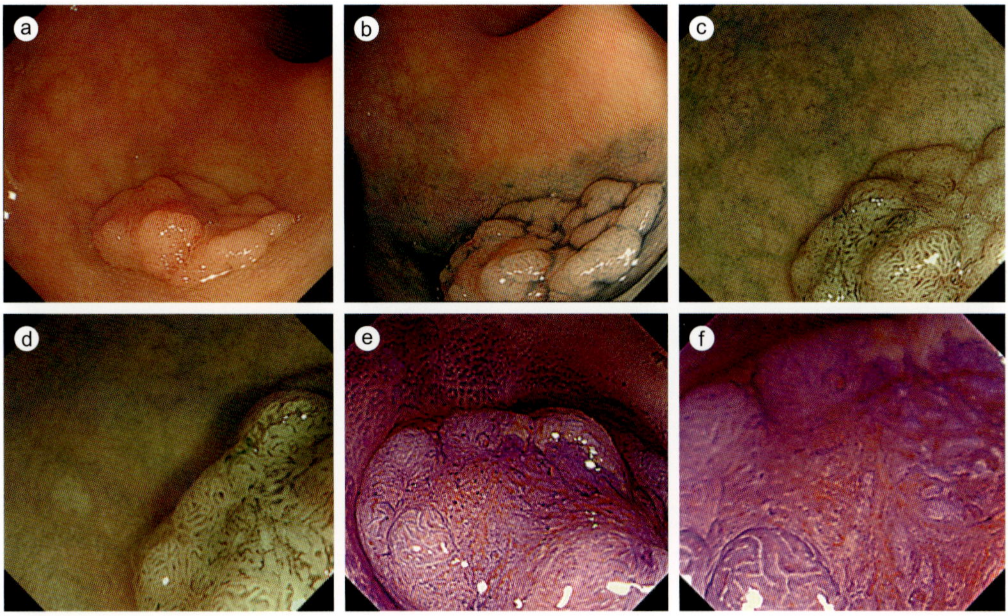

图 2-40-1 内镜检查图像

a. 白光。b. 喷洒靛胭脂。c、d. 窄带成像技术（NBI）。e、f. 结晶紫染色。

问题 1 肉眼形态分类是什么？

① Ⅱa 型

② Ⅱc 型

③ Ⅱa + Ⅱc 型

④ Ⅰs 型

问题 2 内镜诊断是什么？

① 增生性息肉，无蒂锯齿状病变（SSL）

② 低异型度腺瘤

③ 高异型度腺瘤，腺癌（Tis~T1a）

④ 腺癌（T1b 以深）

⑤ 其他

问题 3 治疗方案是什么？

① 随访

② 息肉切除术［包括冷圈套器息肉切除术（CSP）］

③ 内镜黏膜切除术（EMR）

④ 内镜黏膜下剥离术（ESD）

⑤ 外科切除

答案

问题 1 ③ Ⅱa + Ⅱc 型

问题 2 ④ 黏膜下层高度浸润癌

问题 3 ④ ESD 诊断性治疗（根据病理诊断结果应行 ⑤ 外科切除）

白光观察读片

- 肿瘤长径 20 mm，周围伴有白斑。病灶表面整体呈颗粒状变化。虽然色彩相同，但从肛侧颗粒到稍微靠里部位的黏膜明显发红。中央疑似有凹陷，喷洒靛胭脂后颗粒状变化被增强。

NBI 放大观察读片

- 中央发红凹陷部分的表面结构形态（surface pattern）不清晰，血管形态（vessel pattern）可见粗血管中断，诊断为 JNET 3 型。

染色放大观察读片

- 中央凹陷部分的腺管开口形态（pit pattern）与周边部分相比不清晰且不规则，诊断为 V_I 高度不规则。

综合内镜诊断 黏膜下层高度浸润癌

治疗

- 由于病灶是表面型肿瘤，凹陷面超过 3 mm 有区域性，故诊断中央发红凹陷部分为黏膜下层高度浸润。然而，由于病灶离肛门边缘很近，在充分知情同意的基础上，选择了 ESD 作为诊断性治疗，完成了一次性完整切除。

病理诊断

tub1>tub2，pT1b（2450 μm）伴腺瘤成分，int，INFb，ly0，v1，BD2，pHM0，pVM0。

- 切除标本复原图如**图 2-40-2b** 所示。左边为肛侧，右边为口侧。大部分是由低至高异型度管状腺瘤构成的病灶，用淡红色标记。与凹陷部一致可见浸润癌，用蓝色标记。
- 展示标本 #4 切片的放大镜图像（**图 2-40-2a**）。在深部，中分化型腺癌浸润到黏膜下层。由于肿瘤浸润，黏膜肌层断裂，变得不鲜明。在浸润部可见肿瘤出芽。放大镜图像中红框处为静脉浸润部位，**图 2-40-2c、d** 显示的是其高倍放大图像（HE 染色和 EVG 染色）。

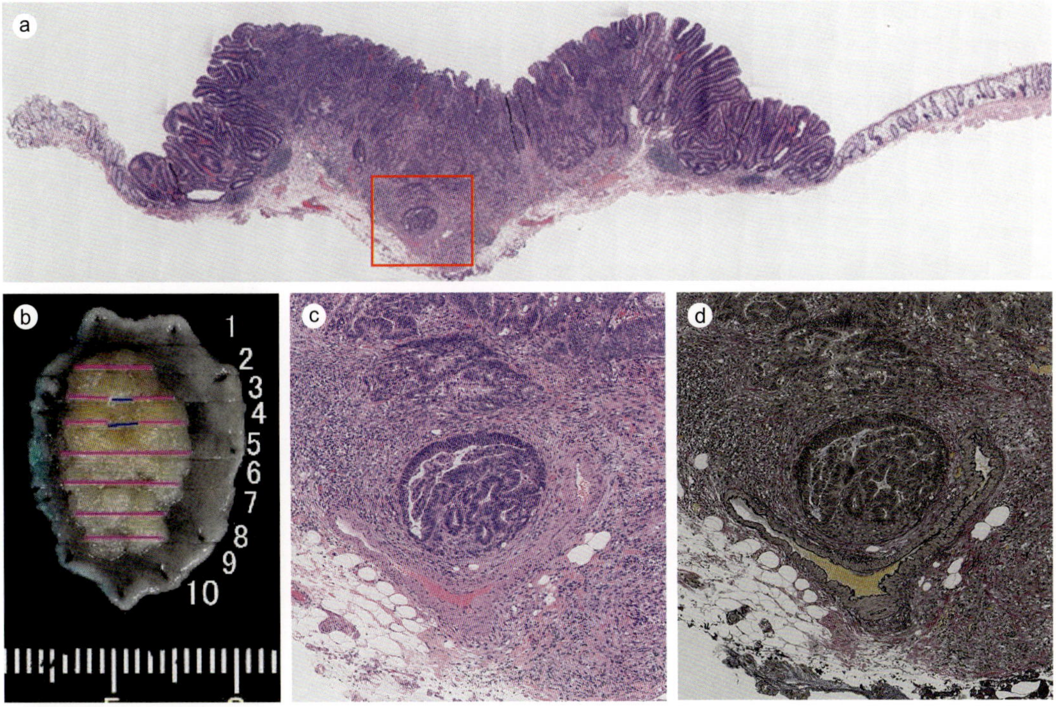

图 2-40-2 病理组织学图像

a. 放大镜图像。b. 病理复原图。c. 高倍放大图像（HE 染色）。d. 高倍放大图像（EVG 染色）。

本例病程

- 病理诊断为黏膜下层高度浸润癌，静脉浸润阳性，肿瘤出芽 2 级，故在本院外科实施了腹腔镜下低位前切除术。外科切除标本中未见残留病灶及淋巴结转移。

本例要点

- 本例术前内镜诊断强烈提示为黏膜下层高度浸润癌，但考虑到外科手术侵袭性，先行采用内镜治疗。对于这样的病例，通过术前充分说明追加外科手术的可能性，即使需要外科手术也能顺利地接受手术。

（马场重树，安藤朗）

内镜技师笔记

46. T1b 癌治疗后应如何随访

一般来说，T1b 癌治疗后的随访与外科切除后的随访相似。这只是一个大致的方法，本院对 T1b 癌内镜治疗后的随访，是每半年一次血液检查，每年一次 CT 检查和肠镜检查。这样做 5~10 年后，如果没有复发，则完全治愈。T1b 癌内镜治疗后，5 年以后也有复发的情况，因此需要长期随访。

（石田龙太）

病例 41

- 40 多岁，男性。
- 因粪便隐血阳性原因待查行下消化道内镜检查，发现直肠病灶。
- 位于下部直肠（Rb）长径 15 mm 的病灶（图 2-41-1）。

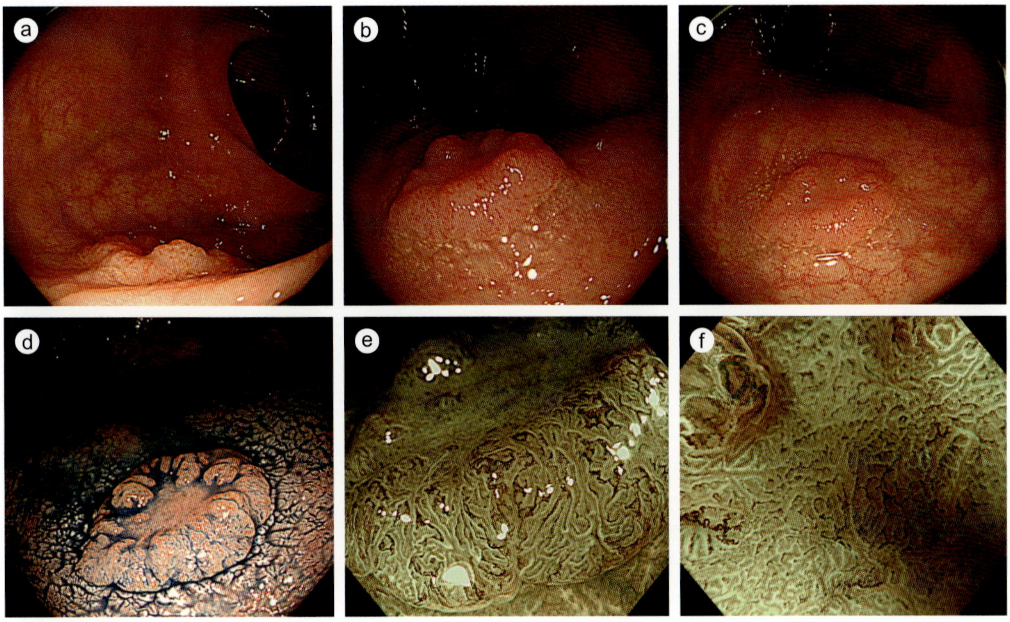

图 2-41-1 内镜检查图像

a~c. 白光。d. 喷洒靛胭脂。e、f. 窄带成像技术 (NBI)。

问题 1 肉眼形态分类是什么？

① Ⅱa 型

② Ⅱc 型

③ Ⅱa + Ⅱc 型

④ Ⅰs + Ⅱc 型

问题 2 内镜诊断是什么？

① 增生性息肉，无蒂锯齿状病变（SSL）

② 低异型度腺瘤

③ 高异型度腺瘤，腺癌（Tis~T1a）

④ 腺癌（T1b 以深）

⑤ 其他

问题 3 治疗方案是什么？

① 随访

② 息肉切除术［包括冷圈套器息肉切除术（CSP）］

③ 内镜黏膜切除术（EMR）

④ 内镜黏膜下剥离术（ESD）

⑤ 外科切除

答 案

问题 1 ③ Ⅱa + Ⅱc 型

问题 2 ③ T1a

问题 3 ③ EMR 或④ ESD

白光观察、色素观察读片

- 在距齿状线 2 cm 左右的下部直肠（Rb）上，可见长径 15 mm 伴有中央凹陷的扁平隆起型病灶。顺镜和稍稍吸气之后倒镜观察可见凹陷更明显，病灶有厚度感。但病灶的皱襞集中不明显，充气后病灶伸展，凹陷变浅，未见平台状隆起。
- 喷洒色素后，非肿瘤黏膜和隆起部分的边界很清晰，但凹陷的边界一部分不清晰。

NBI 放大观察读片

- 隆起部分呈不规则的树枝状表面结构形态（surface pattern）和粗细不同的血管形态（vessel pattern）。
- 凹陷处可见表面结构形态（surface pattern）更加不规则，但没有消失，血管形态（vessel pattern）虽然分布不均一、不规则，部分不清晰，但未见粗血管中断，诊断为 JNET 2B 型。

色素放大观察读片（图 2-41-2）

- 在隆起部分可见大的不均一、不规则的腺管开口（pit），在凹陷内部可见小的 pit 排列不均一、不规则（V_I 轻度不规则）。
- 在凹陷的中央部位，可见 pit 腔内狭窄和边缘不规则，怀疑是 V_I 高度不规则，但由于区域性不明显，诊断为非浸润模式（non-invasive pattern）（参考本例要点的解说）。

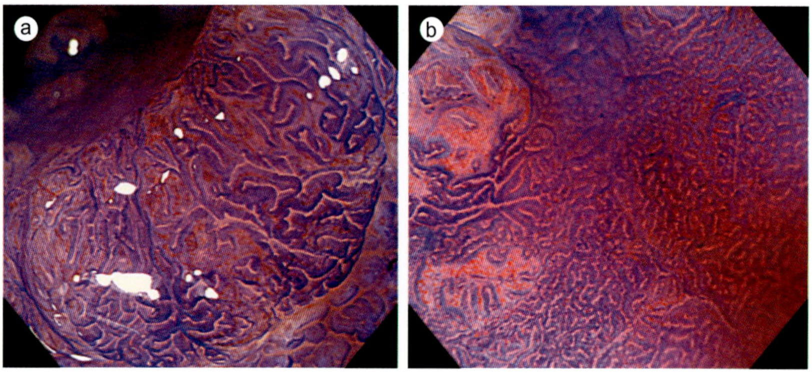

图 2-41-2 结晶紫染色图像

综合内镜诊断 黏膜下层轻度浸润癌

治疗

- 本例白光观察下未能排除 T1b 的可能性，但放大观察诊断为 T1a，故选择内镜治疗。
- 当有黏膜下层浸润引起的纤维化时，有可能局部注射后出现抬举不良的情况，故为了完整切除而选择 ESD。
- 术中黏膜下层未见高度纤维化，一次性完整切除，无并发症（操作时间 60 分钟）（图 2-41-3）。

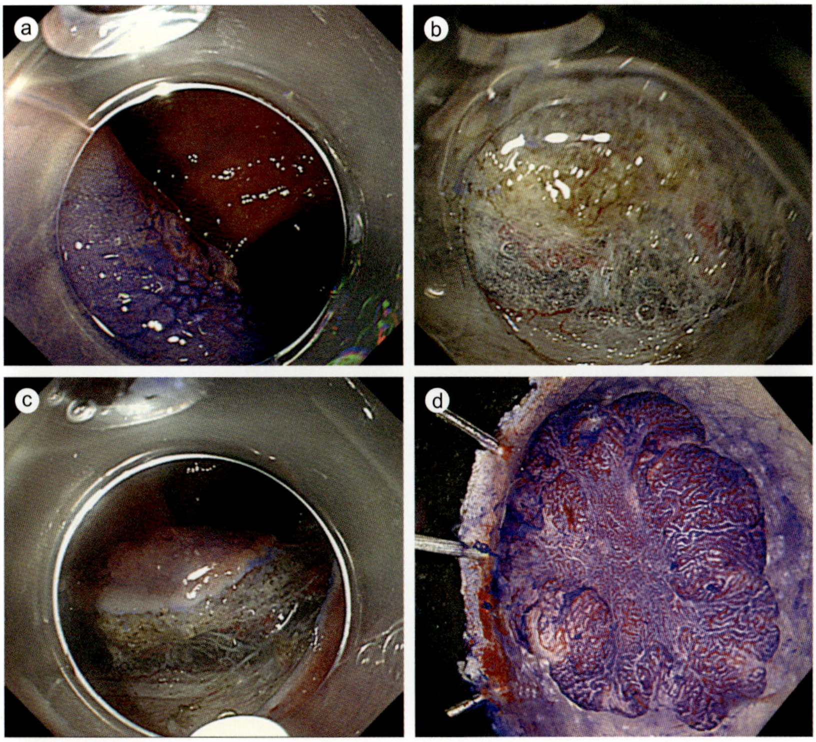

图 2-41-3 内镜治疗图像

a. 局部注射后。b. 中等程度的剥离。c. 黏膜下层剥离。d. 一次性完整切除。

病理诊断（图 2-41-4、图 2-41-5）

tub1，pT1a（96 μm），ly0（D2-40），v0（CD31，EVG），BD1，pHM0，pVM0。

- 隆起部分可见小范围的腺瘤样成分，但整体判断为高分化型管状腺癌。凹陷部分可见高异型度的高分化型腺癌密集增生。
- 结蛋白染色可见凹陷部分的极个别部位黏膜肌层不连续，判断该部位有向黏膜下层的微浸润（96 μm）（图 2-41-5b、c 用黄圈圈住的部分）。

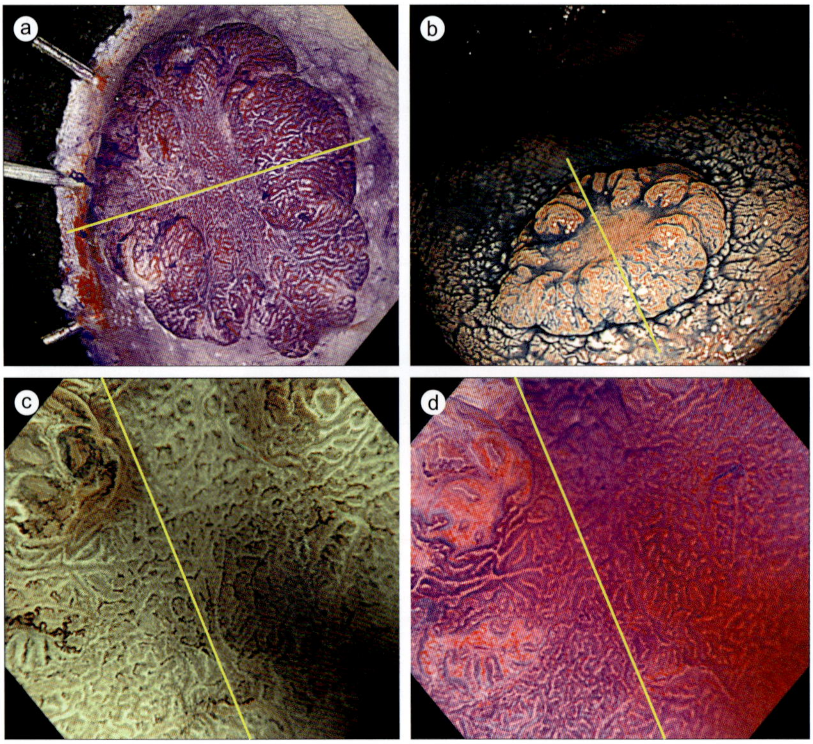

图 2-41-4 切除标本与内镜照片的对比

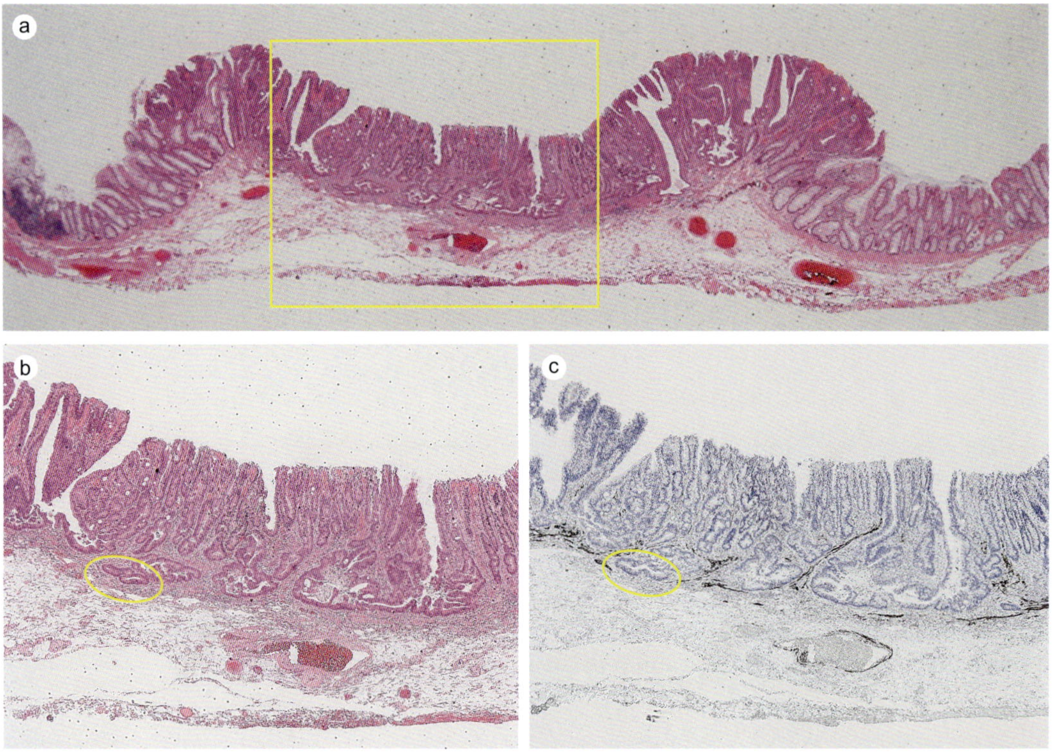

图 2-41-5 病理组织学图像

a. 凹陷部分中央（图 2-41-4 黄线）的放大镜图像。b. 黄框部的低倍放大图像。c. 黄框部的结蛋白染色图像。

本例要点

- 本例为位于肛门附近 Rb 的早期癌病例。肉眼形态为Ⅱa + Ⅱc 型，吸气白光观察下，可见病灶似乎有厚度，浸润深度的诊断比较困难。在放大观察下，诊断为 JNET 2B 型，怀疑有部分 V_I 高度不规则，但 V_I 高度不规则的区域长径在 3 mm 以下，不存在区域性。因此，诊断为藤井等提出的非浸润模式（non-invasive pattern）※，黏膜下层轻度浸润癌的可能性高。直肠癌被认为比结肠癌的恶性程度高，当病灶靠近肛门，外科手术侵袭性高，因此需要根据更加慎重的浸润深度诊断来决定适当的治疗方案。

※ 在 V 型 pit 的基础上增加了区域性的概念，作为黏膜下层高度浸润癌诊断上有用的临床分类，藤井等报告了浸润模式（invasive pattern）。对于 V_I 高度不规则 pit，在隆起型中有长径大于 6 mm 的区域，凹陷型中有长径大于 3 mm 的区域时，诊断为浸润模式（invasive pattern）（**表 2-41-1**）。据报告，浸润模式（invasive pattern）对黏膜下层高度浸润癌的灵敏度、特异度和确诊率分别为 85.6%、99.4% 和 98.8%，是一个有用的指标[1]。特别是在凹陷型中，灵敏度高达 98.6%。

表 2-41-1　V_I 型的区域性

分类	长径
隆起型（Ⅰs，Ⅰsp）	6 mm 以上
凹陷型（Ⅱc，Ⅱa + Ⅱc）	3 mm 以上

参考文献

[1] MATSUDA T, FUJII T, SAITO Y, et al. Efficacy of the invasive/non-invasive pattern by magnifying chromoendoscopy to estimate the depth of invasion of early colorectal neoplasms. Am J Gastroenterol, 2008, 103: 2700–2706.

（福永周生，永见康明）

内镜技师笔记

47. T1a 和 T1b 的区别

T1a 和 T1b 是日本大肠癌研究学会（JSCCR）大肠癌处理规则中规定的形态分类，包含在黏膜下层癌的浸润深度分类中。**表 2-41-2** 总结了 T1a 和 T1b 的区别。

表 2-41-2 T1a 和 T1b 的区别

项目	T1a	T1b
病理诊断	癌止于黏膜下层，浸润距离小于 1000 μm	癌止于黏膜下层，浸润距离 1000 μm 及以上，但未波及固有肌层
JNET 分类	2B 型多见	3 型多见
pit pattern 诊断	V_I 轻度不规则，V_I 高度不规则	V_N 型、V_I 高度不规则

（石田龙太）

病例 42

- 70 多岁，女性。
- 大肠癌术后随访行结肠镜检查，发现乙状结肠病灶。
- 位于乙状结肠长径 20 mm 的病灶（**图 2-42-1**）。

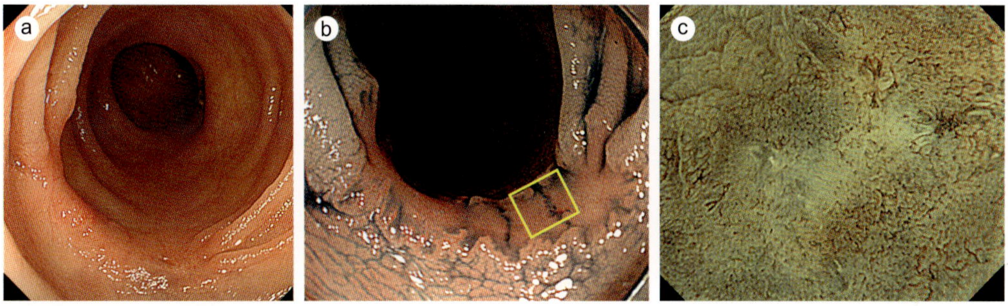

图 2-42-1　内镜检查图像

a. 白光。b. 喷洒靛胭脂。c. 窄带成像技术（NBI）。

问题 1　肉眼形态分类是什么？

① Ⅱc 型
② Ⅰs + Ⅱc 型
③ Ⅱa + Ⅱc 型
④ Ⅱc + Ⅱa 型

问题 2　内镜诊断是什么？

① 增生性息肉，无蒂锯齿状病变（SSL）
② 低异型度腺瘤
③ 高异型度腺瘤，腺癌（Tis～T1a）
④ 腺癌（T1b 以深）
⑤ 其他

问题 3　治疗方案是什么？

① 随访
② 息肉切除术［包括冷圈套器息肉切除术（CSP）］
③ 内镜黏膜切除术（EMR）
④ 内镜黏膜下剥离术（ESD）
⑤ 外科切除

答案

问题 1 ① Ⅱc 型

问题 2 ③ Tis 或 T1a

问题 3 ④ ESD

白光观察读片

- 乙状结肠可见占 1/4 周长的轻度发红凹陷型病灶。从短轴方向上可以看到皱襞集中，但在伸展像上没有看到弧线硬化或平台状隆起。
- 喷洒靛胭脂可见凹陷边界清晰，边缘无隆起，凹陷表面未见明显凹凸不平。

NBI 放大观察读片

- 血管形态（vessel pattern）可见粗细不同，分布不均一。一部分可见无血管的部位，但缺乏区域性。
- 表面结构形态（surface pattern）模糊不清，根据上述两者观察结果，诊断为低可信度的 JNET 2B 型。

腺管开口形态（pit pattern）观察读片

- 腺管开口（pit）大小不同，排列紊乱，但未见 V_I 高度不规则，故诊断为 V_I 轻度不规则（图 2-42-2）。

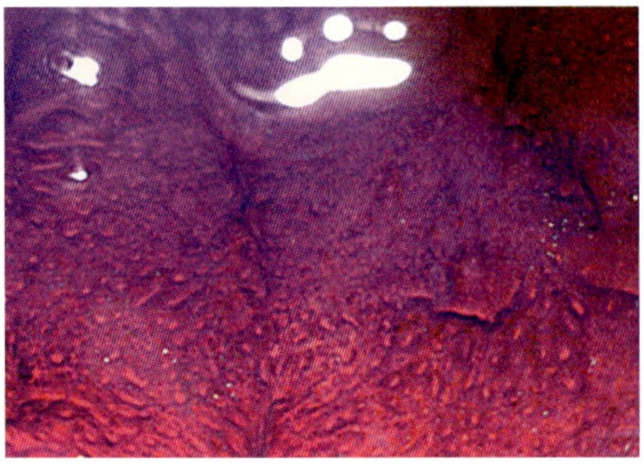

图 2-42-2 结晶紫染色图像

综合内镜诊断 黏膜内癌或黏膜下层轻度浸润癌

- 病灶为 1/4 周长的轻度发红凹陷型病灶。来自周围的皱襞仅集中在短轴方向，未见明显的伸展不良表现，缺乏怀疑黏膜下层高度浸润的表现。在 JNET 分类中该病灶被诊断为 2B 型，尽管可信度较低。pit pattern 呈 V_I 轻度不规则，故疑似黏膜下层轻度浸润癌。综合内镜诊断为 0 - Ⅱc 型高异型度黏膜内癌或黏膜下层轻度浸润癌。

治疗

- ESD 操作时间 48 分钟，无高度纤维化（图 2-42-3）。

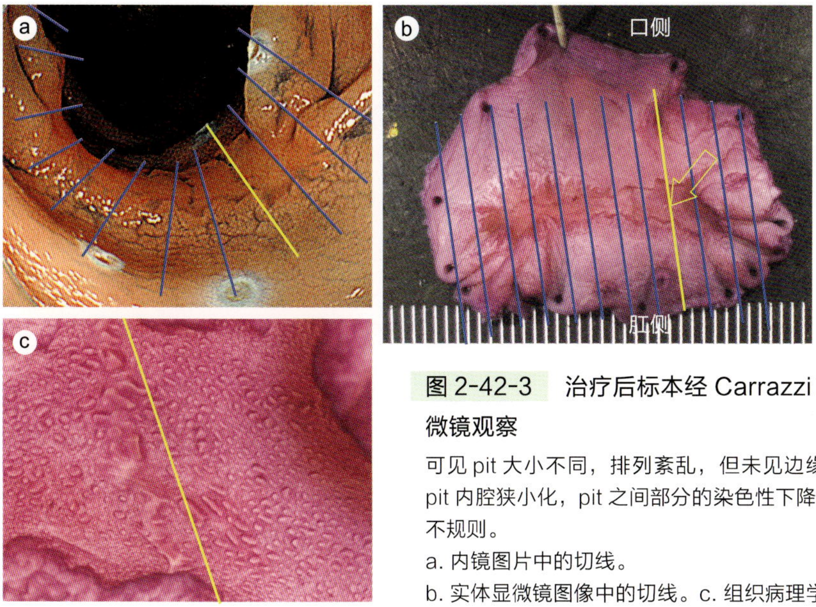

图 2-42-3 治疗后标本经 Carrazzi 苏木精染色后的实体显微镜观察

可见 pit 大小不同，排列紊乱，但未见边缘不规则，轮廓模糊不清，pit 内腔狭小化，pit 之间部分的染色性下降、消失等，诊断为 V_I 轻度不规则。

a. 内镜图片中的切线。

b. 实体显微镜图像中的切线。c. 组织病理学图像中的切线。

病理诊断

tub1，pTis，ly0，v0，pHM0，pVM0。

- 可见高分化型管状腺癌。部分区域因炎症出现黏膜肌层不清晰，但未见明显越过黏膜肌层的浸润像，诊断为黏膜内癌，未见脉管和神经周围浸润，切端均为阴性（**图 2-42-4**）。

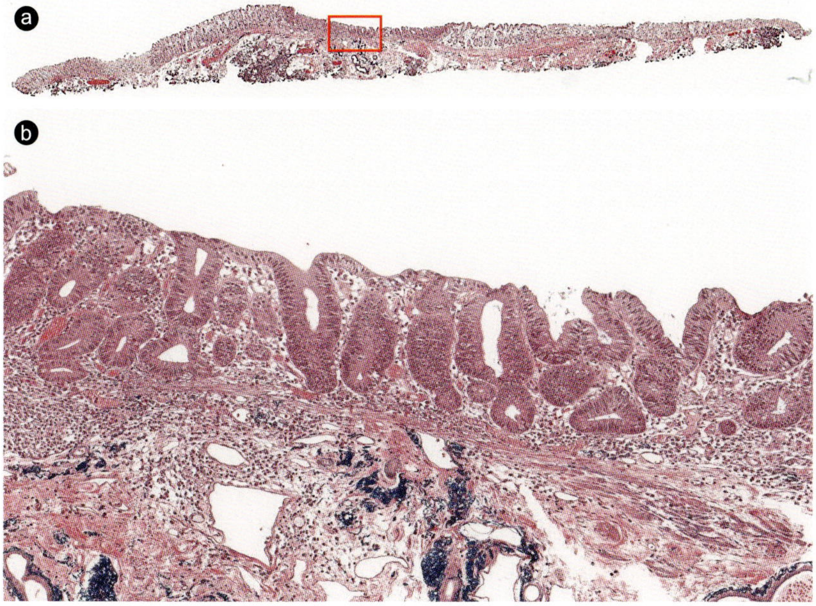

图 2-42-4 病理组织学图像

a. 放大镜图像。b. 低倍放大图像。

本例要点

- 诊断 JNET 2B 型的有效表现为，血管形态（vessel pattern）呈粗细不同和分布不均一，表面结构形态（surface pattern）呈不规则或不清晰。
- JNET 2B 型包含各种病理表现，因此应追加结晶紫染色放大观察，鉴别是黏膜下层轻度浸润癌还是黏膜下层高度浸润癌。

请参照第 230 页内镜技师笔记“39. ESD 中黏膜切开应该距离病灶多远”。

（水本吉则，泷本见吾）

病例 43

- 40 多岁，男性。
- 因粪便隐血阳性原因待查行下消化道内镜检查，发现下部直肠（Rb）病灶。
- 位于下部直肠（Rb）长径 12 mm 的病灶（**图 2-43-1**）。

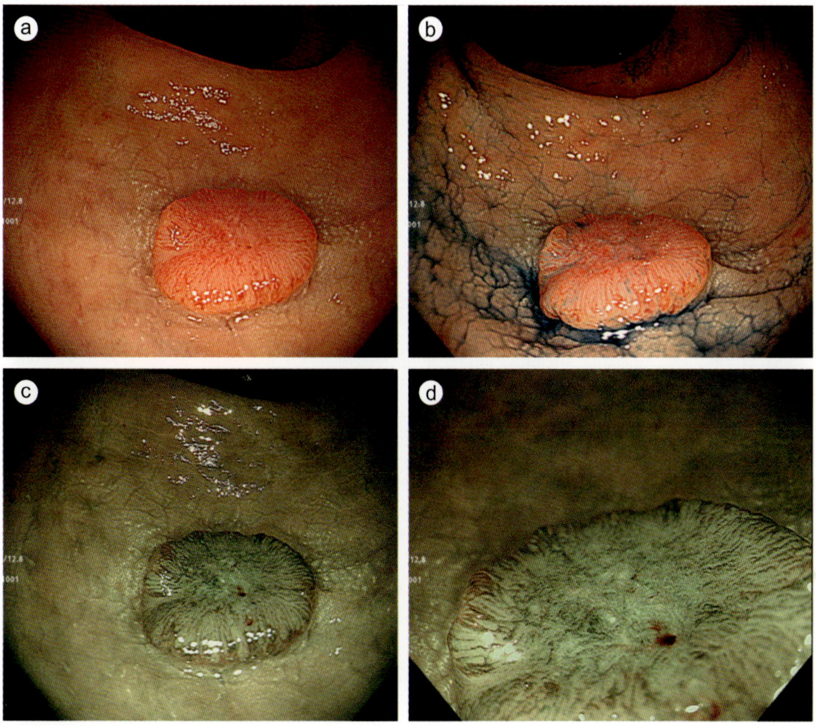

图 2-43-1　内镜检查图像

a. 白光。b. 喷洒靛胭脂。c、d. 窄带成像技术（NBI）。

问题 1　肉眼形态分类是什么？

① Ⅱa 型
② Ⅱc 型
③ Ⅱa + Ⅱc 型
④ Ⅰs 型

问题 2　内镜诊断是什么？

① 增生性息肉，无蒂锯齿状病变（SSL）
② 低异型度腺瘤
③ 高异型度腺瘤，腺癌（Tis~T1a）
④ 腺癌（T1b 以深）
⑤ 其他

问题 3　治疗方案是什么？

① 随访
② 息肉切除术［包括冷圈套器息肉切除术（CSP）］
③ 内镜黏膜切除术（EMR）
④ 内镜黏膜下剥离术（ESD）
⑤ 外科切除

答 案

问题 1 ③ Ⅱa＋Ⅱc 型

问题 2 ④ 黏膜下层高度浸润癌

问题 3 ④ ESD：根据患者要求（根据病理诊断结果应行 ⑤ 外科切除）

白光观察读片

- 下部直肠（Rb）（距齿状线 3 cm）可见周围伴有白斑的长径 12 mm 的发红隆起型病灶，内部可见明显凹陷。
- 喷洒靛胭脂后内部的凹陷面变得清晰。病灶边缘可见非肿瘤性黏膜，显示为非息肉样生长（non-polypoid growth，NPG）型的发育形式。大肠癌分为黏膜内呈隆起型增生的息肉样生长（polypoid growth，PG）型和不呈隆起型增生的 NPG 型，NPG 型与 PG 型相比恶性度更高。
- 在充分充气的状态下观察，可见病灶伴有周围正常黏膜的牵拉。

NBI 放大观察读片

- 与中央凹陷面一致，血管形态（vessel pattern）可见少血管区域，表面结构形态（surface pattern）无结构，符合 JNET 3 型的表现。

腺管开口形态（pit pattern）观察读片

- 结晶紫染色后放大观察可见，与凹陷面一致，呈边缘不规则、内腔狭小、轮廓模糊不清等 V_I 高度不规则的特征。

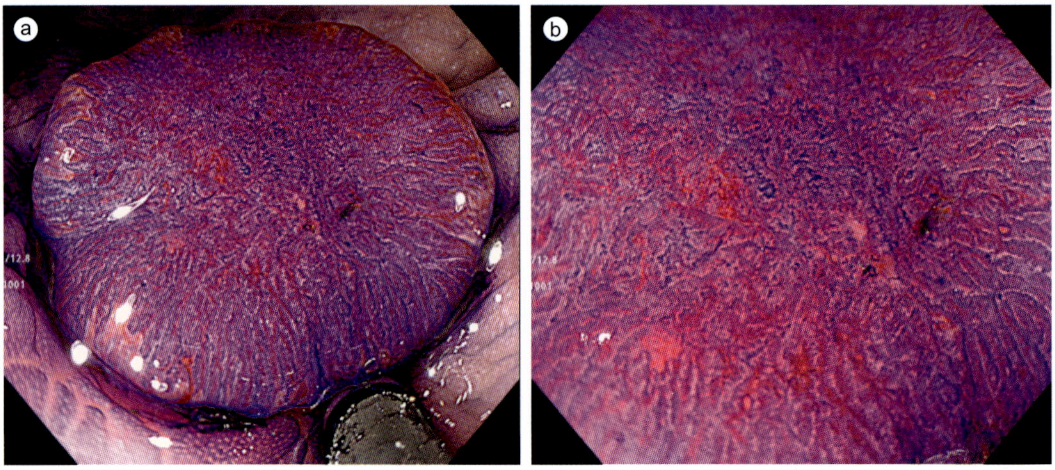

图 2-43-2 结晶紫染色图像

综合内镜诊断 黏膜下层高度浸润癌

治疗

- 鉴于本例需要进行包含肛门括约肌切除术在内的外科切除，向患者说明了情况，但患者拒绝手术。在说明了风险的基础上，以诊断性治疗为目的选择内镜切除。
- 病灶虽然不大，但透明质酸钠局部注射后明显抬举不良。尽管剥离黏膜下层时可见病灶下广泛的高度纤维化，但仍通过 ESD 一次性完整切除了病灶（操作时间约 30 分钟）。

病理诊断

tub2，pT1b（3000 μm），ly0，v0，BD3，pHM0，pVM0。

- 凹陷部因黏膜肌层断裂，中分化型管状腺癌向黏膜下层浸润。肿瘤距离剥离面 200 μm，肿瘤出芽很明显，为 3 级（budding grade 3，BD3）（图 2-43-3）。

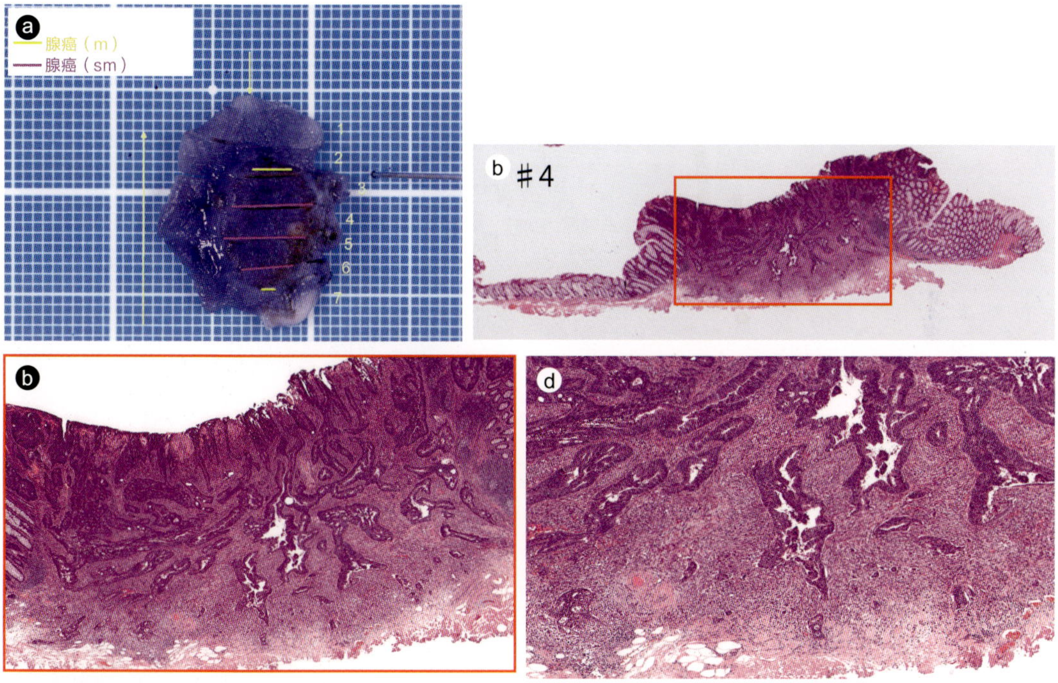

图 2-43-3 病理组织学图像

a. 病理复原图。b. 放大镜图像（#4 切片）。c. 低倍放大图像。d. 高倍放大图像。

进一步治疗计划

- 本例虽通过 ESD 一次性完整切除，但黏膜下层浸润距离为 3 mm，还可见 BD3，淋巴结转移风险较高，计划实施化学放射疗法作为追加治疗。

（内海贵裕，堀松高博）

内镜技师笔记

48. 避免肠造口术的方法

对肛门附近下部直肠（Rb）的黏膜下层癌进行外科治疗时，多数病例会行肠造口术。肠造口术会大大改变患者的生活状态。对于这样的黏膜下层癌，通过 ESD 后进行化学放射疗法来避免肠造口术的可能性正在被探讨。通过同时使用抗癌药物卡培他滨和 45 Gy 放射线进行 5 周左右的治疗，可能可以抑制转移风险，目前日本对此正在进行多中心共同临床研究（JCOG1612），本院也参加了该研究。

（樱木海渡）

病例 44

- 80 多岁，男性。
- 因粪便隐血阳性原因待查行大肠内镜检查，发现直肠平坦隆起型病灶。
- 位于下部直肠（Rb）长径 20 mm 的病灶（**图 2-44-1**）。

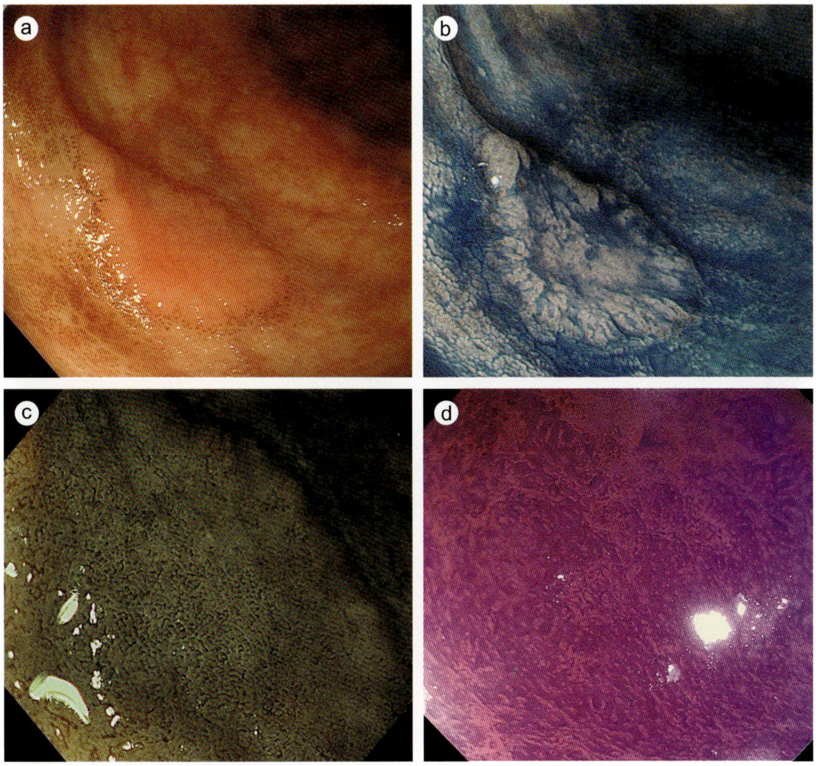

图 2-44-1　内镜检查图像

a. 白光。b. 喷洒靛胭脂。c. 窄带成像技术（NBI）。d. 结晶紫染色。

问题 1　肉眼形态分类是什么？

① Ⅰs 型
② Ⅱa 型
③ Ⅱc 型
④ Ⅱa + Ⅱc 型

问题 2　内镜诊断是什么？

① 增生性息肉，无蒂锯齿状病变（SSL）
② 低异型度腺瘤
③ 高异型度腺瘤，腺癌（Tis~T1a）
④ 腺癌（T1b 以深）
⑤ 其他

问题 3　治疗方案是什么？

① 随访
② 息肉切除术［包括冷圈套器息肉切除术（CSP）］
③ 内镜黏膜切除术（EMR）
④ 内镜黏膜下剥离术（ESD）
⑤ 外科切除

答案

问题 1 ④ Ⅱa + Ⅱc 型

问题 2 ③ Tis 或 T1a

问题 3 ④ ESD

白光观察读片

- 下部直肠（Rb）可见长径 20 mm 的平坦隆起型病灶，中央伴有浅凹陷。

NBI 放大观察读片

- 表面结构形态（surface pattern）几乎整体轮廓清晰且规则。可见 $Ⅲ_L$ 型腺管开口（pit）样结构，诊断为 JNET 2A 型。不过，部分区域轮廓稍显模糊，也有可能因黏液附着，难以判断。

腺管开口形态（pit pattern）观察读片

- 凹陷面的大部分是 $Ⅲ_S$ 型 pit，仅见少许轻度不规则的 pit。

综合内镜诊断 Tis 或 T1a

治疗

- 虽然不能排除黏膜下层浸润的可能性，但因病灶是下部直肠病灶，故选择 ESD 作为诊断性治疗。

病理诊断（图 2-44-2）

tub1>tub2，pT1a（300 μm），ly0，v0，BD1，HM0，VM0。

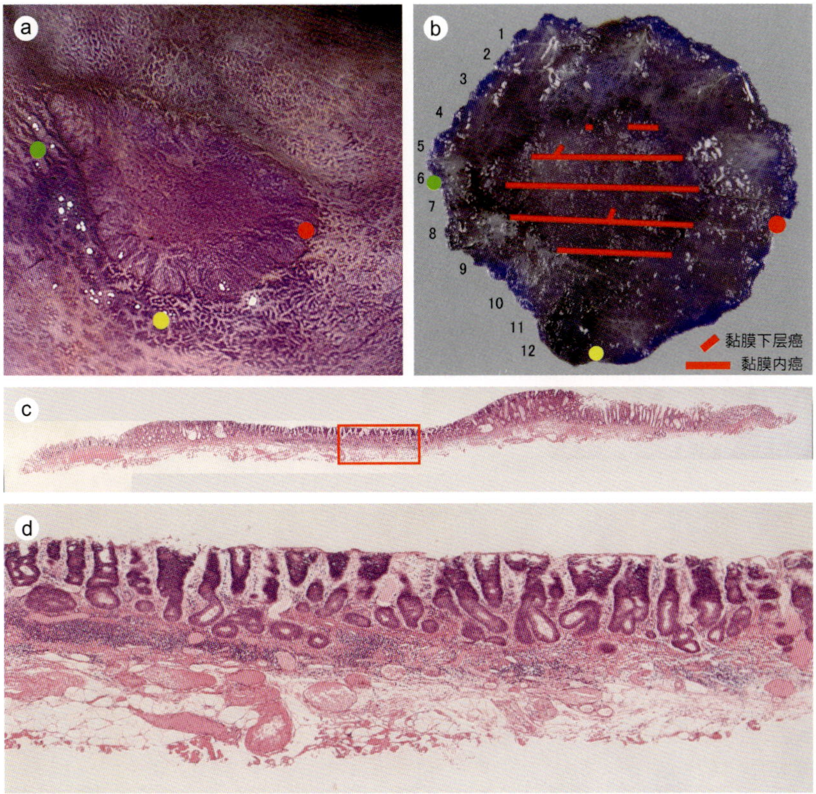

图 2-44-2 病理组织学图像

a. 与内镜图像对比。b. 病理复原图。c. 放大镜图像。d. 低倍放大图像。

本例要点

- 像本例这样的 0-Ⅱa + Ⅱc 型［侧向发育型肿瘤非颗粒型假凹陷型（LST-NG-PD）］病灶，通过 NBI 或 BLI 有时会在凹陷内看到表面结构不清晰的部分，与黏膜下层高度浸润癌的鉴别比较困难。
- 在本例中，即使同时使用结晶紫染色，也很难看到不规则表现。LST-NG-PD 中有结构异型不强，不呈不规则表现的病例，需要注意。

（吉田直久）

内镜技师笔记

49. 如何选择合适的内镜

内镜的选择对内镜插入操作非常重要。本院常规检查中因考虑到进镜时可能会形成某种程度的袢，故选用富士胶片公司带有硬度调整功能的细径内镜，即 1690 mm 的 EC-L600ZP7 或 EC-760ZP-V/M。对于有检查史的患者，会收集既往检查时内镜插入时间、疼痛程度、使用的内镜型号等数据。对于前次内镜插入时间过长，疼痛强烈的病例，要设法追加镇静，与术者商量后选择使用头端直径 9.2 mm 的超细径内镜 EC-L600XP7/L 或 1990 mm 的长细径内镜 EC-L600ZP7/L。奥林巴斯公司的内镜可根据情况选择使用 PCF-H290ZI 或 CF-HQ290I。

（樱木海渡）

病例 45

- 50 多岁，男性。
- 因粪便隐血阳性原因待查行下消化道内镜检查，发现直肠平坦隆起型病灶，转诊到本院。
- 位于直肠乙状部（Rs）的长径 15 mm 的病灶（图 2-45-1）。

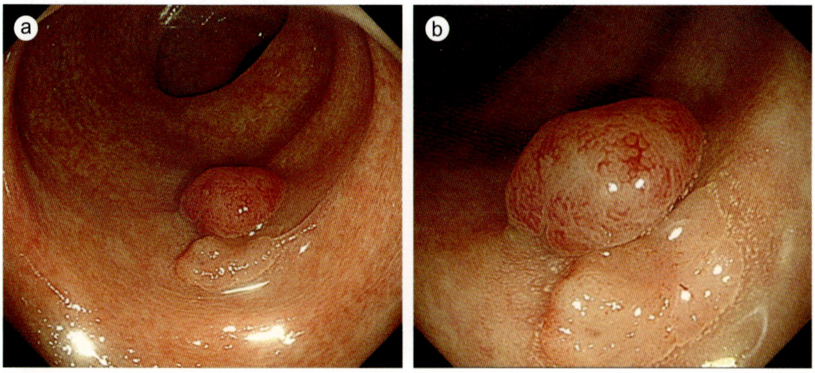

图 2-45-1 内镜检查图像

a、b. 白光。

问题 1 肉眼形态分类是什么？

① Ⅰs 型
② Ⅰsp 型
③ Ⅱa 型
④ Ⅱa + Ⅱc 型
⑤ 其他

问题 2 内镜诊断是什么？

① 增生性息肉，无蒂锯齿状病变（SSL）
② 低异型度腺瘤
③ 高异型度腺瘤，腺癌（Tis~T1a）
④ 腺癌（T1b 以深）
⑤ 其他

问题 3 治疗方案是什么？

① 随访
② 息肉切除术［包括冷圈套器息肉切除术（CSP）］
③ 内镜黏膜切除术（EMR）
④ 内镜黏膜下剥离术（ESD）
⑤ 外科切除

答案

问题 1 ⑤ Ⅰs + Ⅱa 型

问题 2 ① + ③ 合并（病理诊断结果为 ① 和 ③ 两种病灶）

问题 3 ④ ESD（根据病理诊断结果仅为黏膜内癌，应行 EMR）

白光观察、色素内镜观察读片

- 直肠乙状部（Rs）可见长径 15 mm 伴有轻度凹陷及口侧伴有结节的平坦隆起型病灶。
- 结节未见饱胀感和表面变形。
- 平坦部分未见明显的深凹陷或粗糙黏膜。

NBI 放大观察读片（图 2-45-2）

- 表面结构形态（surface pattern）呈 $Ⅲ_L$ 型腺管开口（pit）样表现，血管形态（vessel pattern）未见粗细不同、分布不均一。
- 结节因黏液无法观察。平坦部分的凹陷处不规则。

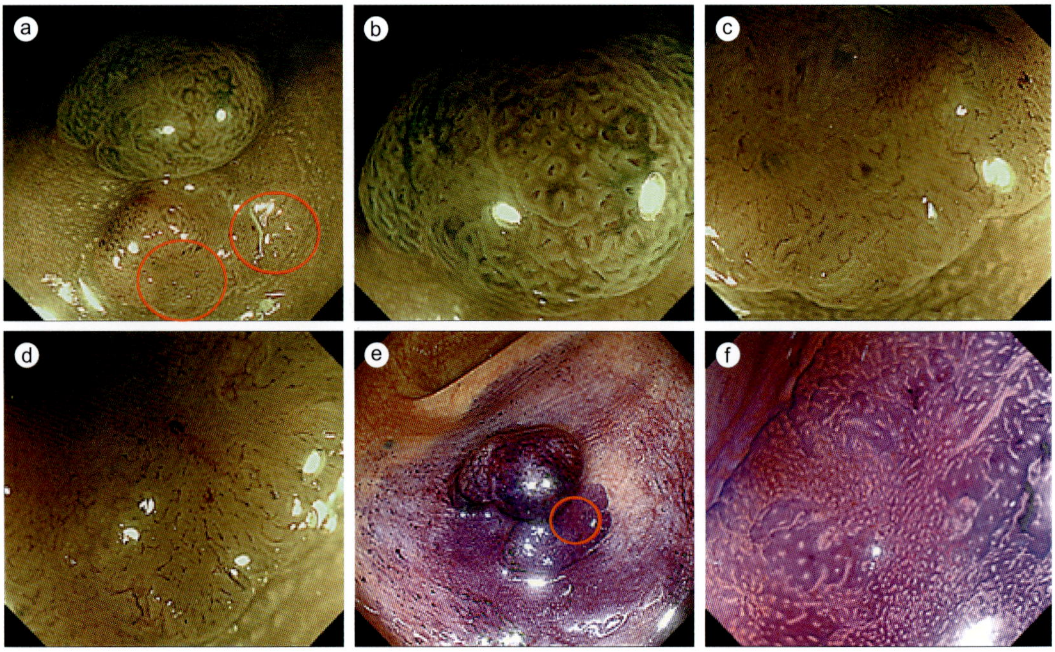

图 2-45-2 内镜检查图像

a. NBI 远景像。b. NBI 放大像（结节）。c. NBI 放大像（平坦部左侧）。d. NBI 放大像（平坦部右侧）。e、f. 结晶紫染色。

BLI 观察读片

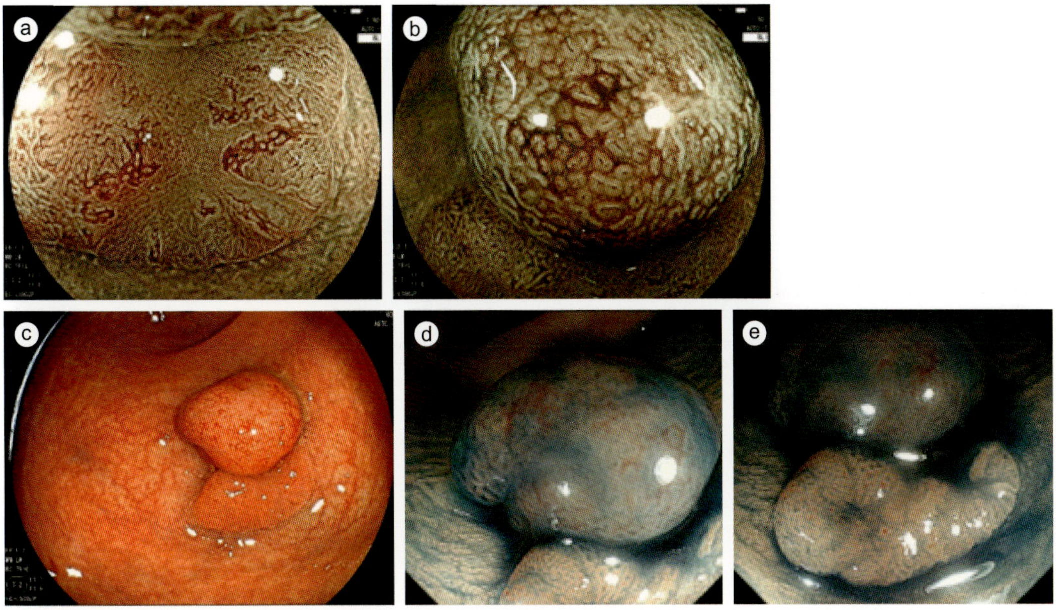

图 2-45-3 内镜检查图像（不同日期拍摄的同一病灶）

a、b. 蓝激光成像技术（BLI）。c~e. 与富士胶片公司内镜图像的对比。

综合内镜诊断 黏膜内癌和增生性息肉

治疗

- 操作时间 57 分钟。用 ESD 一次性完整切除了病灶，未见高度纤维化。

病理诊断（图 2-45-4）

tub1，pTis，ly0，v0，HM0，VM0 和增生性息肉两种病变。

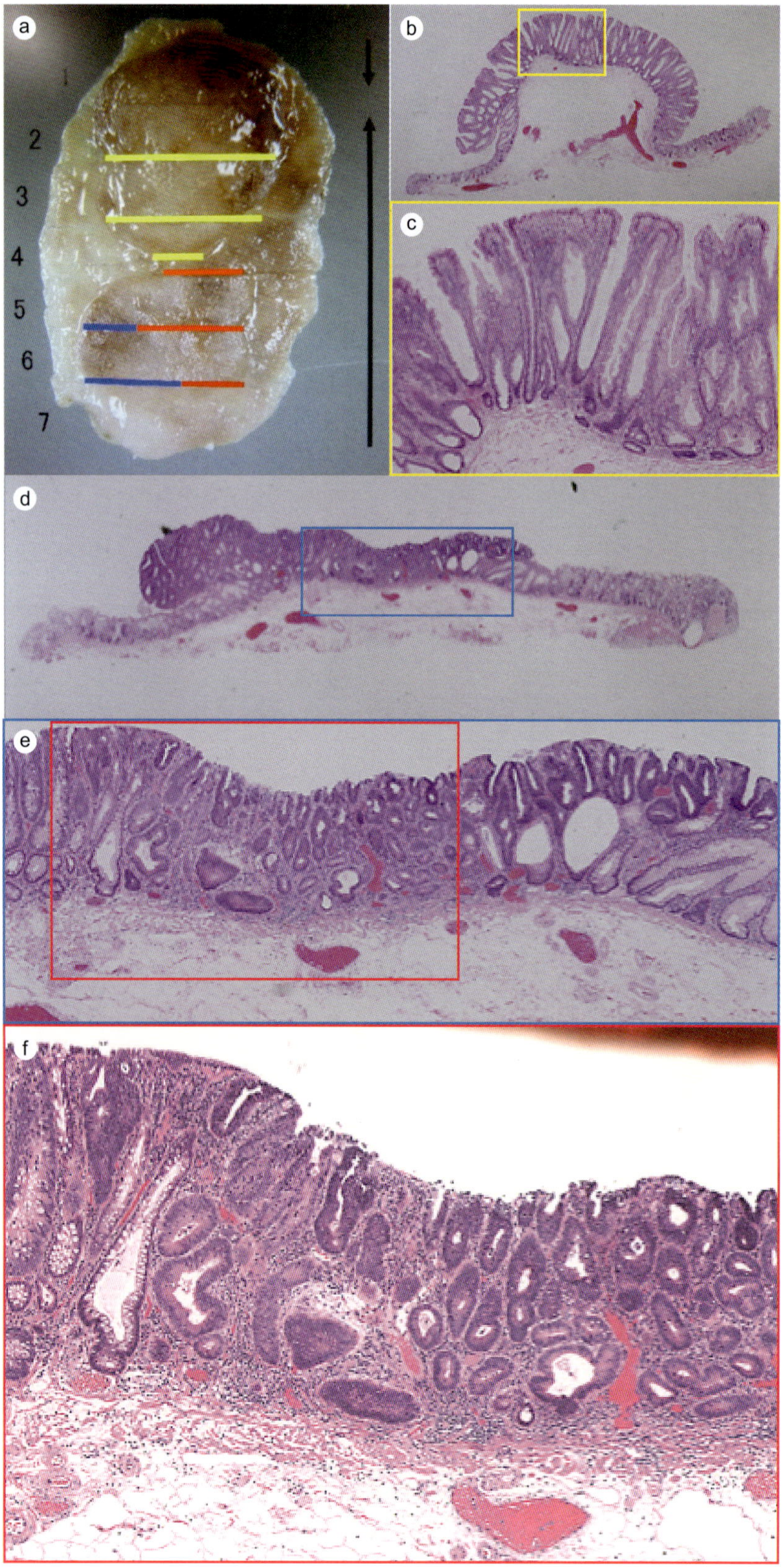

图 2-45-4 病理组织学图像

a. 病理复原图。
b. 隆起部 #2 切片放大镜图像。
c. 隆起部 #2 切片低倍放大图像。
d. 平坦部 #5 切片放大镜图像。
e. 平坦部 #5 切片低倍放大图像。
f. 平坦部 #5 切片高倍放大图像。

本例要点

- 本例术前被诊断为单个病灶，但实际上是两个病灶。术前应进行更慎重的内镜诊断。还要注意 BLI 和 NBI 的图像差异，虽然在诊断精度上两者没有差异，但是 BLI 增强表面结构形态（surface pattern）和血管形态（vessel pattern）稍微更多，有可能会出现和 NBI 诊断标准不符合的图像，需慎重判断[1]。例如，增生性息肉或 SSL 中有可能看到血管网，呈现类似腺瘤的血管网。

参考文献

[1] YOSHIDA N, HISABE T, INADA Y, et al. The ability of a novel blue laser imaging system for the diagnosis of invasion depth of colorectal neoplasms. J Gastroenterol, 2014, 49: 73–80.

（吉田直久）

内镜技师笔记

50. 助手也应了解的 ESD 医保适应证

根据 2018 年 4 月日本医保修订版，2 cm 以上早期大肠癌成为 ESD 医保适应证（诊疗报酬点数为 22 040 点）。此外，最大直径 5 mm 至 1 cm 的神经内分泌肿瘤和最大直径不到 2 cm 伴有纤维化的早期癌也是适应证。顺便说一下，在 EMR 中，病灶在 2 cm 及以上的诊疗报酬点数是 7000 点，病灶不到 2 cm 的是 5000 点。CSP 的诊疗报酬点数是 5000 点。

（樱木海渡）

病例 46

- 70 多岁，女性。
- ESD 术后 3 个月内镜检查发现直肠 ESD 后溃疡瘢痕上的病灶。
- 直肠 ESD 后瘢痕上长径 10 mm 的病灶（图 2-46-1）。

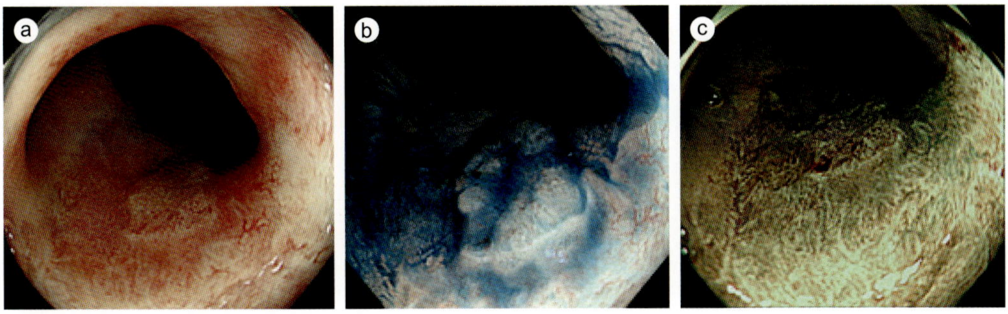

图 2-46-1 内镜检查图像

a. 白光。b. 喷洒靛胭脂。c. 窄带成像技术（NBI）。

问题 1 肉眼形态分类是什么？

① Ⅰs 型

② Ⅰsp 型

③ Ⅱa 型

④ Ⅱa + Ⅱc 型

问题 2 内镜诊断是什么？

① 增生性息肉，无蒂锯齿状病变（SSL）

② 低异型度腺瘤

③ 高异型度腺瘤，腺癌（Tis~T1a）

④ 腺癌（T1b 以深）

⑤ 其他

问题 3 治疗方案是什么？

① 随访

② 息肉切除术［包括冷圈套器息肉切除术（CSP）］

③ 内镜黏膜切除术（EMR）

④ 内镜黏膜下剥离术（ESD）

⑤ 外科切除

答案

问题 1 ③ Ⅱa 型

问题 2 ⑤ 肉芽组织

问题 3 ① 随访

白光观察读片

- 溃疡瘢痕部可见长径 10 mm 的低矮的表面隆起型病灶。未见明显的凹陷和结节，表面可见粗糙黏膜。

NBI 放大观察读片

- 可见细血管增殖，完全没有网状结构。未见粗径血管，可见比较细的血管集簇。中央部分伴有无血管区域。

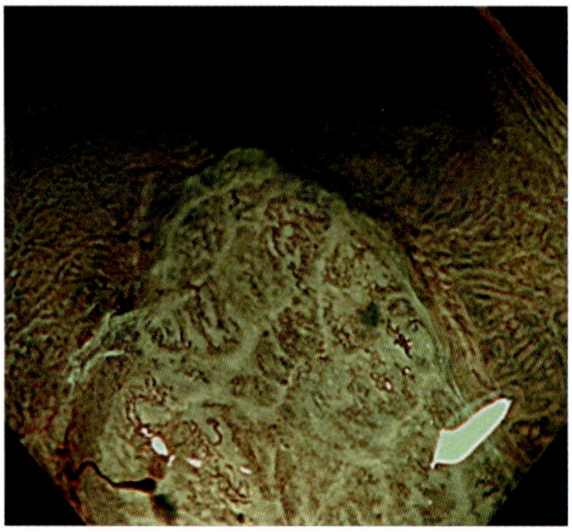

图 2-46-2 NBI 图像

综合内镜诊断 治疗后瘢痕上的肉芽组织

- 诊断为治疗后瘢痕上的肉芽组织。慎重起见进行了活检，取得了相同的结果。

病理诊断

ESD 溃疡上的肉芽组织。

本例病程

- ESD 术后 12 个月内镜下发现溃疡瘢痕处的复发病灶（图 2-46-3）。
- 白光观察可见与 ESD 瘢痕一致的发红、低矮隆起。
- 喷洒靛胭脂可见不规则的多边形腺管。
- NBI 下可见粗细不同呈不均一分布的血管形态（vessel pattern）。与肉芽组织不同，可见多种形态的血管。
- 活检显示与肉芽组织不同，有硬度。

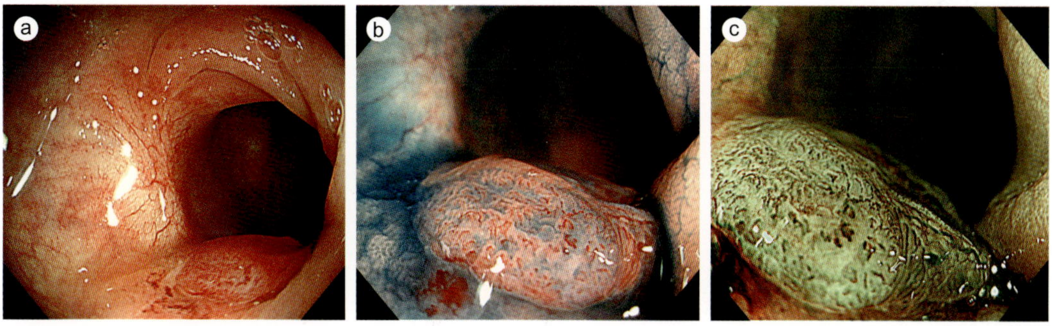

图 2-46-3　复发病灶

a. 白光。b. 喷洒靛胭脂。c. NBI。

（吉田直久）

内镜技师笔记

51. 溃疡瘢痕部的隆起

肉芽组织可能出现在内镜治疗后的瘢痕部位，与复发病灶的鉴别很重要。物理性刺激或感染引发的炎症反应都有可能成为诱因。对于肉芽组织，在 NBI 和 BLI 下可见不规则的血管，但血管粗细不同的程度不明显、排列比较规则，而复发病灶会伴有不规则性很强的粗细不同的血管，这是两者的鉴别要点。

（樱木海渡）

病例 47

- 30 多岁，女性。
- 因粪便隐血阳性原因待查行下消化道内镜检查，发现乙状结肠的隆起型病灶。
- 位于乙状结肠长径 20 mm 的隆起型病灶（图 2-47-1）。

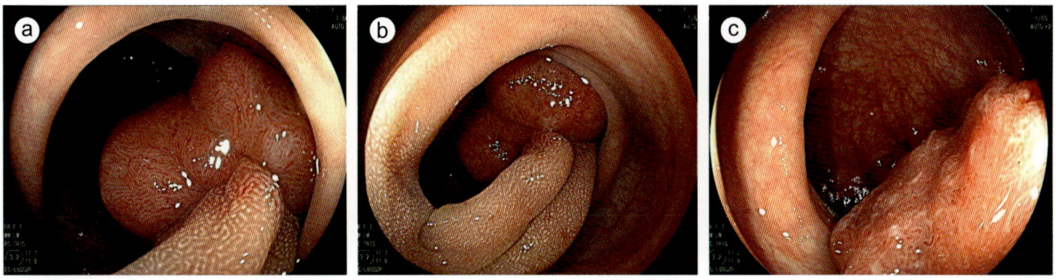

图 2-47-1 内镜检查图像

问题 1 肉眼形态分类是什么？

① Ⅰs 型
② Ⅰsp 型
③ Ⅰp 型
④ 1 型

问题 2 内镜诊断是什么？

① 增生性息肉，无蒂锯齿状病变（SSL）
② 低异型度腺瘤
③ 高异型度腺瘤，腺癌（Tis~T1a）
④ 腺癌（T1b 以深）
⑤ 其他

问题 3 治疗方案是什么？

① 随访
② 内镜黏膜切除术（EMR）
③ 蒂部留置尼龙绳后 EMR
④ 金属夹处理蒂部后 EMR
⑤ 内镜黏膜下剥离术（ESD）

答 案

问题 1 ③ Ⅰp 型

问题 2 ④ T1b

问题 3 ③ 因蒂部较粗，有术中出血的可能性，留置尼龙绳基础上行 EMR

白光观察读片

- 长径 20 mm 的有蒂病灶。顶部有一部分较平，病灶整体有饱胀感。病灶顶部可见粗糙黏膜。

BLI 放大观察读片（图 2-47-2）

- 头部靠近蒂部的表面结构形态（surface pattern）是Ⅳ型腺管开口（pit）样，规则，诊断为 JNET 2A 型。
- 顶部未见结构破坏，但可见不规则，诊断为 JNET 2B 型。

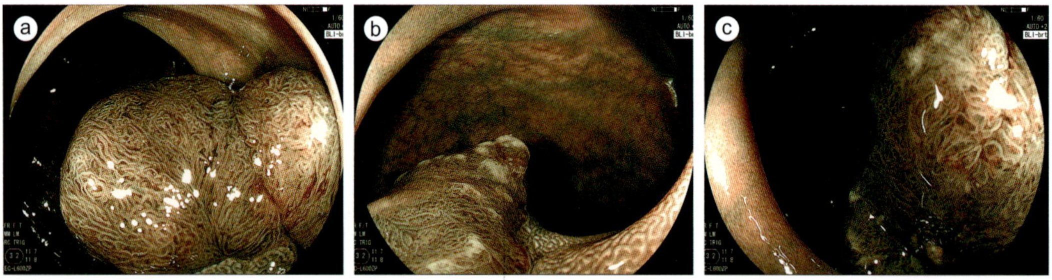

图 2-47-2 蓝激光成像技术（BLI）图像

a. 低倍放大图像。b. 蒂部。c. 顶部的口侧。

综合内镜诊断 T1b

治疗（图 2-47-3、图 2-47-4）

- 留置尼龙绳在蒂部靠近肠壁的一侧后，把圈套器套在距尼龙绳 5 mm 靠近顶部的部位后，收紧圈套器用 EMR 手法切除了病灶。术中未见出血。之后为了慎重起见用金属夹缝合了创面。

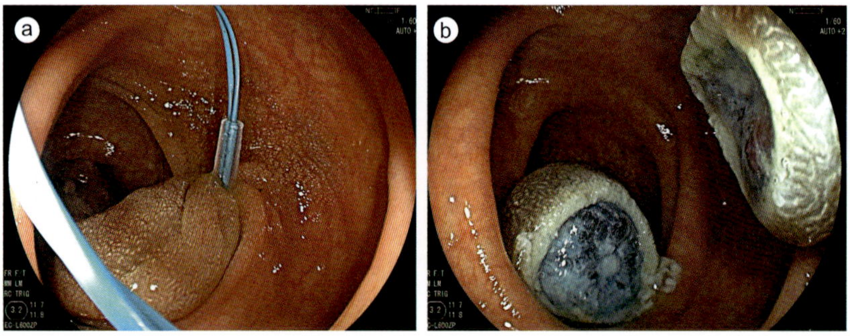

图 2-47-3 EMR 图像

a. 留置尼龙绳后。b. 对蒂部进行局部注射后切除（通过局部注射黏膜下层的血管等更容易分辨）。

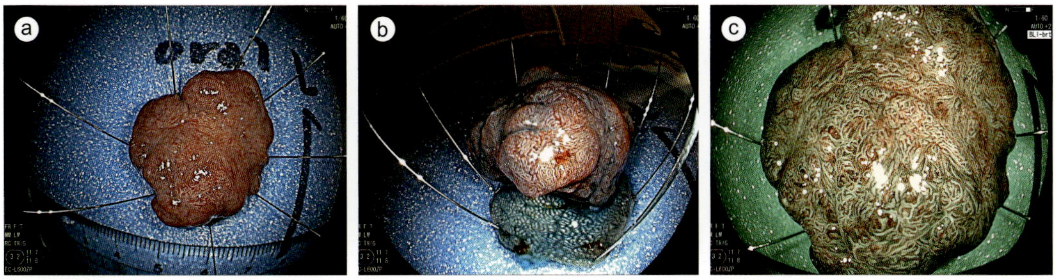

图 2-47-4　切除后标本

顶部的凹陷部分虽可见不规则，但还保持结构。
a～c. 内镜切除标本。

病理诊断（图 2-47-5）

tub1>tub2，SM（头部浸润伴腺瘤成分），ly0，v0，HM0，VM0。

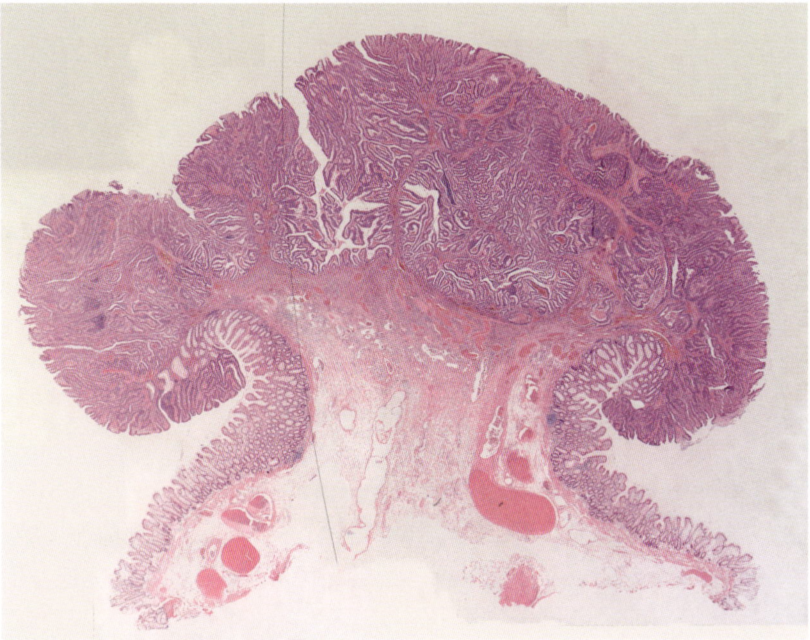

图 2-47-5　病理组织学图像

本例的要点

- 有蒂的 T1b（黏膜下层高度浸润癌）头部会有崩塌和凹陷的情况，需要注意这样的表现。有蒂的 T1 病灶内黏膜肌层错综复杂的情况很多，在这种情况下，大肠癌处理规则将病灶分为以下两种，即浸润仅限于头部的头部浸润（head invasion）和浸润至蒂部的蒂部浸润（stalk invasion）。脉管浸润、蒂部浸润（stalk invasion）、低分化癌被认为是转移的危险因素。
- 在有蒂病灶的治疗中，如果蒂部长且细，则用金属夹夹住蒂部；如果蒂部粗，则采用留置尼龙绳阻断血流后用圈套器切除。
- 在处理头部 30 mm 以上乳头状病灶时，尼龙绳有时会卡在头部而无法正确留置。在这种情况下，偶有使用剪刀型 ESD 刀进行切除的情况。
- 切除时电刀使用 VIO3，设定内镜电切模式（Endocut Q，effect 3，interval 6，duration 1）。

请参照第 244 页内镜技师笔记“41. Ⅰp 型癌的转移风险”。

（吉田直久）

病例 48

- 60 多岁，男性。
- 患者在本院曾接受乙状结肠内镜黏膜下剥离术（ESD），之后定期进行大肠内镜随访，在随访检查中发现横结肠病灶。
- 位于横结肠长径 3 mm 的隆起型病灶（**图 2-48-1**）。

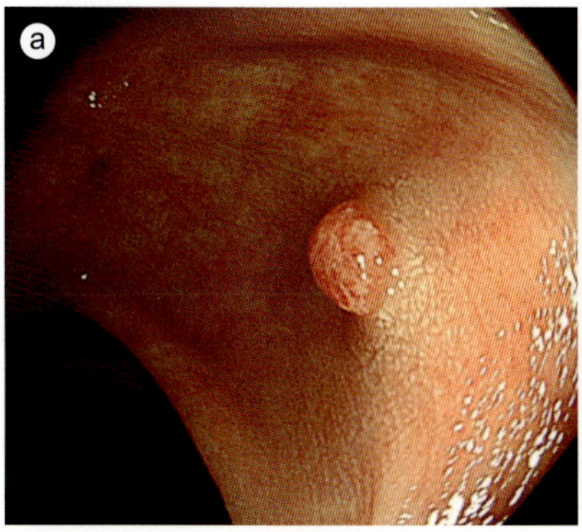

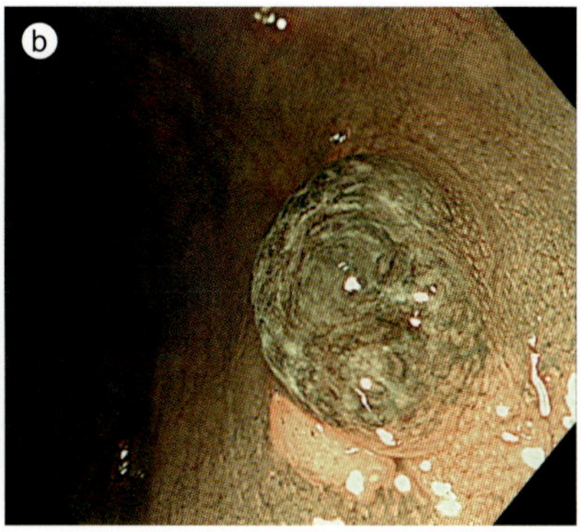

图 2-48-1　内镜检查图像
a. 白光。b. 窄带成像技术（NBI）。

问题 1　**肉眼形态分类是什么？**

① Ⅰs 型
② Ⅰsp 型
③ Ⅱa 型

问题 2　**内镜诊断是什么？**

① 增生性息肉，无蒂锯齿状病变（SSL）
② 低异型度腺瘤
③ 高异型度腺瘤，腺癌（Tis~T1a）
④ 腺癌（T1b 以深）
⑤ 其他

问题 3　**治疗方案是什么？**

① 随访
② 息肉切除术［包括冷圈套器息肉切除术（CSP）］
③ 内镜黏膜切除术（EMR）
④ 内镜黏膜下剥离术（ESD）
⑤ 外科切除

答案

问题 1 ① Ⅰs 型

问题 2 ④ T1b（病理诊断结果为 ⑤ 炎症性息肉）

问题 3 ③ EMR（根据病理诊断结果应行 ① 随访）

白光观察读片

- 长径 3 mm 的隆起型病灶。表面未见凹凸不平，可见粗糙黏膜。

NBI 放大观察读片

- 血管形态（vessel pattern）可见粗细不同，疑有粗血管中断。表面结构形态（surface pattern）疑似有结构破坏。
- 根据以上诊断为 JNET 3 型。

腺管开口形态（pit pattern）观察读片

- 喷洒靛胭脂后看似表面结构有残留，但受黏液的影响，判断起来很困难。

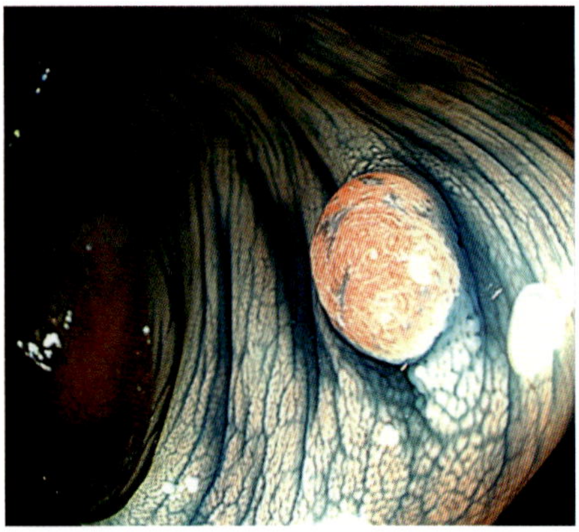

图 2-48-2 喷洒靛胭脂

综合内镜诊断 疑似 T1b

治疗

- 放大内镜表现不能排除 T1b 的可能性，故选择 EMR。
- 因局部注射后呈平板状隆起，用常规 EMR 很难切除，故选择用圈套器头端切开病灶全周的预切开 EMR（precutting EMR）（图 2-48-3）。

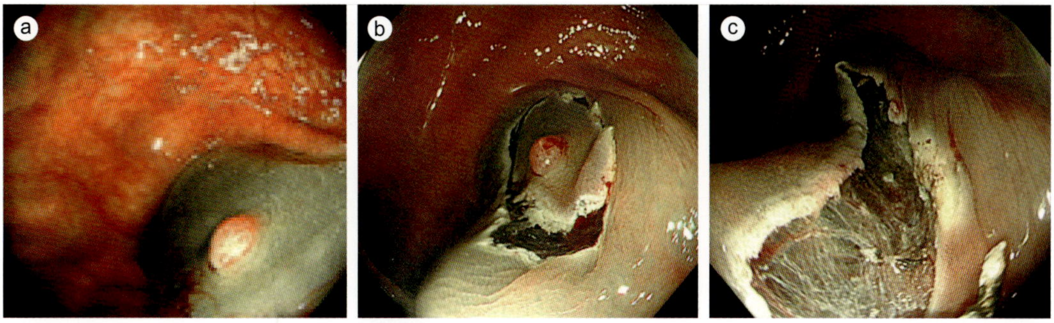

图 2-48-3　内镜治疗图像（预切开 EMR）

a. 局部注射后。b. 用圈套器头端进行全周切开。c. 切除。

病理诊断

炎症性息肉。

未见明显的肿瘤性变化，黏膜表面可见炎症表现，开口的腺管减少（图 2-48-4）。

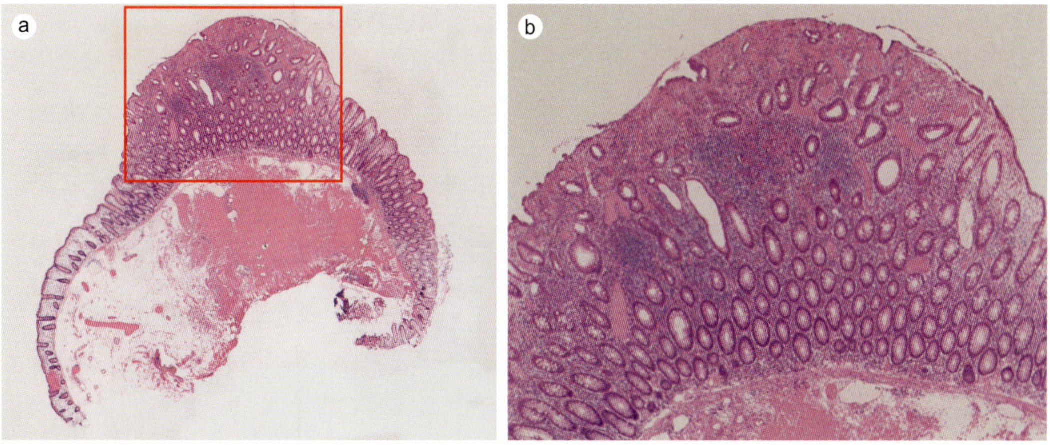

图 2-48-4　病理组织学图像

a. 放大镜图像。b. 低倍放大图像。

讨论：病例展示

炎症性息肉有时与肿瘤性息肉鉴别困难，因此这里介绍几种非肿瘤性息肉。

白光观察可见位于横结肠长径 3 mm 发红的隆起型病灶。可见白色扩张的腺管。NBI 下表面结构形态（surface pattern）可见扩张的腺管，血管形态（vessel pattern）呈弥漫性茶色调（**图 2-48-5**）。

内镜诊断为幼年性息肉。

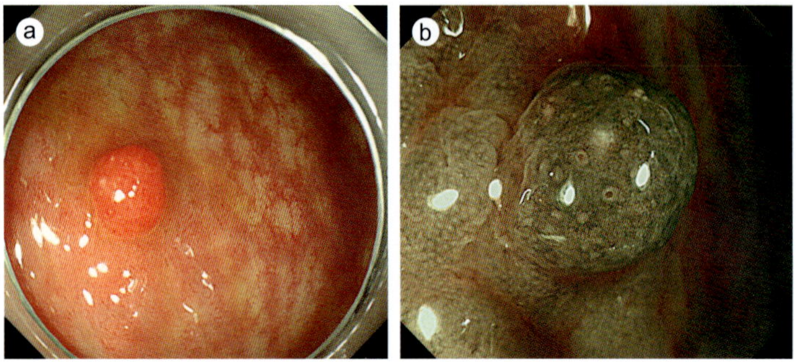

图 2-48-5 内镜检查图像（附加病例 1）
a. 白光。b. NBI。

白光观察可见位于乙状结肠长径 5mm 发红的隆起型病灶。可见白色不规则蛇行腺管。NBI 下表面结构形态（surface pattern）呈蛇行的树枝状形态，还可见部分扩张的腺管（**图 2-48-6**）。

内镜诊断为 PJ（Peutz-Jeghers）型息肉。PJ 型息肉多为有蒂息肉，但本例为Ⅰs 型。

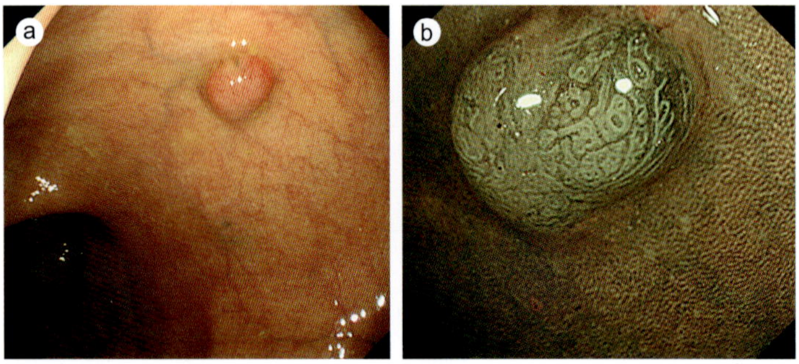

图 2-48-6 内镜检查图像（附加病例 2）
a. 白光。b. NBI。

白光观察可见位于乙状结肠长径 12 mm 发红的有细长蒂的病灶。可见白色不规则蛇行腺管。NBI 下表面结构形态（surface pattern）呈蛇行的树枝状形态，可见部分扩张的腺管，血管形态（vessel pattern）可见数处呈粗细不同（**图 2-48-7**）。

内镜诊断为炎症性息肉。

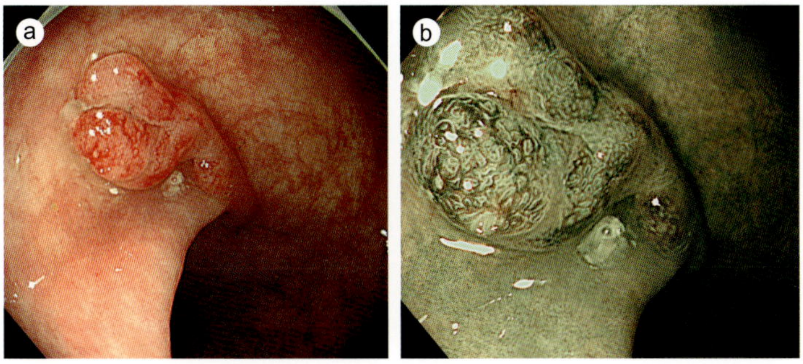

图 2-48-7 内镜检查图像（附加病例 3）

a. 白光。b. NBI。

长径 3 mm 的病灶呈褪色调，需怀疑 SSL 等锯齿状病变，但病灶周围可见圆圈状的线。NBI 下未见腺管扩张和血管扩张等（**图 2-48-8**）。从以上可诊断为翻转憩室，不需要治疗。如果轻易切除，则有穿孔风险，需要特别注意。

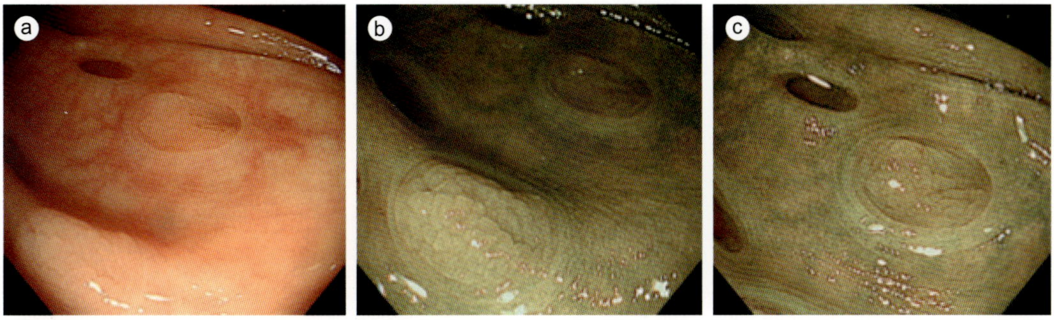

图 2-48-8 内镜检查图像（附加病例 4）

a. 白光。b、c. NBI。

（吉田直久）

内镜技师笔记

52. 助手也应了解的 CSP 适应证

CSP 的目标病灶是小于 10 mm 的无蒂良性肿瘤。10 mm 及以上病灶有癌存在的风险，而且对于这个大小的病灶，只用圈套器钝性切除会导致圈套器卡住无法切除。即使切除了，切端也会呈阳性，有可能引起残余复发，所以一般不推荐。在本院的研究中，小于 10 mm 病灶的复发率是 1.4%，而 10 mm 及以上病灶的复发率是 5.4%，明显高很多，故对于 10 mm 及以上病灶一般不推荐 CSP。此外，有蒂息肉一般不作为 CSP 的适应证，但如果蒂部较细，只要注意术中出血就可以切除，本院在实践中也发现可以不出现并发症地切除。为了防止术后出血，最好使用金属夹。目前本院在临床研究中，对于通过放大观察诊断未合并异型增生的 10~20 mm SSL，进行分片 CSP，已实施 100 例，复发率为 5%，术后出血率为 0%，效果良好。复发时也可以通过再次 CSP 切除该部位。今后随着研究进展，该法会得到进一步普及。

（樱木海渡）

病例 49

- 60 多岁，女性。
- 大肠内镜筛查中发现直肠病灶。
- 位于下部直肠（Rb）的病灶（图 2-49-1）。

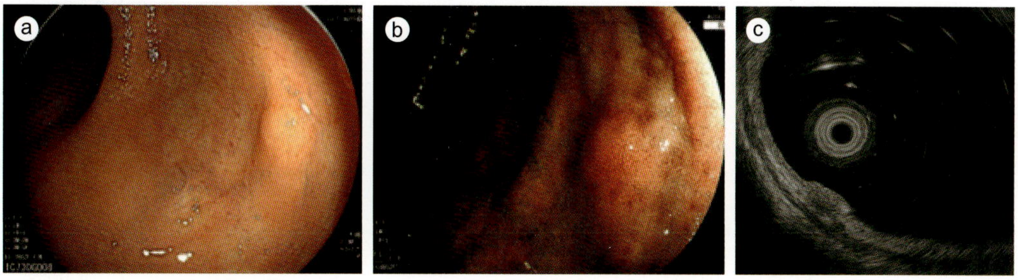

图 2-49-1 内镜检查图像

a. 白光。b. 蓝激光成像技术（BLI）。c. 超声内镜（EUS）。

问题 1 **肉眼形态分类是什么？**

① Ⅰs 型

② Ⅰp 型

③ Ⅱa 型

④ 黏膜下肿瘤（SMT）型

问题 2 **内镜诊断是什么？**

① 低异型度腺瘤

② 高异型度腺瘤

③ 神经内分泌肿瘤（NET）

④ Tis

⑤ T1

问题 3 **治疗方案是什么？**

① 随访

② 息肉切除术［包括冷圈套器息肉切除术（CSP）］

③ 内镜黏膜切除术（EMR）

④ 内镜黏膜下剥离术（ESD）

⑤ 外科切除

答案

问题 1 ④ SMT

问题 2 ③ NET

问题 3 ④ ESD（从肿瘤大小看选择 ③ EMR 也可以）

白光观察读片 + BLI 放大观察读片

- 位于下部直肠（Rb）长径 3 mm 的病灶。表面光滑呈黄白色。放大观察可见表面结构形态（surface pattern）与周围一样为圆形且规整，血管形态（vessel pattern）未见扩张，可见血管均一地包围着表面结构。
- 诊断为 JNET 1 型，黏膜下肿瘤。

超声内镜读片

- 第 2 层可见等回声（iso-echoic）的肿瘤。第 3 层可见轻度变薄，肿瘤局限于黏膜下层，未见肌层浸润。通过超声内镜测量，长径为 5 mm。

综合内镜诊断 直肠神经内分泌肿瘤（neuroendocrine tumor，NET）

治疗

- 实行 ESD（图 2-49-2）。

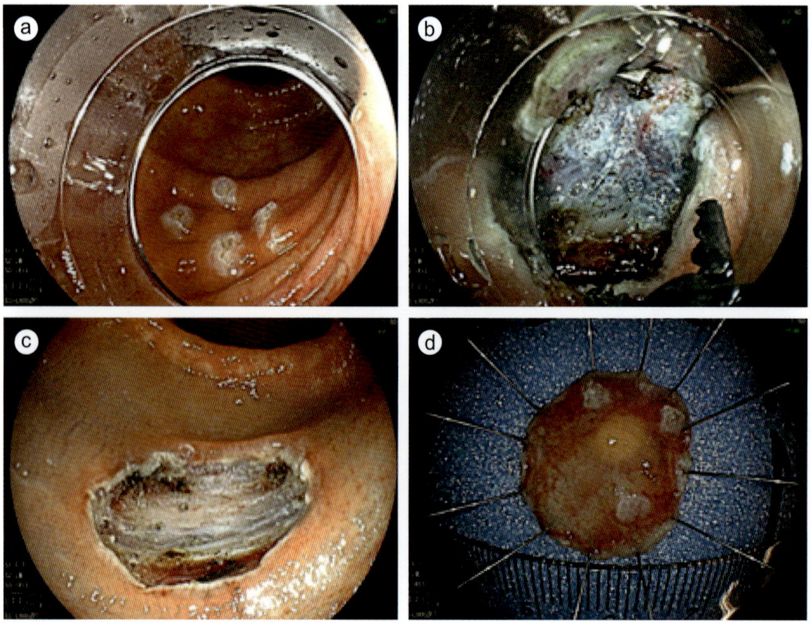

图 2-49-2 内镜治疗图像

a. 标记。b. 剥离。c. 切除后。d. 一次性完整切除。

病理诊断（图 2-49-3）

NET，1 级，ly0，v0，pHM0，pVM0。

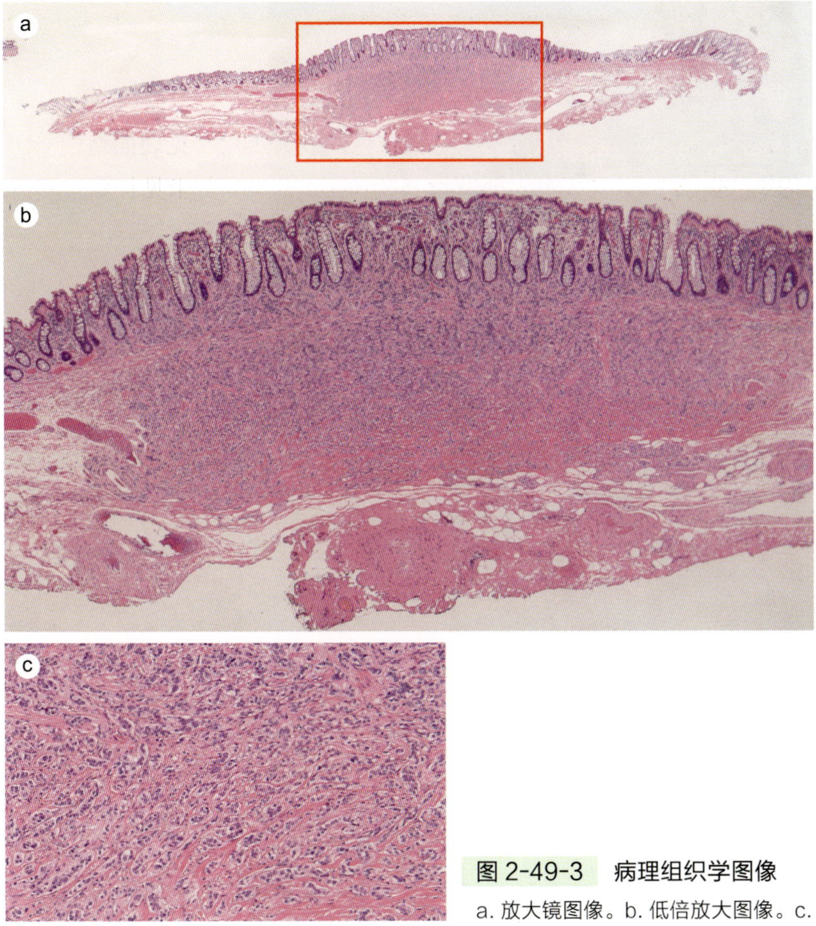

图 2-49-3 病理组织学图像

a. 放大镜图像。b. 低倍放大图像。c. 高倍放大图像。

讨论：病例展示

对于长径不到 10 mm 的直肠黏膜下肿瘤，可选择内镜切除，由于常规 EMR 一次性切除率较低，广泛应用的是套扎辅助 EMR（endoscopic submucosal resection with band ligation，ESMR-L）（图 2-49-4）[1]。预切开 EMR（precutting EMR）（图 2-49-5）是使用圈套器头端或 ESD 刀进行全周切开后再用圈套器切除的方法，对于长径约 20 mm 的平坦隆起型病灶一次性切除很有用[2]。随着大肠 ESD 手法的普及，在直肠黏膜下肿瘤的内镜治疗中引入大肠 ESD 也有报道，但在操作时间和适应证方面存在问题[3]。从 2018 年 4 月开始，5~10 mm 病灶 ESD 切除被纳入医保，今后可能更为普及。此外，在京都府立医科大学附属医院的多中心共同研究中，对 10 mm 以下 132 个直肠 NET 病灶进行了研究，结果发现，整体淋巴结转移率为 3%，6 mm 以下病灶 vs. 7~10 mm 病灶淋巴结转移率分别为 0% vs. 10.3%（P=0.007）。即使脉管浸润呈阳性，如果病灶小于 6 mm，可以考虑随访[4]。

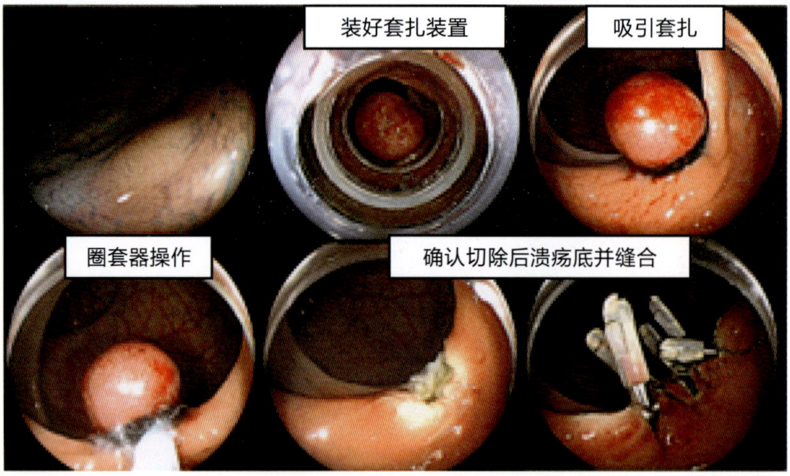

图 2-49-4 ESMR-L 的步骤
确认病灶后需要拔出内镜，安装套扎装置（5 分钟左右），但手法简便，操作时间短。

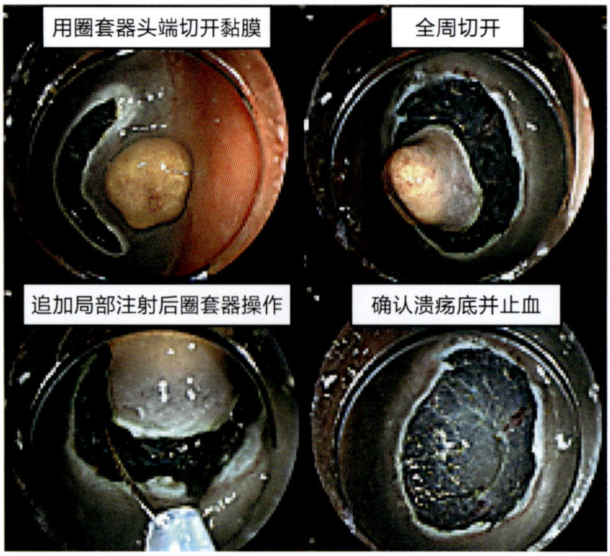

图 2-49-5 预切开 EMR 的步骤
与常规 EMR 相比，可实现可靠的一次性完整切除，与 ESD 相比，难度低、成本低、操作时间短。

参考文献

[1] ONO A. Endoscopic submucosal resection of rectal carcinoid tumors with a ligation device. Gastrointest Endosc, 2003, 57: 583–587.
[2] 田中信治, 樫田博史, 斎藤豊, 他. 大腸ESD/EMRガイドライン. 日本消化器内視鏡学会雑誌, 2014, 56: 1598–1617.
[3] PARK H. Endoscopic submucosal dissection for treatment of rectal carcinoid tumors. Gastrointest Endosc, 2010, 72: 143–149.
[4] INADA Y, YOSHIDA N, FUKUMOTO K, et al. Risk of lymph node metastasis after endoscopic treatment for rectal NETs 10 mm or less. Int J Colorectal Dis Dec, 2021, 36: 559–567.

请参照第 317 页内镜技师笔记“53. 类癌的治疗”。

（吉田直久）

病例 50

- 60 多岁，男性。
- 因粪便隐血阳性原因待查行大肠内镜检查发现数个息肉。
- 位于下部直肠（Rb）长径 5 mm 的隆起型病灶（图 2-50-1）。

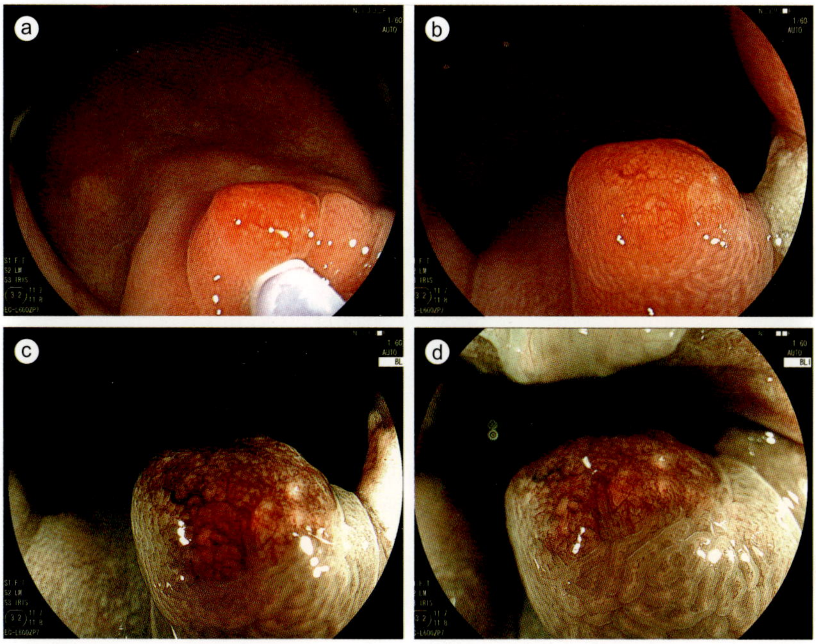

图 2-50-1 内镜检查图像

a、b. 白光。c、d. 蓝激光成像技术（BLI）。

问题 1 肉眼形态分类是什么？

① Ⅰs 型

② Ⅰsp 型

③ Ⅱa 型

问题 2 内镜诊断是什么？

① 增生性息肉，无蒂锯齿状病变（SSL）

② 低异型度腺瘤

③ 高异型度腺瘤，腺癌（Tis~T1a）

④ 腺癌（T1b 以深）

⑤ 其他

问题 3 治疗方案是什么？

① 随访

② 息肉切除术［包括冷圈套器息肉切除术（CSP）］

③ 内镜黏膜切除术（EMR）

④ 内镜黏膜下剥离术（ESD）

⑤ 外科切除

答案

问题 1 ① Ⅰs 型

问题 2 ③ Tis

问题 3 ③ EMR

白光观察读片

- 长径 5 mm 表面光滑、发红明显的隆起型病灶。

BLI 放大观察读片

- 表面结构形态（surface pattern）呈不规则多边形结构，血管形态（vessel pattern）粗细不同，部分出现粗血管，具有较强的不规则表现，诊断为 JNET 2B 型。

综合内镜诊断 黏膜内癌

治疗

- 病灶不规则性强，比起高异型度腺瘤，更怀疑是黏膜内癌，进行了 EMR。

病理诊断

tub1，pTis，ly0，v0，HM0，VM0。

- 可见扩张、分支的异型腺管，P53 染色（未展示）呈强阳性。浸润到黏膜肌层，但未见明显的黏膜下层浸润（图 2-50-2）。

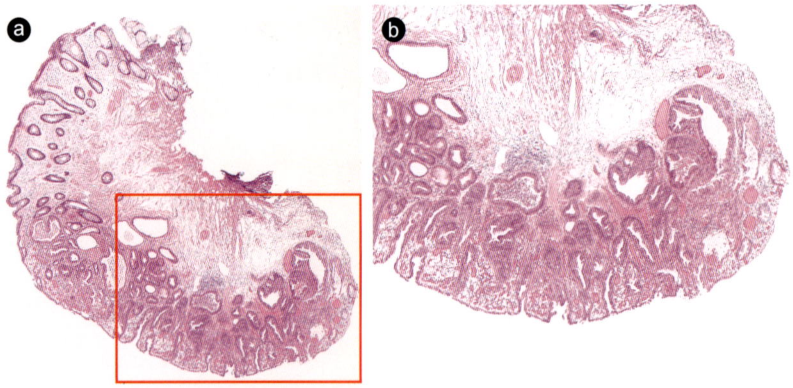

图 2-50-2 病理组织学图像

a. 放大镜图像。b. 低倍放大图像。

本例病程

- 对于很小但不规则的病灶，不应选择 CSP 而应选择 EMR。
- 在 BLI 下画面较暗难以判断时，联动成像技术（LCI）放大观察有时可以看到不规则的表面结构形态（surface pattern）和血管形态（vessel pattern），对诊断有帮助。
- LCI 能很好地描绘出血管和表面结构，在 BLI 图像太暗或因黏液变成红色时使用很有用（图 2-50-3）。

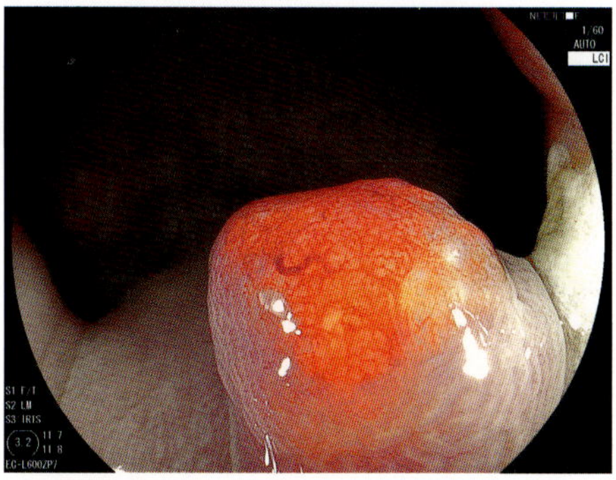

图 2-50-3　LCI 图像

（吉田直久）

内镜技师笔记

53. 类癌的治疗

类癌也被称为神经内分泌肿瘤（NET）的一种，作为与癌相似的肿瘤被处理。也就是说，类癌有可能转移到淋巴结和其他脏器，可能是致命的。10 mm 以下且局限于黏膜下层的类癌可以通过内镜治疗切除。切除后通过细胞分裂和脉管浸润的病理表现来判断根治性。超过 10 mm 的类癌转移风险高，超过 20 mm 的类癌转移风险更高，不适合内镜治疗。内镜治疗的手法有预切开 EMR（precutting EMR）或使用套扎装置的 EMR 及 ESD 等，根据患者状态及病灶情况等来决定治疗方案。

（樱木海渡）

内镜技师笔记

54. 高频电切模式 Endocut I 和 Endocut Q 的特点

本院使用爱尔博（ERBE）公司的高频电刀 VIO300D，电切模式有 Endocut I 和 Endocut Q。在切开模式下，交替重复切开波和凝固波。

通过改变切开时间可以调整每周期切开波的长度，通过改变切开间隔可以改变下一个切开波开始所需的时间。通过调整这些参数，有时可以迅速切开病灶，有时则可以在更好的控制下缓慢切除病灶。

Endocut I 和 Endocut Q 的最大输出功率和最大频率峰值电压有差异，一般 Endocut I 适合 ESD，Endocut Q 适合使用圈套器的 EMR。

（樱木海渡）